黄博说药

黄涛◎著

中国健康传媒集团
中国医药科技出版社

图书在版编目（CIP）数据

黄博说药 / 黄涛著 . — 北京：中国医药科技出版社，2021.2

ISBN 978-7-5214-2355-6

Ⅰ . ①黄… Ⅱ . ①黄… Ⅲ . ①中药学 Ⅳ . ① R28

中国版本图书馆 CIP 数据核字（2021）第 032715 号

美术编辑　陈君杞
版式设计　也　在

出版　**中国健康传媒集团** | 中国医药科技出版社

地址　北京市海淀区文慧园北路甲 22 号

邮编　100082

电话　发行：010-62227427　邮购：010-62236938

网址　www.cmstp.com

规格　710×1000mm $^{1}/_{16}$

印张　18 $^{1}/_{2}$

字数　310 千字

版次　2021 年 2 月第 1 版

印次　2021 年 2 月第 1 次印刷

印刷　三河市万龙印装有限公司

经销　全国各地新华书店

书号　ISBN 978-7-5214-2355-6

定价　**69.00 元**

获取新书信息、投稿、为图书纠错，请扫码联系我们。

编写说明

　　凡是在中国传统医药理论指导下采收、加工、炮制、制剂、说明作用机制以及指导临床应用的药物，统称为中药。换言之，中药就是在中医理论指导下用以预防、诊断、治疗疾病及康复保健的物质。其来源有植物、动物、矿物及部分化学生物制品，据不完全统计，我国现有药用植物11146种，药用动物1581种，药用矿物80种，加上藏、内蒙古、维吾尔等各少数民族药，中药种类更是不胜枚举。所以，毛泽东主席曾题词"中国医药学是一个伟大宝库，应当努力发掘，加以提高"。正是在这一号召的鼓励下，中国中医科学院屠呦呦研究员从《肘后备急方》中的记载得到启发，从而发现了青蒿素，挽救了百万疟疾患者的生命。不过，中药有成千上万种，不同地域、不同流派的医生有着不同的用药习惯，对于大多数临床医生来说，临床中有些药物可能一辈子也用不上。因此，本书从临床及生活实用出发，在学习本草学文献的基础上，结合临床实践，总结并讲述百余种常用中药的药性、炮制、配伍、用法，以及用药病案故事等，以期对学习中药的医务人员、中医药爱好者有所裨益。

　　全书共分两大部分。总论部分主要包括对药性理论的认识，如中药的四气五味、升降沉浮、归经、毒性等，以及中药的采集与炮制，同时也对道地药材进行了论述。各论部分则按照中药的来源进行了分类，如厨房里的中药讲述了厨房中常见的一些药食同源的、既是食材又是药材的中药；而其他如庭院里、田野里的中药等，都分别从药物的发源地讲述中药的故事。总的来说，本书就是从临床医生的角度来写中药、认中药、用中药。

其目的在于把医者临床诊病中所理解的中药理论，或者说把自己对中医药理论的理解一点一滴汇集起来，以便于喜爱中医药、使用中医药、信赖中医药的人士去读，去品味。

此书是笔者在中国医药科技出版社编辑的促使下，将日常阅读及临床中所积累的一则则有关中药的小文编辑而成的，图片则是在药房同事的协作下拍摄完成的。写作过程中得到了家人与同事的充分理解与支持，在此特向他们表示感谢。

黄涛

2020 年 3 月

目 录

总论

各论

1

总论

按照官方的标准说法，所谓中药即"以中国传统医药理论指导采集、炮制、制剂，说明作用机理，指导临床应用的药物"。换言之，无论是什么来源，只要是按照中医理论而使用的，都属于中药。

神农氏是中国人的祖先之一，相传也是发现中药的人。神农氏本为姜水流域姜姓部落首领，后发明农具，以木制耒耜，教民稼穑饲养、制陶纺织及使用火，因功绩显赫，以火德称氏，故称为"炎帝"，尊号"神农"，并被后世尊称为"中国农业之神"。《淮南子·修务训》中记载："神农乃始教民，尝百草之滋味，当时一日而遇七十毒，由此医方兴焉。"虽然中药的药源有植物、动物及矿物，但还是以植物为主。因此，有关中药学的著作被称为"本草"。现存的第一部本草学专著《神农本草经》其实已散佚，清末人将其从后世本草中重辑出来，它相当于中国的第一部药典，大约成书于东汉末年（2世纪），与《伤寒论》的成书年代大致相同。《神农本草经》中载药365种，分上、中、下三品，简要而完备地记述了药学的基本理论，是汉以前药学知识和经验的总结。

南北朝时期，药物加工技术发展到一定程度，产生了雷敩所著的《雷公炮炙论》。该书总结了各种药物适宜的炮炙方式来提高药效，增加药物的安全性，减轻毒性或烈性。唐代的《新修本草》收载中国和外国输入药物达844种；宋代唐慎微的《经史证类备急本草》收载药物达1400多种；明代李时珍的《本草纲目》集前人之大成，将药物按自然属性分为16纲60类，收载药物1892种。

《神农本草经》的序中提到："著本草者，代有明哲矣，而求道者必推本于神农"。后世有许多针对《神农本草经》的注解，如梁代陶弘景（456—536）的《神农本草经集注》、清代徐大椿的《神农本草经百种录》、汪昂的《本草备要》、黄宫绣的《本草思辨录》《本草崇原》等，不仅对《神农本草经》中的药物进行了注解，也扩大了对新药的发现与记载。

研究药性形成的机制及运用规律的理论称为药性理论，其基本内容包括四气五味、升降浮沉、归经、有毒无毒、配伍、禁忌等。清代汪昂在《本草备要》的药性总义中提到："凡药寒、热、温、凉，气也；酸、苦、甘、辛、咸，味也。"这是指四气五味。每种不同的气味都对应着不同的基本功能，如"辛甘发散为阳，酸苦涌泄为阴，咸味涌泄为阴，淡味渗泄为阳。轻清升浮为阳，重浊沉降为阴"。这就是药物气味的升降沉浮，而且根据药物气味的多少，有着程度的不同，"气薄则发泄（发散），厚则发热（温燥），味厚则泄（降泻），薄则通（利窍渗湿）"。

这正体现了阴阳之理，如《素问·阴阳应象大论》中所说的"阴味出下窍，阳气出上窍""清阳发腠理，浊阴走五脏。清阳实四肢，浊阴归六腑"，指的就是有形的"味"的层面的物质从口到咽，再到整个消化系统，并经肛门或膀胱排出体外的过程。而无形的精微物质则可以通过各种方式为人体所吸收。《本草备要》所说的"气为阳，味为阴。气厚者阳中之阳，薄者阳中之阴；味厚者阴中之阴，薄者阴中之阳"则进一步说明了不同形质、气味的药物，其阴阳属性各不相同。

四气

四气是指药物的寒、热、温、凉 4 种不同的属性，反映了药物对人体阴阳盛衰、寒热变化的作用倾向，是由药物作用于人体所产生的不同反应和所获得的不同疗效总结出来的。

寒凉和温热是对立的两种药性，寒和凉之间、热和温之间，只是程度上的不同，而无药性上的差别。热为温之渐，寒为凉之甚。《本草蒙荃》又细分为各种不同的情况："热者多，寒者少，寒不为之寒；寒者多，热者少，热不为之热。或寒热各半而成温，或温多而成热，或凉多而成寒，不可一途而取。又或寒热各半，昼服之，则从热之属而升；夜服之，则从寒之属而降。"人们对药性的寒、热、温、凉的体会，浅者是从饮食体会出来的。如吃到有辛辣味道的东西就产生温热感，饮用薄荷茶后则有清凉感。深者是从其作用于人体产生的反应归纳出来的。例如，感受风寒之后会出现恶寒发热、鼻流清涕、小便清长、舌苔白的寒性症状，如果饮用生姜葱白汤后汗出而症消，则说明生姜、葱白的药性是温热的；若病人出现疔疮，局部红肿疼痛、小便黄赤、舌苔发黄，或有发热而不恶寒的热性症状，采用金银花、连翘来治疗后症状缓解，则说明金银花、连翘的药性是寒凉的。

一般来说，寒凉药属阴，大多具有清热、泻火、解毒等作用，可用来治疗热性病症；温热药属阳，大多具有温中、助阳、散寒等作用，可用来治疗寒性病症，符合《内经》"寒者热之，热者寒之"的治疗原则。除四气之外，还有一些药物的药性较为平和，并无寒热的偏颇，称为"平"性。

五味

五味是指通过口尝或根据治疗效果而辨别出来的酸、苦、甘、辛、咸5种不同的药物味道。其实，不只有5种，真实的药物中还有淡味、涩味及混合味道，但习以五味而代指中药的所有真实味道。这种味道是对药物作用的高度概括，反映其不同的治疗作用。

根据《灵枢·五味》，"五味各走其所喜，谷味酸，先走肝；谷味苦，先走心；谷味甘，先走脾；谷味辛，先走肺；谷味咸，先走肾"。同样的，《本草备要》说"凡药酸属木入肝，苦属火入心，甘属土入脾，辛属金入肺，咸属水入肾，此五味之义也"。

不同的味道作用各不相同。一般来说，酸味药多有收涩类作用，可治疗与肝相关的疾病；苦味药多有清热泻火的作用，可燥湿坚阴；甘味药多有补虚作用，作用和缓，还能缓解其他药物的毒副作用；辛味药多有发散作用，可行气活血；咸味药多有泻下、软坚散结的作用；淡味药多有利窍渗泄的作用。

升降浮沉

升降浮沉是指药物对人体作用的不同趋向性，《素问·阴阳应象大论》说："清阳出上窍，浊阴出下窍；清阳发腠理，浊阴走五脏；清阳实四肢，浊阴归六腑。"药物的升降浮沉与药物的四气五味、质地轻重等有密切关系，并受到炮制和配伍的影响。

一般来说，"凡药轻虚者浮而升，重实者沉而降"。如花、叶质轻者，偏升；金属或石类质重者，偏降。而且，也与药物的气味有关系，"味薄者升而生（象春），气薄者降而收（象秋），气厚者浮而长（象夏），味厚者沉而藏（象冬），味平者化而成（象土）。气厚味薄者浮而升，味厚气薄者沉而降，气味俱厚者能浮能沉，气味俱薄者可升可降。酸咸无升，辛甘无降，寒无浮，热无沉，此升降浮沉之义也"。

但通过炮制也能改变药物升降浮沉之性，李时珍曰："升者引之以咸寒，则沉而直达下焦；沉者引之以酒，则浮而上至巅顶。"而且，同一种药物的不同部位，其性质也不同。如麻黄地上部位是升散的，而其根则有收涩下降之性。当然，也有"根升梢降、生升熟降者，是升降在物亦在人也"的说法。

归经

归经是指药物对机体某部分的选择性作用，即某药对某些脏腑、经络有特殊的亲和作用，因而对这些部位的病变起着主要或特殊的治疗作用。归经指明了药物治病的适用范围，说明了药效所在，也包含了药物定性定位的概念。如《本草备要》就认为，不同的药物可作用于不同的位置，起到不同的作用："药之为枝者达四肢，为皮者达皮肤，为心、为干者内行脏腑。质之轻者上入心、肺，重者下入肝、肾。中空者发表，内实者攻里。枯燥者入气分，润泽者入血分"。

根据《素问·宣明五气》"五味所入，酸入肝，辛入肺，苦入心，咸入肾，甘入脾"和《灵枢·五味》"酸走筋，辛走气，苦走血，咸走骨，甘走肉"等理论，结合长期的药物使用经验，著名医家张元素在《珍珠囊》中创药物归经学说，对大部分药物进行"归经"和"引经"的讨论。如果依药物归经用药，则可事半功倍；若不依归经，则会无的放矢，难获确效。

除了药物归经，中药理论中还有因形相类、因性相从、因气相求、因质相同的说法，也有对药物定性定位的概念。如《本草从新》说"凡药各有形性气质，其入诸经。有因形相类者，如连翘似心而入心，荔枝核似睾丸而入肾之类；有因性相从者，如润者走血分，燥者入气分，本乎天者亲上，本乎地者亲下之类；有因气相求者，如气香入脾，气焦入心之类；有因质相同者，如头入头、干入身、枝入肢、皮行皮，又如红花、苏木、汁似血而入血之类。自然之理，可以意得也"。

毒性

毒性是药物的偏性，正是因为有了偏性，药物才能纠正人体阴阳不平衡导致的疾病。因此，药物大多具有不同程度的毒性，如果没有毒性，则更多的有滋补类作用。《神农本草经》便将药物分为上、中、下三品。《本草便读》说《神农本草经》中的"上品一百二十五种为君，无毒，主久服，养命延年，益气轻身，神仙不老。中品一百二十种为臣，或有毒，或无毒，主通调血气，却邪治病。下品一百二十种为佐使，或有毒，或无毒，或大毒，主除寒热邪气，破积聚癥瘕，中病即止"。

现代人认为的毒性多指药物对机体所产生的不良影响及损害性，包括有急性毒性、亚急性毒性、亚慢性毒性、慢性毒性和特殊毒性，如致癌、致突变、致畸胎、成瘾等。

以往认为，中药的副作用是指在常用剂量时出现的与治疗需要无关的不适反应，一般比较轻微，对机体危害不大，停药后可自行消失。但近年来有关中药的毒副作用的报道日渐增多，如"龙胆泻肝丸事件"中含马兜铃酸的草药有肾毒性，可造成尿毒症；"仙灵骨葆口服剂事件"中曝光的雷公藤等药可造成肝损伤等。当然，事件的发生与药材使用不当，如剂量过大或者使用时间过长都有一定关系。但这些事件提示人们，在安全合理的范围内规范使用中药或中药制剂才能更好地避免悲剧的发生。

道地药材

　　道地药材，是指历史悠久、产地适宜、品种优良、产量宏丰、炮制考究、疗效突出、带有地域特点的药材。俗话说，一方水土养一方人，一方的土地也会养育特殊的药材。自古有名的中药，在药材名上便带有地域的标记，如甘肃的当归称岷当归，四川的黄连、芎称川黄连、川芎，东北的人参称辽参，河南的四大怀药（地黄、牛膝、山药、菊花）都在药名前带上"怀"字。《本草蒙筌》中就说："故《本经》谓参、芪虽种异治同，而芎、归则殊种各治足征矣。他如齐州半夏，华阴细辛，银夏柴胡，甘肃枸杞，茅山玄胡索、苍术，怀庆干山药、地黄，歙白术，绵黄耆，上党参，交趾桂，每擅名因地，故以地冠名。地胜药灵，视斯益信。"

　　中国常见的药材产地有十多个大的板块，如川药的主要产地在四川、西藏等，以川贝母、川芎、川黄连、川乌、川牛膝、川续断等为代表；广药又称为南药，主产地在广东、广西、海南及台湾，以阳春砂、广藿香、广金钱草、广陈皮、广豆根、肉桂、广陈皮等为代表；怀药主产地河南，以地黄、牛膝、山药、菊花、瓜蒌、金银花、山茱萸等为代表；云贵药主产地在云南、贵州，以三七、重楼、天麻、黄精、木香、诃子、草果、马钱子、儿茶等为代表；浙药主产地在浙江，以著名的浙八味——浙贝母、白术、延胡索、山茱萸、玄参、杭白芍、杭菊花、杭麦冬为代表；关药主产地在山海关以北、东北三省及内蒙古东部，以人参、鹿茸、细辛、辽五味子、防风、关黄柏、甘草、麻黄、黄芪、赤芍、苍术等为代表。

但是，由于近些年自然资源的枯竭、生态环境的破坏，许多道地药材也面临着巨大的生存危机。如人参几乎不存在野生的植物状态而变为栽培种植，原生活于四川一带的麝鹿现只能在西藏等地生活。而且，由于世界濒危动物保护法规的实施，许多药材如虎骨、犀角等均被禁止使用，而以人工合成或其他普通动物的相应部位代替，学习用药者不可不知。

采集

大自然有自己的时刻表，春华秋实，夏长冬藏。植物的根、茎、叶、花、果实、种子或全草都有一定的生长成熟时期，应适时采挖；动物亦有一定的捕捉与加工时期，"随蜂收野蜜，寻麝采生香"。《本草蒙筌》中说"茎叶花实，四季随宜，采未老枝茎，汁正充溢；摘将开花蕊，气尚包藏；实收已熟，味纯；叶采新生，力倍。入药诚妙，治病方灵。其诸玉、石、禽、兽、虫、鱼，或取无时，或收按节，亦有深义，非为虚文，并各遵依，勿恣孟浪"。是说因为动植物在其生长发育的不同时期药用部分所含的有效及有害成分各不相同，中药的采收时节和方法必须适当，才能确保药物的品质。如果不依时采收，则如《千金翼方》所言，"夫药采取，不知时节，不以阴干暴干，虽有药名，终无药实。故不依时采取，与朽木不殊，虚费人功，卒无裨益"。

因为有些药物宜新鲜使用，有些药物则愈陈久药效愈强，所以药物的合理保存也需得法。一些药物需要使用新鲜的，《神农本草经》有地黄"生者尤良"之说，此生者指的是鲜品，五汁饮中用鲜芦根汁、《本经逢原》中用鲜蒲公英捣汁与酒兑服治疗乳痈等皆属此类。另外一些药物，如胶、陈皮、墨、曲等，则以陈久者为佳，原因是《本草从新》所说的"或取其烈性减，或取其火气脱也"。如果药品保存不善，致使其生虫、朽烂，或者药性散失，即使医生本领再高明、辨证再准确，也不可能获得预期的疗效。正如唐代耿湋《秋晚卧疾寄司空拾遗曙卢少府纶》中所说的："老医迷旧疾，朽药误新方"。

炮制

炮制古称"修事"，是药物在应用或制成各种剂型前，根据医疗、调制、制剂的需要而进行必要的加工处理的过程。炮制的目的在于纯净药材，便于调剂制剂；干燥药材，利于贮藏；矫味、矫臭，便于服用；降低毒副作用，保证用药安全；增强药物功能，提高临床疗效；改变药物性能，扩大应用范围；还有就是引药入经，便于定向用药。

常用的炮制的方法包括水制、火制、水火共制，水制如洗、漂、泡、渍、水飞等，火制如煅、炒、炙、炮、煨、烘、焙等，水火共制如煮、淬、蒸等。在炮制当中，还会用到一些方法，可以改变药物本来的性质，减少药物本身的腥臭苦味，降低其副毒作用，增强其有效性及安全性。如《本草从新》中提到："凡酒制升提，姜制温散，入盐走肾而软坚，用醋注肝而收敛，童便除劣性而降下，米泔去燥性而和中。乳润枯生血，蜜甘缓益元。陈壁土借土气以补中州，面煨、曲制抑酷性，勿伤上膈；黑豆、甘草汤渍并解毒，致令平和；羊酥、猪脂涂烧，咸渗骨，容易脆断；去穰者免胀，去心者除烦。此制治各有所宜也。"

各论

姜

　　姜是中国古代的大姓，提到姜，最有名的人物就是姜太公。《封神演义》中的姜太公是个被神化的人物，也是中国人心中睿智的代言人。姜是以姜水为姓。我总以为姜姓是和中国人厨房里须臾不可离的那种药食同源的植物有关系。

　　在中国人的厨房里，姜与葱、蒜并称为"三大佐料"。姜原产于中国，可一种二收，早秋收嫩姜，深秋收老姜。姜是一种极为重要的调味品，同时也是一味重要的中药。新鲜的时候，称为生姜，也可以压出姜汁来使用；晒干后使用的，称为干姜；炮制后使用的，称为炮姜。

　　生姜　生姜为"呕家圣药"，味辛性温，长于发散风寒、化痰止咳，又能温中止呕、解毒，临床上常用于治疗外感风寒及胃寒呕逆等证。桂枝汤中共有5味药，桂枝与芍药，生姜与大枣，两大对药，均可调和营卫，甘草和诸药。其他药物医院药房中均有售，但唯独没有生姜。其实生姜是非常重要的一味治疗外感风寒的药物，对于风寒型的外感，单纯的姜汤便可起到发汗解表的作

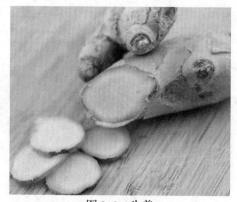

图3-1　生姜

用。现在有种中西合璧的饮料——姜汁可乐，最为流行，便是将中药的生姜与西方的可乐结合到一起，替代了传统的姜糖水。《金匮要略》中便有生姜半夏汤，半夏、生姜汁均善止呕，合用益佳，并有开胃和中之功。曾有一病友的婆婆，时年近九旬，患肺病住院日久，饮食不下，吃什么吐什么，求诊于我。我便为之疏此方，果能稍进饮食。虽然一个月后老人不免还是驾鹤西游，但生存质量的些许改善也使儿女辈为之心安。从西医学的角度看，生姜能刺激胃黏膜，引起血管运动中枢及交感神经的反射性兴奋，促进血液循环，振奋胃功能，达到健胃、止痛、发汗、解热的作用。姜还能增强胃液的分泌和肠壁的蠕动，从而帮助消化。生姜中的姜烯、姜油酮还有明显的止呕吐作用。因此，临床上许多胃不和、呕不止的病人，以生姜予之，疗效都甚好。还有一些患晕动病的人，出门坐车、船、飞机之前，以生姜捣烂敷于脐中，也能起到止呕作用。

生姜可解鱼蟹之毒，我当年在医院急诊实习时便遇到一例病人，他因贪便宜买来不新鲜的螃蟹，食后腹泻腹痛。带诊的两位老师，一位要给予输液，抗菌止泻；另一位则反对，令病人将紫苏、生姜煎汤服用。结果中医疗法占上风。在病人留院观察期间，我眼见其服汤药后不久痛泻即止，从而坚定了我学习中医的信念。但此后，我每食蟹，必将姜切细丝，与醋同食，以防中毒。《红楼梦》里薛宝钗的诗《螃蟹咏》是对生姜止呕的最形象的描述："眼前道路无经纬，皮里春秋空黑黄。酒未涤腥还用菊，性防冷积定须姜"。从中医的角度看，蟹为大寒之品，需要姜的温热之性来中和，食后才不易致病。

在中药炮制学中，姜炙法就是取生姜的这些特性，用姜汁这一辅料对药物进行炮制，来增强药物祛痰止咳、降逆止呕的作用，并降低其毒副作用。如竹茹生用长于清热化痰，姜炙后可增强其降逆止呕的功效；厚朴其味辛辣，对咽喉有刺激性，通过姜炙可消除其刺激咽喉的副作用，并能增强其宽中和胃的功效；黄连姜炙后可缓和其甚过苦寒之性，并有治胃热呕吐之功。

生姜具有显著抑制皮肤真菌和杀死阴道滴虫的功效，可治疗各种痈肿疮毒；外用有刺激性，对于局部脱发有显效作用，可治疗斑秃等脱发性疾病。

民间有一说法："午后食姜，如食砒霜"。是说生姜不宜在夜间食用，其姜酚刺激肠道蠕动，白天可以增强脾胃消化作用，夜晚可能成了影响睡眠、伤及肠道的一大问题。但这种说法太过绝对，对于有病的人来说，任何时间吃姜都没问题。

我曾治疗过一位退伍军人，当时其已年过六旬，形体瘦高，长年患有胃下垂病，经常半夜胃痛，需要嚼生姜才能缓解。他家床头柜上经常放有切好的姜片，以备不时之需。这是由于胃寒水饮停滞而致，因此我便以理中丸为主方为其治疗。半年后，他半夜吃姜的问题才得以解决。因此，对于确有虚寒的人来说，吃姜不必拘于时候。

但内有积热或阴虚的人，任何时候都不宜过食姜或姜制品。我曾遇到两位病人，一例是头晕，西医诊断为颈椎病；一例是口眼㖞斜，西医诊断为面神经麻痹。但细究原因，两位病人都是阴虚有内热的体质，而且也都有过食生姜或姜糖的历史。在对他们进行细心诊察后，我认为其实他们是因为食姜引发体内虚风上扰。因此，在治疗时，我摒弃传统的治疗方法而重在滋水涵木息风，很快使病人恢复了健康。

干姜　由于失去了大部分水分，干姜的营养与密度都极浓缩，因此热量很高，每百克干姜热量可达 300 千卡左右。干姜性热，辛烈之性较强，长于温中回阳，兼能温肺化饮，临床上常用于治疗中焦虚寒、阳衰欲脱与寒饮犯肺喘咳等。

现代研究表明，干姜提取物不仅能够保护胃黏膜，对已损伤的胃黏膜还有一定的修复作用，具有良好的抗胃溃疡作用，能够刺激胆汁的分泌，加速食物的消化进程，对中焦虚寒的脾胃症状有很好的缓解功效。干姜中所含有的姜辣素，特别是姜酚，有很好的改善心脑血管系统疾病的功能。干姜提取物改善抗心律失常的作用明显，并且可以降低室颤发生率，改善心功能，缓解急性心肌缺血缺氧状态，因此才能起到回阳救逆的效果。干姜中的姜酚类化合

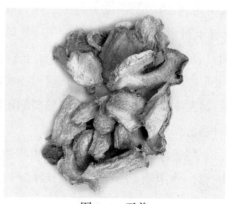

图 3-2　干姜

物还具有抗炎消肿等功效，仲景的小青龙汤中便使用干姜与麻黄、芍药、细辛、炙甘草、桂枝、五味子、半夏等药配伍，起到解表散寒、温肺化饮的作用，可治疗老年性慢性支气管炎、肺气肿、肺源性心脏病等。

葱

葱是百姓家常用的调味食材，也是佛教中的五荤之一，是一种草本植物，生食味辛辣。

葱有多种，南方与北方的葱形状相去甚远。北方最有名的属山东章丘的大葱，有时可长达 1 米，杆壮茎粗，如同威猛的山东大汉；而南方的细香葱则苗条纤细，如同江南雨巷中的丁香少女。但二者性味基本相同，辛味为主，有助阳发散的作用。因此，葱又有着去腥疗病的功效。

中国人厨房炒菜为什么都爱先煸葱姜？从中药性味的角度来看，许多青菜都本性偏凉，但葱姜都味辛性热，与青菜同炒，起到纠偏的作用，使阴阳和合，起到滋补作用。这就是中国人"合而不同"的理念在厨房与医疗上的应用。

不少中国人可能也会跟我一样有这种体验。外感受凉之后，病卧之时，思念的是一碗亲人做的汤。那里面放足了切得细细的葱白丝，葱香四溢，喝一口便觉得周身温暖，胃口大开。小时候，生病时喝一碗这样的汤，汗出涔涔，病立刻也就好了。现代研究说，葱中所含的成分有刺激汗腺的作用，可以发汗散热，还有刺激食欲的作用。

除了内服，葱白和葱叶还可以外用治疗疾病。

许多古医书中都记载，腹痛小便不通，可以用葱白炒热外敷小腹。曾记得，上学时老师讲过一个他当年插队时遇到的阴缩案。有对山里夫妻，房事后两人为琐事争吵，女人愤而投河，丈夫急忙跳河去救。山里夜间极冷，河水更是冰凉。女人虽被救了起来，男人却因房事之后骤受凉水而少腹剧痛，阴囊上缩，痛得在河岸上打滚儿，惨叫声惊起了一村人。这种病在中医中被称为阴缩。乡村医生被请了过来，只见他不慌不忙，令女人速回家拿一大把葱白，于铁锅中炒热，趁热敷于男人脐中及少腹部，凉后再炒热再敷，如此反复几次之后，男人渐渐停止呻吟，起身谢过医生，若无其事地与妻子双双回家去了。这则故事给我的知青老师以及听故事的我都留下了很深的印象。所谓高人，杀人已不必非用屠龙宝刀、倚天利剑，功夫到时，飞花摘叶皆可伤敌。

2014年夏秋之交，河北的一位青年农民砍树时不慎被树干压到腹部，造成肝破裂出血。幸亏出血量不大，在当地医院行保守治疗后，肝部损伤完全愈合。但出院后不久后，病人持续腹胀，饮食不下，经常性腹痛，痛重时呼痛之声隔垣可闻，遂再度被送医。医院检查后认为是肠粘连，建议手术治疗。病人畏痛，来北京求治。在中日友好医院注射山莨菪碱后缓解，每日进行抗生素输液治疗。经人介绍，来我处进行中医治疗。病人当时面色发黄，自发病以来已消瘦15公斤，无食欲，舌苔白黄相间、厚腻，大便少，几日一行，经常肠鸣、矢气。突出症状还有畏冷，虽然才是秋季，病人早已着冬装，脉沉。腹部触诊见右侧腹部板硬如石。我为其针灸时连续弯掉3根针。前医曾予大黄类，药甫入口，病情反加剧。我便为其重灸腹部，以针泻其足三里，并配合益气活血化瘀的中药。为巩固疗效，嘱家属为其行葱白热敷。第一次治疗后，病人家属反馈来消息，说病人稍有胃口，能饮食下咽，次日晚上腹绞痛又发作一次，但经过家属的热敷之后，居然没有送医打针，而是自行挺过来了。三诊时家属反映病人已经可以进正常食物，一次吃了5个饺子、1个鸡蛋，并未引发腹痛。腹部触诊，较前次进一步柔软，但舌苔仍厚腻，说明里实未除尽。经过3次针灸治疗后，病人已可以进食软食，有精神，夜间偶然腹痛，可以自行缓解。触诊腹部较前柔软，只是心下处稍硬。病人自觉好转明显，要求返回河北老家。

葱白外敷，散寒通阳之功大抵如此神奇。

李时珍在《本草纲目》中说："葱从囱。外直中空，有囱通之象也。茐者，草中有孔也，故字从孔，茐脉象之。葱初生曰葱针，叶曰葱青，衣曰葱袍，茎曰葱白，叶中涕曰葱苒。诸物皆宜，故云菜伯、和事"。是说葱管空心，象征了一种常见的脉象——茐脉。孙思邈在《备急千金要方》中对中国最早的导尿术进行了记载："津液不通，以葱叶除尖头，纳阴茎孔中深三寸，微用口吹之"，小便随即畅通。后来李时珍也多次采用此法治疗小便不通的病人，多有效验。空心的葱管成了最早的导尿管，用来治疗小便不通的癃闭之症。古人智慧，令人叫绝！

豆豉

我一直以为小时学过的曹植的《七步诗》只有这四句：

煮豆燃豆萁，豆在釜中泣。

本是同根生，相煎何太急？

其实，全版应该是这样的：

煮豆持作羹，漉菽以为汁。

萁在釜下燃，豆在釜中泣。

本是同根生，相煎何太急？

菽，指的就是豆类，角名"荚"，叶名"藿"，茎名"萁"。七步诗描述的就是汉时煮豆制羹的过程。中国古人把豆的食用方法摸索到了极致，《舌尖上的中国》就赞美说：正是因为对大豆蛋白最充分的利用，才使得中国这样一个以农耕文明为主的国度，在缺乏动物蛋白的情况下发展成为今天这样一个人口众多的国家。大豆对民族的繁衍生息功不可没。

从将豆直接烹煮食用，到制成豆浆、豆腐，以及本节要说的豉，都是将大豆转化的巧思。豆豉是将黑豆或黄豆利用毛霉、曲霉或细菌蛋白酶的作用进行发酵而制成的调味品，约创制于春秋战国之际。在网红李子柒制作酱油的视频里，就有类似制作豆豉的场景。将黄豆采收后，剥出豆粒清洗干净，将豆放入锅中蒸煮，而灶下燃烧的，就是晒干了的豆萁（豆秆）。将豆子直接加水或放入其他药物煮熟之后摊凉，匀拌上小麦粉后晾干，放在阴凉处（在北方，我记得家里老人制作豆豉时还要盖上棉被；在日本，则要裹上稻草），

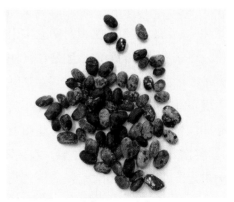

图 3-3 豆豉

等待微生物的作用。如果是枯草菌起了作用，豆子上会出现黏黏的丝状物，这就是日本人号称为健康食品，可治疗许多种疾病的纳豆；如果是毛霉菌等起了作用，豆子上会出现或长或短的毛，这就是豆豉。

豆豉可食用，亦可药用。《本草备要》记载："时珍曰：黑豆性平，作豉则温。既经蒸，故能升能散；得葱则发汗，得盐则能吐，得酒则治风，得薤则治痢，得蒜则止血，炒熟则又能止汗。"《本草纲目》中说："豉，诸大豆皆可为之，以黑豆者入药。有淡豉、咸豉，治病多用淡豉汁及咸者，当随方法。"这个"当随方法"，是指在煮豆的过程中同煮的药物不同，豆豉的名称与功效也各有不同。如清豆豉，是用青蒿、桑叶等同制，其性偏于清凉；淡豆豉，是用麻黄、苏叶等同制，其性偏于辛温；香豆豉则是将豆豉炒微焦使用。

豆豉性平，味咸，归肺、胃经，有和胃、除烦、解腥毒、去寒热等功效。《本草经解》中说，豆豉可以"主伤寒头痛寒热，瘴气恶毒，烦满闷，虚劳喘吸，两脚疼冷"。在《肘后方备急方》中载有葱豉汤，治疗伤寒"初觉头痛，肉热，脉洪起"，便使用"葱白一虎口，豉一升，以水三升，煮取一升，顿服取汗。不汗复更作，加葛根二两，升麻三两"。采用的虽是厨房里常用的食材，疗效却甚为卓著。《证类本草》云："今江南人凡得时气，必先用此汤（葱豉汤）服之，往往便瘥。"江浙沪一带还有"过桥麻黄"一说，是"曲线救国"典范。当地人比较畏惧麻黄的辛温发散作用，一般不敢直接使用麻黄，于是将黄豆浸在麻黄汤中，待豆发芽后代替麻黄使用。这种芽豆晒干后称为大豆黄卷。《冷庐医话》中记载，当时的苏州名医马元仪家中便常备此药，待病人需用麻黄发汗时，便在处方中写"大豆黄卷"，使病家免除疑虑，这也是医者对病家采用的心理战术。

豆豉最著名的用法，还是在《伤寒论》的栀子豉汤中，具有清热除烦、宣发郁热之功效，可以治疗"栀子豉汤证"。"发汗后，水药不得入口为逆，若更发汗，必吐下不止。发汗吐下后，虚烦不得眠，若剧者，必反复颠倒，心中懊恼，栀子豉汤主之""发汗若下之而烦热，胸中窒者，栀子豉汤主之""伤寒五六日，大下之后，身热不去，心中结痛者，未欲解也，栀子豉汤主之""阳明病，下之，其外有热，手足温，不结胸，心中懊恼，饥不能食，但头汗出者，栀子豉汤主之""下利后更烦，按之心下濡者，为虚烦也，宜栀子豉汤""身热懊恼，虚烦不眠，胸脘痞满，按之软而不硬，嘈杂似饥不欲食，舌红苔微黄者"。总结起来，这些条文都是表述病人因郁结之热不得宣畅而导致胸闷、莫名烦躁甚至失眠时可用栀子豉汤宣发郁热，达到除烦的效果。著名伤寒大家胡希恕老的一则医案讲了这样一个故事。某病人患有食管憩室，学生求教于胡老，而胡老不知这一西医病名为何，便问病人患何苦。病人回答说仅是胸中烦闷。于是，胡老便施以栀子豉汤，而后病人果然失其所苦。这便是所谓中医"稀里糊涂"治好病的一个典型例子。

栀子豉汤在原煎服法中有"得吐者，止后服"的说法。刘渡舟教授也治疗过某病人，"心中烦郁，懊恼难眠，低头不语，家人靠近则挥手斥去。舌红脉数，然大便不结，辨为虚烦之证，服栀子豉汤"。结果服药后，病人呕吐大作。但吐后病人身安静睡。这种吐可以看作是郁开热解的一种反映，是《内经》所谓"其高者，因而越之"的具体表达。

《本经逢原》中记载淡豆豉"入发散药，陈者为胜，入涌吐药，新者为良"。可见，治疗伤寒初起，使用葱豉汤时要用陈年豆豉；而治疗虚烦不眠，使用栀子豉汤时当用新发的豆豉。

西瓜皮

西瓜可是个好东西，除了脾胃虚弱的老人和病人，恐怕没人不喜欢吃吧。根据最新的研究成果，所有栽培的西瓜和野生西瓜，可能都来自一个共同的祖先，那就是原产于非洲西部纳米比亚沙漠中的一种植物，这种植物外形和现代西瓜很像，但味道苦涩。李时珍《本草纲目》认为："峤征回纥得此种归，名曰西瓜，则西瓜自五代时始入中国"。现在，全国南到海南、台湾，北到黑龙江，到处都有西瓜的种植，经过历代栽培，西瓜越来越好吃了。而且，由于物流发达，现在一年四季都可以吃到西瓜。

西瓜有个别名叫"天然白虎汤"，出自汪颖、卢和所著的《食物本草》。《本经逢原》解释说，西瓜"能引心包之热，从小肠、膀胱下泄……能解太阳、阳明中暍及热病大渴，故有天生白虎汤之称"。

那么，问题就来了。什么是白虎汤呢？

白虎汤是医圣张仲景所创制的名方，载于《伤寒论》中，主要组成是石膏、知母、粳米与炙甘草，可以治疗高热证，伴随着烦渴、躁烦、大汗、脉浮大等症状。

这么说，西瓜可以清热，治疗发烧？是的。《中药大辞典》上说西瓜可以"清热解暑，除烦止渴，利小便，治暑热烦渴，热盛津伤，小便不利，喉痹，口疮"。就是因为这个特点，西瓜还有个名字叫"寒瓜"。我自己，以及我的家人，一旦有个热性的感冒发热，一般不吃西药退热，而是针灸加西瓜，往往只烧半天，很快就能好。

西瓜入药，最令人享受的就是直接吃西瓜瓤或者将西瓜打汁喝，比如《本草汇言》说"治阳明热甚，舌燥烦渴者，或神情昏冒、不寐、语言懒出者，好红瓤西瓜剖开，取汁一碗，徐徐饮之"。而朱丹溪治疗口疮，也认为可以让病家常饮西瓜汁。当然，如果想要利尿，也可以多吃些西瓜，不多久，便会把吃进去的瓜汁排泄出来。面对上火的病人，表现为口舌生疮、大便干燥、小便短赤，甚至化验证实有泌尿系感染的病人，我常建议他弄半个西瓜，一口气吃下去，或者打成汁，多跑几趟厕所，比吃西药强，症状也可得到缓解。

西瓜的皮有青有白，外面的青皮叫西瓜翠衣，是将外皮晒干后入药的。其味甘性凉，善清暑热，能解烦渴，适用于暑热烦渴、小便短赤等症，对秋冬之际因气候干燥而引起的咽喉肿痛，或口舌生疮等症，也有效果。有时候，瓜皮可以当成上好的食材。新鲜的翠衣可以煮到米粥里，粥熟后汤色白中带些青绿，味道清香，不仅好喝，也能药用。瓜皮中的白皮也是道好吃的菜，将白瓜皮洗净切成条，或凉拌或清炒均可。听说还有人家将其剁碎了包饺子吃，都多少有些清热解暑利尿的作用。

临床上治疗咽喉肿痛常用的西瓜霜含片便是由西瓜皮制成的名药。《中药大辞典》记载，西瓜霜的制法是将西瓜在瓜蒂处切开，挖去部分肉瓤，将皮硝装满瓜，然后将切下的瓜皮盖上，用竹钉牢，悬挂于阴凉通风处。大约10天后，瓜皮外面会不断析出白霜，将霜陆续扫下即可。制得的西瓜霜宜存放在石灰缸或密闭的瓷瓶中，置于阴凉干燥处。《本草再新》说，西瓜霜可以"治喉风、喉痹、口疮、牙疳、久嗽咽痛"。

不过，由于西瓜性寒，寻常时候或体弱多病之人不宜多食，以防损伤脾胃。

有关西瓜，还有一个有趣的故事。1928 年，英国细菌学家亚历山大·弗莱明发现青霉菌能分泌一种物质杀死细菌，他将这种物质命名为"青霉素"。由于提炼不易，且是治疗战伤、抗感染的良药，盘尼西林（青霉素的音译名）在二战期间就显得无比珍贵，往往成为敌我双方争抢的对象。1941 年，澳大利亚病理学家瓦尔特·弗洛里在一个被挤破的西瓜上取下一点绿霉，用来培养菌种。没想到的是，从这个烂西瓜里得到的青霉素竟达到每立方厘米 200 单位。从此，青霉素的生产才有了规模，使得青霉素得到了广泛应用，拯救了数千万人的生命。可以说，一个"烂西瓜"让弗莱明、钱恩、弗洛里一同获得了 1945 年的诺贝尔生理学或医学奖。

瓜蒂

我一直以为瓜蒂是西瓜或者冬瓜的蒂，谁知居然错了。陶弘景说那是甜瓜的蒂。还是我自己的历史知识不够扎实，西瓜是舶来品嘛，怎么可能出现在汉之前的中医古籍里。《神农本草经》认为它"味苦寒……主大水，身面四肢浮肿，下水，杀蛊毒，咳逆上气，食诸果不消，病在胸腹中，皆吐下之"。

《伤寒论》中有瓜蒂散方，便是利用了瓜蒂的苦寒之性，用来治疗太阳中暍，身热痛重而脉微弱的病症。《长沙药解》解释说："以痰涎在胸，郁阻肺气，不能四达，瓜蒂涌痰涎以通气道也。治宿食在上脘者。宿食上停，浊气不降，郁闷懊憹，头痛发热，其状甚似外感，瓜蒂涌之，则浊降而病除也"。具体用法是采用瓜蒂和赤小豆，研末，香豉煎汤温服取吐。原文说，如果"不吐，加之，得快吐乃止"。

会有人问：中医为什么要强调吐呢？

中医治疗疾病，祛除邪气的方法大致有 4 个，前 3 个就是有名的汗、吐、下，第 4 个是我个人加的，是放血疗法，以后另文阐述。《素问·阴阳应象大论》中提到："故因其轻而扬之，因其重而减之，因其衰而彰之。形不足者，温之以气；精不足者，补之以味。其高者，因而越之；其下者，引而竭之；中满者，泻之于内。其有邪者，渍形以为汗；其在皮者，汗而发之；其慓悍者，按而收之；其实者，散而泻之"。因势利导发散邪气，其中很重要的一条，就是吐法。把壅积在胸中的痰涎、食积等，通过涌吐排泄出来。一旦邪气出尽，自然跟计算机重启似的，机体重新建立平衡。《长沙药解》中列举了使用瓜蒂涌吐的3种情形，一是痰涎壅遏肺中造成的胸膈壅闷，不得喘息；二是厥阴为病，气机郁闭，手足逆冷，发为厥证；三是宿食上停，浊气不降，出现类似于外感的郁闷懊侬，头痛发热。

除了催吐，仲景还巧用瓜蒂散外用，吐嚏治疗黄疸，开辟了外治法的新思路。

现代研究发现，瓜蒂中含有葫芦素 B、D、E，异葫芦素 B，葫芦素 B-2-葡萄糖苷等，不仅有催吐的成分，还有保肝治疗黄疸的作用。

对于体虚的人，催吐不能用瓜蒂，而要用人参的芦。因为人参芦"能涌吐痰涎，体虚人用之，以代瓜蒂"。《本草备要》中还举有一则病例：

一妇性躁味厚，暑月因怒而病呃，作则举身跳动，昏不知人。其人形气俱实，乃痰因怒郁，气不得降，非吐不可。以参芦半两，逆流水煎服，吐顽痰数碗，大汗昏睡而安。

蜂蜜

我国关于蜂蜜最早的文字记载见于3000多年前的殷商时期，殷墟中出土的甲骨文中就有"蜂""蜜"两字，说明古人很早就对这个甜蜜的事业非常清楚了。提到蜂蜜，大家想到的都是美好的意味，"蜂采群芳酿蜜房，酿成犹作百花香"；或者惋惜的意味，"采得百花成蜜后，为谁辛苦为谁忙"。闲时读书，在宋诗中找到杨万里的一首《蜂儿》，读起来居然字字血泪，道出了蜜蜂采蜜养家的辛苦和掠夺者的贪婪。诗中语带双关，令人唏嘘不已。

蜜蜂不食人间仓，玉露为酒花为粮。
作蜜不忙采花忙，蜜成犹带百花香。

蜜成万蜂不敢尝，要输蜜国供蜂王。

蜂王未及享，人已割蜜房。

老蜜已成蜡，嫩蜜方成蜜。

蜜房蜡片割无余，老饕更来搜我室。

老蜂无味秖有滓，幼蜂初化未成儿。

老饕火攻不知止，既毁我室取我子。

作为万物之长，人类对自然的利用与掠取一直未曾止步。"随蜂收野蜜，寻麝采生香"，蜜是蜜蜂"采百花之精英，合露气以酿成"。其实这个过程颇为复杂，蜜蜂从花蕊中吸吮蜜汁、采集花粉，蜜蜂体内的转化酶和淀粉酶混入到了花蜜，带回蜂巢，花蜜又被巢内的内勤蜂重新吸入到蜜囊中，过一段时间再次吐出来，然后再由第二只蜜蜂进行同样的吞吐处理。就是这样不停地吞吐，原本稀薄的花蜜就慢慢变得黏稠，同时，由于复杂的酶的作用，花蜜中的多糖转变成人体可直接吸收的单糖——葡萄糖、果糖。

《神农本草经》中说蜂蜜"治心腹邪气，诸惊痫痉，安五脏诸不足，益气补中，止痛解毒，和百药"。《本草纲目》加以总结："蜂蜜，其入药之功有五：清热也，补中也，解毒也，润燥也，止痛也。生则性凉，故能清热；熟则性温，故能补中；甘而和平，故能解毒；柔而濡泽，故能润燥；缓可以去急，故能止心腹肌肉疮疡之痛；和可以致中，故能调和百药而与甘草同功"。不仅如此，李时珍还特别强调："张仲景治阳明结燥，大便不通，蜜煎导法，诚千古神方也"。所以，蜂蜜被列为泻下药中的润下药。

我们来看看"蜜导煎"是怎样一种方法，《伤寒论》原文中写道："阳明病，自汗出，若发汗，小便自利者，此为津液内竭，虽硬不可攻之，当须自欲大便，宜蜜煎导而通之。若土瓜根及与大猪胆汁，皆可为导。"对于津液枯竭的大便不通之症，成无己《注解伤寒论》记载了蜜煎导方："蜜七合一味，内铜器中微火煎之，稍凝似饴状，搅之勿令焦着，欲可丸，并手捻作挺，令头锐，大如指，长二寸许，当热时急作，冷则硬。以内谷道中，以手急抱，欲大便时乃去之"。该方法是将蜜加温浓缩成栓状，塞入肛门中来润肠通便，这是外用法通便的典范。桂林古本的《伤寒论》中还记载了两个白蜜煎方，一则单用蜜，一则以白蜜配伍麻仁，用来治疗燥邪"移于大肠，则大便难，口渴，欲饮热，脉急大"，以润下通便。

《黄帝内经》说"里不足者，以甘补之"。《本草经疏》中记载了一个方子，用来治疗"噎膈大便燥结"，其症状颇似食管癌之类的病变，用药芦根汁、梨汁、人乳、牛羊乳、童便，有痰加竹沥。因为蜂蜜甘润缓中，可补虚、通便，能够缓解症状，提高病人的生存质量，延长寿命。

文献中说，蜂蜜"涂火灼疮能缓痛"，现代人把它当成了美容的佳品。外涂可以做面膜，以蜂蜜加上珍珠粉，保养美肤肯定没的说。而内服则可以制成各种美食，蜜枣、蜜汁山药、蜂蜜核桃仁、柠檬蜂蜜茶等，都是深受欢迎的佳品。

但需要注意的是，1周岁以下的婴儿不宜喝蜂蜜，脾虚者也不适合食用。但古书上"生葱合蜜，杀人"的说法却有些危言耸听了。

蜂蜡　蜂蜡也叫黄蜡，《本草备要》说它"甘温，止痛生肌，疗下痢（蜜质柔性润，故滑肠胃；蜡质坚性涩，故止泻痢），续绝伤（按：蜜、蜡皆蜂所酿成，而蜜味至甘，蜡味至淡。故今人言无味者，谓之嚼蜡）"。有些专卖店中会出售带着蜜蜡的蜂蜜，以示货真而质优。我尝过蜂蜡的滋味，就是没有滋味。在针灸疗法中有蜡疗法，用的就是黄蜡。古人以蜂蜡制作蜡丸，用来封存珍贵之物，传递秘密书信。清代龚自珍的《己亥杂诗（三百十五首选四）》"我有阴符三百字，蜡丸难寄惜雄文"说的就是这种以蜂蜡制成的秘文不怕水浸，可是怕火烤。《医宗金鉴·外科心法要诀》中载有"三黄宝蜡丸"，主治跌打损伤，瘀血奔心；妇人产后恶露不尽，痰迷心窍，致成怪症；癫狗、蛇虫咬伤及恶癌肿毒。现临床用于头部外伤、脑震荡昏迷等病症。在金庸的武侠小说《倚天屠龙记》中，张无忌就曾用三黄宝蜡丸为人治疗过内伤，内服时可以黄酒送下，外用时以香油隔滚汤化开外敷。

在中药的丸散膏丹中，就有蜜丸和蜜膏两种剂型使用蜂蜜。炼熟和诸丸药及膏子，主润五脏，益血脉，调脾胃，通三焦。直到现在，许多中成药还是以蜂蜜为赋形剂，如安宫牛黄丸、羚羊清肺丸、乌鸡白凤丸，以及川贝枇杷膏、养阴清肺膏、秋梨膏等。坊间有个传言，说超出保质期的安宫牛黄丸等蜜丸其实价格更高。其原因在于蜂蜜本身，由于成熟的优质蜂蜜浓度极高，渗透压大，进入其中的细胞会严重脱水死亡，所以蜜丸不易变质。虽然国家规定瓶装蜜保质期为 18 个月，但封闭好、成熟浓度高的蜂蜜也能保质多年。像安宫牛黄丸那样由名贵药材制成的蜜丸，加上密封性超好的蜂蜡外壳，应该能保证药效不会有太多损失。

冬瓜

我一直觉得冬瓜应该跟西瓜一样以方位为名，叫"东瓜"，后来查资料发现《广雅》中有这样一段对冬瓜的描述："冬瓜经霜后，皮上白如粉涂，其子亦白，故名白冬瓜"。才明白冬瓜是因其外形而得名的。但菜市上也有卖一种皮上无霜的绿皮冬瓜，口感跟有白霜的并无差别。

冬瓜在《神农本草经》中以瓜子收录，另一名为"水芝"。《说文》说"芝，神草也"。被称为水芝，说明古人对冬瓜的作用评价不低。另一个在本草古籍中被称为水芝的，是莲子。

冬瓜入药，一则以瓜子，一则以瓜皮。其实，冬瓜全身都有用。冬瓜含有丰富的蛋白质、碳水化合物、维生素以及矿物质等营养成分。研究表明，冬瓜所含有的维生素中以抗坏血酸、硫胺素、核黄素及维生素 B_3 含量较高；具防治癌症效果的维生素 B_1，在冬瓜子中含量相当丰富；微量元素有钾、钠、钙、铁、锌、铜、磷、硒等，其中含钾量显著高于含钠量，属典型的高钾低钠型蔬菜，对需进食低钠盐食物的肾脏病、高血压、水肿患者大有益处。冬瓜不含脂肪，膳食纤维高达 0.8%，营养丰富而且结构合理，是优良的减肥食品。炎炎夏日，我最爱的是海米冬瓜汤，不仅滋味鲜美，且可解暑利尿，有美容减肥作用。具体做法是取冬瓜一块，去皮、瓤，切片（注意：做菜所去除的都是可以药用的。）锅内放入适量食用油，待油稍热，先入生姜几

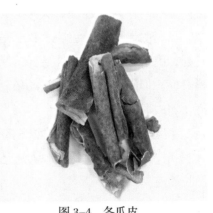

图 3-4　冬瓜皮

片，然后将冬瓜放入锅中，略煸炒后，加入海米（即晒干的海虾），然后注入清水，改小火慢慢炖煮，至汤色清白时，加入适量盐，撒上香菜（即芫荽）即可出锅。这虽然是家常的汤品，但其中蕴含不少中医和营养学的道理。其一，使用生姜，有些人家可能还用葱、蒜，这些都是辛温之品，可以中和冬瓜的甘寒，是五味合和的道理；其二，配合海米，也有人使用羊肉丸等，海虾与羊肉也都是温热性的，与冬瓜同用也有寒热中和的作用，且在营养学上也有荤素搭配的讲究；其三，加入香菜，中药称芫荽，不仅有辛温发散的作用，还能使整个汤品绿白相间，色泽艳丽。所谓赏心悦目，色香俱全，才能使人胃口大开啊！

仲景使用冬瓜子，是因其味甘性寒，入手太阴肺经、手阳明大肠经。清肺润肠，排脓除瘀。如《金匮要略》中使用大黄牡丹汤，虽然方中主药是大黄，以其破瘀而排脓，但冬瓜子仁"甘寒疏利，善开壅滞而决脓血，故能治肠痈"。临床上一些炎症性腹痛、包块，如慢性阑尾炎、附件炎、盆腔炎等，使用大黄

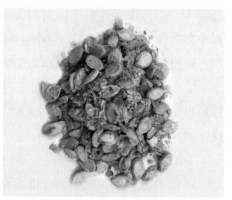

图3-5 冬瓜子

牡丹汤均可奏效。我曾经治疗一个患顽固性腰痛的30余岁的妇人，她拿着腰椎间盘突出的X线片来诊，要求针灸。我于是为她施以针刺，每次治疗后，她都说腰痛已缓解。但过几日复诊时又诉腰痛加重。于是我颇觉奇怪，仔细问诊才知她是每次行房后症状加剧。再仔细按诊其腹部，少腹发凉，且有明显压痛及包块。我于是请病人去妇科复查，同时给她服大黄牡丹汤，重用冬瓜子30克。结果，复诊时病人出示妇科检查报告，的确有妇科炎症。但同时也表示，服汤药后腰腹疼痛明显好转。弄清原因，治疗对症，病人很快痊愈。

冬瓜子不仅可以祛瘀排脓，还可以美容。《神农本草经》上说可以"令人悦泽，好颜色"；《吴普本草》上还说可以入"面脂"，也就是说可以用作搽脸油使。

冬瓜另一个入药部位是冬瓜皮。《滇南本草》上说冬瓜皮"味甘淡，平，

性微寒。入脾肺二经。止渴，消痰，利小便。熬水洗痔，良"。陈可冀院士在治疗心衰引起的水肿时，常用冬瓜皮，既有利水强心的作用，也不至于使其他利尿药物苦寒太过。

　　不过，尽管冬瓜有许多好处，还是有医家警告说，冬瓜性寒，脾胃气虚、腹泻便溏、胃寒疼痛者要谨慎使用。另外，冬瓜和鲫鱼或红小豆同食，会使正常人尿量骤然增多，容易造成脱水，这可能就是《得配本草》上所说的"久病阴虚者忌用"的原理。小时候，我吃过一种零食，是用冬瓜做的糖。冬瓜糖不仅有消肿降脂的作用，还有助于治疗咳嗽痰多。但近日不易买到了，可能是价格太低，没人愿意做的缘故吧。

薏苡仁

　　在美丽的海南省三亚湾，矗立着东汉时期名将伏波将军马援的塑像。历史上的许多成语与典故都与马援有关，如"穷且益坚，老当益壮""马革裹尸"等，都被千古传颂。除此之外，历史上有个与中药有关的典故也与马援有关，少为人知，这个故事就是"薏苡之谤"。

　　薏苡是生长在中国大多数地区的一种普通杂粮，"味甘微寒。主筋急，拘挛不可屈伸，风湿痹，下气。久服轻身益气"（《神农本草经》），有利水渗湿、健脾止泻、除痹、排脓、解毒散结等作用，可用于治疗水肿、脚气、小便不利、脾虚泄泻、湿痹拘挛、肺痈、肠痈、赘疣，甚至癌肿等病症。《后汉书·马援传》载："援在交趾，常饵薏苡实，用能轻身省欲，以胜瘴气"。当年受汉光武帝刘秀的指派，马援南征交趾（今我国广东省、广西壮族自治区，越南一带），由于当地气候潮热，瘴气横行，他常服用薏苡仁除湿气，才得以保障身体健康及军队的战斗力。交趾的薏苡果实比内地的硕大，马援班师

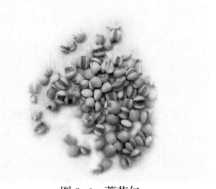

图 3-6　薏苡仁

回京时拉了满满一车，准备用来做种子。优质的薏苡仁果实饱满，富有光泽，远远看去，有些类似珠宝。当时人见马援拉了一车东西班师回朝，以为肯定是南方出产的珍贵稀有之物。于是权贵们都希望能分一点，分不到便纷纷议论，说马援的坏话，光武帝因而大怒。马援死后，由于开罪于皇帝，家人不敢将他埋到原来准备好的墓地里，连宾朋故旧们也不敢到马家去吊唁，景况十分凄凉。马援的侄儿马严和马援的妻子儿女们到朝廷请罪。光武帝拿出诬告者的奏章给他们看，马援夫人知道事情原委后，先后6次向皇帝上书，申诉冤情，言辞凄切。后世遂以"薏苡之谤"比喻被人诬陷，蒙受冤屈。

在临床使用时，分生薏苡仁和炒薏苡仁两种。生薏苡仁就是没有经过炮制加工过的薏苡仁，长于利水渗湿、除痹止痛，当出现小便不利、脚气、风湿痹痛的时候可以用到它。但是，需要注意的是，生薏苡仁的药性偏凉，不宜长期使用。

将薏苡仁放在炒制容器内，用文火加热后炒至表面微黄，晾干后即是炒薏苡仁。经过炒制后的薏苡仁药性就偏于平和，健脾作用和利湿作用比较好。适用于过食肥甘，身形肥胖，脾虚湿盛的病人。还有种炒制方法是把薏苡仁和麦麸混合在一起进行炒制，一方面使药性变得平和，另一方面还增强了健脾的作用。麸炒薏苡仁的健脾作用要胜于普通的炒薏苡仁。

科学研究表明，薏苡仁中的薏苡仁油、薏苡仁酯等成分有抗肿瘤作用，可抑制癌细胞转移和增生，诱导癌细胞凋亡，抑制肿瘤血管形成，且能提高放射时的敏感性等。除此之外，薏苡仁还有调节免疫、降糖降脂、消炎镇痛止血等作用。由于现代生活的进步，许多人厌弃了大鱼大肉之后，都愿意吃些粗粮来改换口味。因此，在医院处方时，医保系统还特定注明"单用自费"的字样，可见薏苡仁已是人们心中普遍认定的常用养生保健食品。不过要注意的是，有时候由于保存不良，薏苡仁容易感染黄曲霉菌等产生致癌的毒素。如果食用时发现有霉味，千万不要再食。

生活中，人们最喜爱并能接受的健脾利湿减肥的养生补品莫过于薏苡赤小豆粥了。其做法遍布网络，有各种改良版本。想美容养颜的，可加红枣；想补肾明目的，可加枸杞；想充脑益智防痴呆的，可加核桃仁。

不过，不要以为薏苡仁只能治这些不痛不痒的小毛小病，配伍得当，薏苡可以治疗急腹症在内的危急重症，如急性阑尾炎脓肿已成，或慢性阑尾炎急性发作。仲景的《金匮要略》中就有薏苡附子败酱散方，可以治疗肠痈内脓已成，身无热，肌肤甲错，腹皮急，按之濡，如肿状。方中重用薏苡仁利湿排脓，轻用附子扶助阳气，以散寒湿，佐以败酱破瘀排脓，配合成方，共奏利湿排脓、破血消肿之功。

薏苡仁可食可药，可以为伏波将军除湿消瘴，也可以为现代人清除湿气，称为珠玉未为不可。只是此珠玉非彼珠玉，正是由于价值观的不同，才造成那一段令人唏嘘的千古之冤。

豆蔻

豆蔻不是国产货，是舶来品，据说原产于印度尼西亚。从《证类本草》《本草纲目》等书辑录出的《海药本草》说：红豆蔻“云是高良姜子，其苗如芦，叶似姜，花作穗，嫩叶卷而生，微带红色……择嫩者，加入盐，作朵不散落，须以朱槿染，令色深善，醒于醉，解酒毒。此外无诸要使也。生南海诸谷”。这是说的红豆蔻花的功效，其实是指高良姜花。其花颜色深红，有辣味和浓烈的香气，可以解酒毒。这段话很有名，在多家本草中均有引用，可惜跟本文所说的药材不是一回事。杜牧的《赠别》诗中用豆蔻来比喻 13 岁的扬州歌伎：“娉娉袅袅十三余，豆蔻梢头二月初。春风十里扬州路，卷上珠帘总不如”。其实说的也是红豆蔻花，还引出了豆蔻年华这个成语，也引得后世诗人、词人竞相模仿感叹，如晏几道《玉楼春》“琵琶弦上语无凭，豆蔻梢头春有信”；姜夔《扬州慢》“杜郎俊赏，算而今重到须惊。纵豆蔻词工，青楼梦好，难赋深情。二十四桥仍在，波心荡冷月无声。念桥边红药，年年知为谁生”。

《本草乘雅半偈》说“草实之中，名豆蔻者凡三，形色功能，各有同异”。如果在处方上开豆蔻，药房会按规矩给你白豆蔻；如果写草豆蔻或者草果，药房给的应该是另外的东西。不过，这几样东西在厨房里用途却差不多，都是煮肉的香料。上簋街转一圈，凡是饭店门前人山人海的，到它的后厨看看，准能找到这些东西。只是各家有各家的秘方、分量和具体的配比，打死老板都不会告诉你——全凭着这个秘诀挣饭钱呢！有年古尔邦节时我住在阿布扎比的一家五星级酒店，其大堂里面就放了几个大缸，缸里盛满了饱满晶亮的豆蔻、草果，香气迷人。看来那也是阿拉伯人特别喜爱的香料，也是他们饮食中不可或缺的调味品。

白豆蔻 白豆蔻入足太阴、阳明，手少阳三焦经。《本草乘雅半偈》说其"形似芭蕉，叶似杜若，高八九尺，冬夏不凋，开花浅黄色，缀实作朵似葡萄。初生微青，熟则转白，孚圆似白牵牛，仁粒似缩砂。气味辛大温，充肾间生阳，鼓肺气呼吸，宣五谷味，主纳主出"。有行气、暖胃、消食、宽中之效，可治

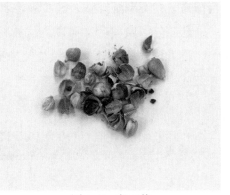

图3-7 白豆蔻

疗气滞、食滞、胸闷、腹胀、噫气、噎膈、吐逆、反胃、疟疾。现代研究证实，其对痢疾杆菌有抑制作用，有一定的平喘作用。因而，《温病条辨》的三仁汤、黄芩滑石汤中均用到白豆蔻。《本草经疏》说"白豆蔻，主积冷气及伤冷吐逆，因寒反胃。暖能消物，故又主消谷；温能通行，故主下气。东垣用以散肺中滞气，宽膈进食，去白睛翳膜，散滞之功也"。但需要注意的是，白豆蔻中有用的物质均有挥发性，最好在临使用前现磨碎用，否则不易发挥其疗效。正如《本草通玄》所提醒的："白豆蔻，其功全在芳香之气，一经火炒，便减功力。即入汤液，但当研细，待诸药煎好，乘沸点服尤妙"。

肉豆蔻 肉豆蔻又称肉果，《本草撮要》说其"味辛温，入手足阳明经。功专暖脾胃，固大肠，得木香、附子治久泻不止"；《本草乘雅半偈》言其"初春抽苗，入夏作茎，开花结实似豆蔻，实圆微长，表有皱纹，里肉斑缬似槟榔，无仁有肉，气味辛温，秉刚之用，温中化食，

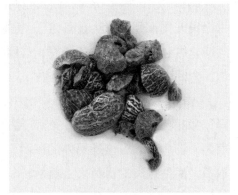

图3-8 肉豆蔻

宣五谷五畜味，为养为充者"。有温中涩肠、行气消食的作用，可治疗虚泻、冷痢、脘腹胀痛、食少呕吐、宿食不消等病症。名方四神丸（出《证治准绳》，主治脾肾虚寒，五更泻泄，不思饮食，或久泻不愈，腹痛腰酸肢冷，神疲乏力等。）及真人养脏汤（出《太平惠民和剂局方》，主治久泻久痢，脾肾虚寒，大便滑脱不禁，腹痛喜按喜温，或下痢赤白，或便脓血，日夜无度，里急后重，脐腹疼痛，倦怠食少。）中均用的是肉豆蔻。

草豆蔻　草豆蔻，入脾胃经。《本草乘雅半偈》云草豆蔻"苗似荻芦，叶似杜若，根似高良姜，二月开花作穗，房缀茎下，嫩叶卷之，初出似芙蓉，微红色，穗头色深，其叶渐开，花渐出，色渐淡矣。亦有黄白二色者，实似龙眼而锐，皮色黄白，表无鳞甲，壳薄有棱峭，仁粒似缩砂而稍壮，气味辛涩温，宣摄中气，温中，益上焦，受纳水谷，治心腹痛，呕吐，去臭气，宣五谷五果五菜味，为养为助为益者"。有温中、祛寒、行气、燥湿的功效，可治疗心腹冷痛、痞满食滞、噎膈反胃、寒湿吐泻、痰饮积聚。《雷公炮炙论》说："凡使（草豆蔻），须去蒂，取向里子后皮，用茱萸同于鏊上缓炒，待茱萸微黄黑，即去茱萸，取草豆蔻皮及子，杵用之"。但草豆蔻所治的"凡湿郁成病，而见胃脘作疼，服之最为有效。若使郁热内成，及阴虚血燥者，服之为大忌耳"。其实豆蔻属的几味药均是芳香化湿、辛燥之品，都是阴虚血燥者的大忌。

草果　除肉豆蔻与草豆蔻外，草果也是豆蔻属的植物，有些本草便认为草豆蔻就是草果，但《本草便读》将草豆蔻与草果分别列出，《本草求真》说："草豆蔻，辛热香散，功与肉蔻相似，但此辛热燥湿除寒，性兼有涩，不似肉蔻涩性居多，能止大肠滑脱不休也。又功与草果相同，但此止逐风寒客在胃口之上，症见当心疼痛，不似草果辛热浮散，专治瘴疠寒疟也"。看来它们是不同的品类。相较之下，草果之性猛烈，"辛温燥烈，善除寒湿而温燥中宫，故为脾胃寒湿主药"（《本草正要》），是治疗烈性传染病的一员大将。吴又可

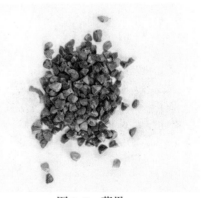

图3-9　草果

在《温疫论》中所创的方子达原饮中便用草果，方中槟榔能消能磨，为疏利气机之品，可以除伏邪，又可治岭南瘴气；厚朴亦属疏利气机之品，可以破戾气之所结；草果辛烈气雄，可以辛散以除伏邪蟠踞。三味药物相合协力，以使气机疏利，直达巢穴，促使邪气溃散，速离膜原。方中又用知母以滋阴，盖温疫之邪性属温热，易伤津液之故。热伤营血，故加芍药以和血，再加黄芩以清燥热之余，用甘草以调和诸药。药虽7味，却能调畅气机，透达膜原，故为治疗温疫之邪的主方。

陈皮

陈皮是一味常用的中药，为芸香科植物橘及其栽培变种的干燥成熟果皮。药材分为"陈皮"和"广陈皮"。

有许多人吃完橘子会把橘皮细心地收起来，晒干了后泡水喝。常有人问我：可不可以把自己家里晒干的橘子皮放进药锅里一起煎，不用再买药店里的陈皮了？

医院或药店里的陈皮多少钱1克，我没有太多印象，大概是几分钱吧。但上次去香港和澳门，在南北店里看到的黑黢黢的陈皮，店主说是储存了50年的，价比黄金。

我曾治过一家三口，可能是家里饮食太好，或者脾胃都有问题，3人全部是白厚腻苔。我给他们开的处方中便全都有陈皮，但其中那位父亲的

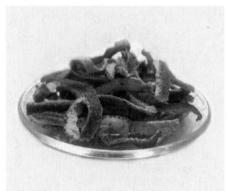

图 3-10　陈皮

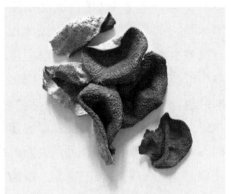

图 3-11　广陈皮

药是在深圳买的。买药时，他还专门打了个电话给我，问要买什么价位的陈皮。我回答说，当然稍贵些的会更好，人参、石斛等好药莫不如此，中国人讲究一分价钱一分货。如果是道地药材，价格虽贵，但疗效有保证。于是，那位父亲买了较贵的广陈皮，而母子二人只用了一般药店中的陈皮。

三周之后，一家人再来复诊，父亲的厚苔不见了，顽固的高血压也有所降低。而母子二人的药是在北京买的，虽然他们的不适症状有所好转，但苔厚腻改善却不明显。

想起那位父亲给我打过的电话，我若有所悟，考察了北京几家著名的大药店，结果发现，包括同仁堂在内的药店，陈皮都是用的橘皮，而不是广陈皮。橘皮颜色明亮，色黄。而真正的陈皮是指广陈皮，是广东省江门市新会区所产的大红柑的干果皮，贮藏的时间越久越好，故称陈皮。别的果树结果，吃的是果肉，扔的是果皮；而大红柑熟了之后，扔的是果肉，保留的是果皮。清代医家叶天士的二陈汤，在方中特别写明要"新会皮"，因为不是新会所产的橘皮药效远逊，且乏香味而痹口（即有苦辣味）。所以新会陈皮价格较高，皮比肉贵。一般新会皮要反复晒过三五年以上才会送到药店，而那时的柑皮颜色已经发暗发黑。现代研究证明，陈皮的药理作用有六大方面：祛痰、平喘作用；对胃肠道平滑肌作用；抗胃溃疡作用；对心脏作用；利胆作用；降低毛细血管通透性作用。联想起在香港、澳门看到过的价比金贵的陈皮，我建议母子二人也服用广陈皮。同时，我在门诊时选择了几例痰湿很重，虽反复治疗但苔仍厚的病人，也给了他们类似的建议。

几周之后的门诊，几位病人的舌象均有明显改善。其中有一位患有脑梗后遗症、慢性肾功能不全、凝血功能障碍的病人，舌苔也是非常厚腻，久而不能化。但在服用广陈皮两周后再来复诊，舌苔变成薄薄的一层白苔，是非常漂亮的正常舌苔。

看古籍，所有的名医医案上都有这样的用词：广陈皮、川黄连、怀山药、云茯苓等。道地药材不是说说而已，是凝结了先人智慧的。如果真能遵从，事半而功倍。橘皮与陈皮，不是一回事，就像"大医"与"医匠"不是一回事。

刀豆

刀豆是南方菜市场上常见的一种豆类蔬菜，和北方的四季豆差不多。因为豆荚的形状像刀，所以取名刀豆，《本草纲目》又名"挟剑豆"。刀豆三月下种，藤蔓可长到一二丈长；叶子像豇豆的叶子，但比豇豆的叶子稍长些，稍大些；五六月开紫色的花，像飞蛾一样；结豆荚，豆荚长接近一尺，有点儿像皂荚。

《中国药典》记载，刀豆性味甘温，归胃、肾经，可温中下气、止呃，用于治疗虚寒呃逆、呕吐。呃逆是一个常见的生理现象，是膈肌不由自主地收缩（痉挛），空气被迅速吸进肺内，两条声带之中的裂隙骤然收窄从而发出声响。呃逆的原因有很多，有中枢性的，也有外周性的。有些膈肌痉挛可能是一过性的，采用惊吓之类的方法也许奏效；但顽固性的呃逆多是由于一些严重的疾病，如脑肿瘤、癌症、多发性硬化等引起，从中医角度来说属于胃气衰败。学生时代我跟随王永炎院士门诊抄方，见到他用大黄刀豆汤治疗 1 例顽固性呃逆病人，所用的刀豆性温降逆，配伍大黄苦寒泻下。寒温并行，冲关温肾，病人一举而愈。从此，我将刀豆这味药记在心中。凡遇呃逆病人，便试用之，有时也配合针灸，治愈了不少人。

某年时进腊月，我突然接诊一位西医同行——首都医科大学的一位博士。她的父亲若干年前患呃逆，是我治好的。现在，老人身患胰头癌肝转移，全身黄疸，每日疼痛难忍，且呃逆连连，无一刻停歇，她自己工作的某大型医院已束手无策。老人执意要回河北老家过最后一个春节，但行前突然想起我，遂请女儿来找我想想办法。事已至此，博士表示不会难为我，只要稍尽心意，让老人减轻痛苦即可，最好能让老人再多活几天，撑过春节更好。由于病人没办法亲来看诊，博士便把父亲的舌苔用手机拍下来给我看。其舌鲜红，苔薄黄，前部剥脱，说明内热伤阴。于是我考虑补正气、清邪热兼止呃滋阴，以大黄刀豆合茵陈蒿汤加生姜汁 30 克令服。腊月二十九，放假前的最后一个门诊，博士居然高兴地来报，说父亲服药后病情大为好转，食欲增加，呃逆时发时止，癌痛竟然也有所减轻。我观察其舌，舌红变淡，黄苔已退，舌面上新生一层薄薄的白苔，是正气来复的征兆。看来安然度过春节已不成问题，遂以前方增减一二，令她带回老家。

《本草纲目》说："刀豆，《本草》失载，惟近时小书载其暖而补元阳也。又有人病后呃逆不止，声闻邻家，或令取刀豆子烧存性，白汤调服二钱，即止。此亦取其下气归元而逆自止也……温中下气，利肠胃，止呃逆，益肾补元。"而且《四川中药志》中说"胃热盛者慎服"。所以，王院士才常将其与大黄同用，是谓大黄刀豆汤，寒热同用，挽胃气于即败。《全国中草药汇编》则从现代研究的角度，认为其有抗肿瘤的作用，刀豆酸 A 对于用病毒或化学致癌剂处理后而产生的变形病毒的毒性大于对正常细胞的毒性（可凝集由各种致癌剂所引起的变形细胞）。经胰蛋白处理后，刀豆酸 A 还能使肿瘤细胞（变形后之小鼠成纤维细胞）重新恢复到正常细胞的生长状态；但经胰蛋白处理后，刀豆酸 A 对正常细胞也有凝集作用。可能这些都是令患者病情好转的原因，值得深研。

丁香

丁香在文学中的使用可能多过在医学中的使用，对于许多文艺青年来说，提起丁香，就会想起戴望舒的那首诗："一个丁香一样，结着愁怨的姑娘"。为什么丁香会让人想起愁怨呢？古代的诗人也说"寸心恰似丁香结"，丁香未开放的花苞像极了人心的形状，倘使花儿不开放，便正如人的愁绪。李商隐诗云："芭蕉不展丁香结，同向春风各自愁。"

但是，诗中所说的供人观赏的美丽的丁香花叫紫丁香，是木犀科丁香属的落叶灌木或乔木，多生长

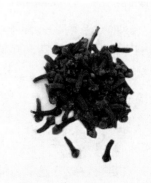

图 3-12　丁香

在庭院、花园，初春时绽放，带来满园花香。丁香四瓣，五瓣者极少。少男少女们常会痴迷地找寻五瓣丁香，以为那会带来幸运。而入药的丁香是公丁香，是桃金娘科蒲桃属常绿乔木。汉代，丁香从坦桑尼亚和印度尼西亚等地漂洋过海来到中国，成为著名的中药，同时也是著名的香料。不过，古时人们也常弄不清药用的丁香与观赏的丁香有什么区别。宋代诗人王十朋就感叹：

雨里含愁态，枝头缀玉英。为花更雅目，变乱药中名。（《丁香》）

中药丁香又被称为鸡舌香。一则因为其形状如鸡舌，二则因为其气味芳香，噙之可以治疗口臭，起到了口香糖的作用。《名医别录》《开宝本草》《雷公炮炙论》等许多著作中都记载了丁香，认为其性味辛温，归脾、胃、肺、肾经，有温中降逆、散寒止痛、温肾助阳的功效。

丁香可以治疗脾胃虚寒引起的腹痛、腹泻、呕吐等，比如丁香柿蒂散，丁香与柿蒂、党参等一同使用，治疗胃寒引起的呕逆；也可与藿香等同治妊娠恶阻；或者与附子、淫羊藿同用，治疗宫寒、阳痿。

吴师机的《理瀹骈文》中记载了许多外用药贴敷来治疗疾病的方法，著名的中成药"丁桂儿脐贴"便源于此。临床中对于不适宜服药亦不能针灸的病人，参考贴脐法，亦能取得良好的效果。一位46岁的女性，主诉为胃脘不适，发冷。因7年前生育二胎时过服下奶药，造成胃脘不舒，纳少，食后不消化，自觉胃脘冷痛，完谷不化。舌胖，左脉沉而右脉弦。因已服过无数名家所开汤药，均无效，甚或病情加重，病人拒绝再服用汤药。故此，唯以外治之法或可解救。我令其将丁香、肉桂、吴茱萸、麝香等研末，每晚睡前以一小撮填脐中，外以麝香壮骨膏封上，次日晨起揭下。3天后病人胃脘已觉温暖，大便可成形。另一例则是个12岁的男孩儿，其母代诉其纳少，面黄，形瘦，易腹痛腹泻，稍受凉或饮凉水则发作，大便稀溏，内有不消化食物。我嘱其母亲将丁香、吴茱萸、肉桂研末，填其脐中，外封以橡皮膏。1周后，患儿腹痛腹泻即止。数月后，患儿母亲电话告知，一直未再发作。

不过，我喜欢丁香，除了药效还有它的香味。现代药理学研究认为，丁香中的主要有效成分是丁香油酚，可抑制口腔内多种有害细菌，尤其对牙龈炎、龋齿引起的牙痛和口臭有很好的疗效。传说，武则天在位时有个著名的诗人宋之问想亲近武则天，但因有口臭的毛病，颇遭武则天嫌弃。因此，宋之问便天天口含丁香以除臭。沈括《梦溪笔谈》中也记载，汉代的郎官在皇帝面前奏请大小事情，口中要含鸡舌香（丁香），以矫正因胃热或牙疾引起的口臭，免得引起皇帝的不快。

现在有了各种各样的口香糖，用不着再像古人那样含着丁香讲话议事。不过，倘使人们患了牙疼、口臭，嚼口香糖不管用时，可以用丁香10克煎水含漱来治疗。从丁香这味药，人们可以清楚地知道什么叫作口角噙香。

夏日，用丁香、藿香、薄荷、白芷、艾叶、藏红花等装成香囊，悬在床头，既可避免蚊虫叮咬，又可在幽幽清香中安眠；冬日，用丁香、砂仁、白豆蔻煮上一锅浓浓的牛肉汤，在芳香四溢中，获得滋补。

酒

医的繁体为"醫"，下有"酉"字，意为盛酒的大缸，说明医与酒的缘分。《素问》中专有一篇《汤液醪醴论》，云："黄帝问曰：为五谷汤液及醪醴奈何？岐伯对曰：必以稻米，炊之稻薪。稻米者完，稻薪者坚。帝曰：何以然？岐伯曰：此得天地之和，高下之宜，故能至完，伐取得时，故能至坚也。"汤液和醪醴都是以五谷作为原料经过加工制作而成。古代用五谷熬煮成的清液作为五脏的滋养剂，即为汤液；用五谷熬煮，再经发酵酿造，作为五脏病的治疗剂，即为醪醴；醪醴再经过滤、提纯、勾兑等加工程序，才会变成我们日常饮用的酒。

中国人爱酒，有很深厚的酒文化。杜康是古代高粱酒的创始人，后世将杜康作为酒的代称。曹操《短歌行》说"何以解忧，唯有杜康"。唐代大诗人李白爱酒，杜甫说他"李白一斗诗百篇，长安市上酒家眠。天子呼来不上船，自称臣是酒中仙"。可见酒有刺激诗人灵感的作用。记得《西游记》里，唐僧总要表明"贫僧是胎里素，饮不得荤酒，素酒可饮一杯"。当时我就非常疑惑，酒不是粮食酿的就是水果酿的，还有肉制成的？其实，《西游记》中所说的荤酒是指精提纯过的高度酒，而以果子做的可能就是种浓缩了又放久了的果汁，是素酒，所以和尚也可喝得。在英国人彼特·梅尔《普罗旺斯的一年》中，作者以轻松的笔调记录了他移居法国以来的每一顿美餐，顿顿离不开葡萄酒，而如饕餮客们的法国人却很少患心血管疾病，也比较少见中风的病人。据说，这就与他们日常如饮料一样饮用葡萄酒有关。因为葡萄酒中的单宁等物质有清除心血管垃圾的作用。而对中国人来说，最传统，也是最温馨的，是江浙的老酒，也就是黄酒。纪录片《舌尖上的中国》里，就记载了老酒的制作过程，而美味佳肴也离不开老酒的杀菌去腥、提鲜增味作用。

医药中，酒可以作为提取剂，用来提取中药中的有效成分，如各种滋补药酒，治跌打损伤的外用药酒。或者，酒本身就是一味中药，俗称药引。

我曾治疗过一位将军，他年轻时受伤，夜宿山区农家湿地上，后遗下双膝关节疼痛，经常发作，夜间更甚。将军遍请名医，采用中药、针灸、放血等疗法均不能根治。后来我依据病情，给了病人开了温经通络、活血化瘀的中药口服，只是煎药方法特殊一些，以黄酒代水煎药。可能是黄酒煎药将药中更多的有效物质煎出了，复诊时将军跟我抱怨药太苦，难以下咽。不过，良药苦口，数剂药后，他多年的膝关节疼痛居然就此痊愈了。

久闻国酒茅台之名，价格昂贵，于百姓而言可望而不可及。据说当年红军路过茅台镇时，因伤兵众多，缺医少药，便用茅台酒泡洗伤口。现在看来是暴殄天物，但当时茅台酒虽好，却远不似今的天价。且从医学的观念上看，以高度数的白酒清洗伤口真的能起到消炎杀菌的作用。茅台酒还有很好的破血行血作用，对于肝血郁滞，血行不畅的月经不调病人，试用之，果然神效。

酒虽好，但是不能贪杯！

神曲

曲，在《说文解字》中释为"酒母"。麦子或白米蒸过，使它发酵后再晒干，称为"曲"，可用来酿酒。而神曲则是一味中药，由面粉、麸皮、青蒿、苍耳等经过发酵制成，有助消化等功用。神曲之所以为"神"，并不是只是药效突出如神。陈修园解释说，是因为制作神曲要择六神聚会之日而行，还要按照步骤配制。"六月六日，是六神聚会之日……以配青龙、白虎、朱雀、玄武、勾陈、腾蛇六神……药有六种，以配六神聚会之日，暑发黄衣作曲，故名六神曲"（《神农本草经读》）。

制作神曲的方法根据地域的不同而略有差别。一种方法是用鲜青蒿、鲜苍耳、鲜辣蓼各 6 公斤，切碎；赤小豆碾末，杏仁去皮，研，各 3 公斤，混合拌匀，入麦麸 50 公斤，白面 30 公斤，加水适量，揉成团块，压平后用稻草或麻袋覆盖，使之发酵，至外表长出黄色菌丝时取出，切成约 3 厘米见方的小块，晒干即成。其他的方法与之大同小异，只是因为温度湿度的差别，而需要置于不同的地方罢了。

《本草备要》中认为神曲可以"宣，行气，化痰，消食。辛散气，甘调中，温开胃。化水谷，消积滞"。书中还记载了来自《医余》的一则医案。某人吃粽子过多，造成积食。医生用神曲末少加木香，以盐汤送下。没想到服后病人口里好几天都有酒香，效果是"积遂散"。口中闻酒香，难道是神曲入胃，将糯米酿化成了酒？现代研究表明，神曲中含有大量杂菌，酵母菌为主要有益菌，可使肠道菌群恢复正常，并使脾虚小鼠的肠壁肌层厚度增加，杯状细胞数量增多，可促使肠黏膜微绒毛排列紊乱和线粒体肿胀的恢复。

神曲可生用，也可炒黄或炒焦，称为炒神曲或焦神曲，与麦芽、山楂同用是炒三仙或焦三仙。其功效与麦芽也有相似处，"生用能发其生气，熟用能敛其暴气"（《本草备要》）。《景岳全书》说它"善助中焦土脏，健脾暖胃，

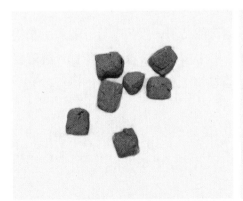

图 3-13 神曲

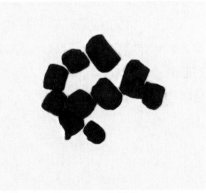

图 3-14 焦神曲

消食理气，化滞调中，逐痰积，破癥瘕，运化水谷，除霍乱胀满呕吐"。尤为神奇的是，与麦芽一样，"若妇人产后欲回乳者，炒研末二钱，日二即止，甚验"。而且，下胎、急性腰痛，以神曲淬酒，也能取效。那么，活血作用究竟是来自神曲本身，还是来自酒呢？

神曲中有一类称为建神曲，主产于福建泉州一带，其发酵方法与神曲近似，但制作工艺与药物组成却殊为不同。因此，疗效与主治也各有侧重。建曲是先将枳壳、枳实、香附、白芍、莪术、首乌、白扁豆、延胡索、槟榔、良姜、青皮、川椒、大黄等43味药研为细末，加入碾碎的赤小豆、小麦、麦皮、面粉，再用青蒿、赤柱草、苍耳草煎汤，与上药和匀后充分发酵，待外表长出黄色菌丝后晒干烘烤，储藏4个月后再晒，刷去霉毛即可入药。其性温，味苦，除健脾消食、理气化湿外，还长于解表。但陈念祖在《神农本草经读》中却提出不同看法："今人……任意加至数十味，无非克破之药，大伤元气……近日通行福建神曲，其方于六神本方中，去赤小豆，恶其易蛀，加五苓散料、平胃散料及麦芽、谷芽、使君子、榧子、大黄、黄芩、大腹皮、砂仁、白豆蔻、丁香、木香、藿香、香附、良姜、芍药、防风、秦艽、羌活、独活、川芎、苏叶、荆芥、防己、党参、茯苓、莱菔子、薏米、木通、茶叶、干姜、干葛、枳壳、山楂、槟榔、青皮、木瓜、薄荷、蝉蜕、桃仁、红花、三棱、莪术、郁金、菖蒲、柴胡、菊花等为末……此方杂乱无序，误人匪浅"。探讨其原因，他认为"表散之品，因罨发而失其辛香之气；攻坚之品，以罨发而失其雄人之权；补养之药，气味中和，以罨发而变为臭腐秽浊之物，伤脾害胃"。罨，音按，覆盖之意，指在发酵过程中用稻草、棉被压覆等操作。

不过，陈先生也承认，建曲之中也有精品。一位名叫范志的人所制的曲，因制作精良，疗效得以保障，此在书中被着力推荐，以免世人被假冒产品所骗。查资料可知，今人居然以范志曲作为建曲的别称。可见，这个老字号果然名不虚传啊！

麦芽

　　将大麦的成熟麦粒（果实）用水浸泡后，保持适宜温度和湿度，待幼芽长至约 5 毫米时，晒干或低温干燥，就是麦芽，古称麦蘖（音聂）。干的种子里几乎不含有维生素 C，但是发芽后，其中的维生素 C 含量会飙升，而且矿物质更容易吸收利用。这是因为种子发芽的过程中破坏了很多植物酸，使其与矿物质的拮抗反应大大降低，从而提高了矿物质的生物利用价值。而且，种子在发芽时，由于多种酶类的催化作用，使得其中大分子的蛋白质、多糖发生适度的分解，转化为多种氨基酸和单糖等可溶性强的物质，这些营养物质则更容易被人体吸收。营养学界已有研究表明，发芽大麦原有的蛋白质、脂肪、淀粉、氨基酸、还原糖、β- 葡聚糖、总膳食纤维、维生素 B_1 和 B_2 等营养成分均发生了变化，与未发芽大麦相比，麦芽中有一部分降解，蛋白质、淀粉和脂肪含量均下降，但含氮物质和维生素含量大幅提高，其中还原糖含量上升，总氨基酸、7 种必需氨基酸，以及可溶性膳食纤维含量均有所增加，此外，维生素 B_2 的含量较未发芽前增加了17.8 倍。

　　这些都是从营养学角度来说的，从中医角度来看，麦芽具有健脾和胃、疏肝行气之功效，临床多用于脾虚食少、乳汁郁积、乳房胀痛、妇女断乳、肝郁胁痛、肝胃气痛等症。

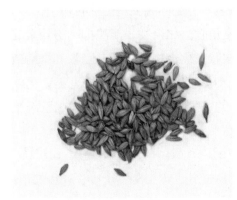

图 3–15　麦芽

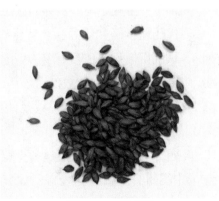

图 3–16　焦麦芽

　　麦芽直接使用，为生麦芽；用热砂炒至微黄或炒焦者，则分别称为炒麦芽和焦麦芽。一般来说，生麦芽健脾和胃，疏肝行气，用于脾虚食少、乳汁郁积；炒麦芽行气消食回乳，用于食积不消、妇女断乳；焦麦芽消食化滞，用于食积不消、脘腹胀痛。许多水吧或者韩国料理店里的大麦茶其实就是焦麦芽茶，常喝可以温胃化食，消胀止痛。麦芽助消化的功能是可以肯定的，民国时期名医张锡纯认为，麦芽中含有稀盐酸，所以才能入脾胃，消化一切饮食积聚，"为补助脾胃药之辅佐品"。临床上若与参、术等补益药同用，"能运化其补益之力，不至作胀满"。其实，麦芽是甜味的，只是炒焦之后有些苦味。在临床上，许多处方中将炒麦芽与炒山楂、炒神曲同用，称为炒三仙；如果用炒焦的，则称为焦三仙。可以共同起到健胃消食的作用。

　　麦芽还有疏肝理气的作用。张锡纯认为："其性善消化，兼能通利二便，虽为脾胃之药，而实善舒肝气（舒肝宜生用，炒用之则无效）"。如镇肝熄风汤中使用生麦芽就是取其条达肝气之意。《医学衷中参西录》中记载张氏曾治一妇人，年30余，素体气虚。有一天，病人忽觉得有气结在上脘（胸下脐上），不能上达亦不下降。于是，张氏就单用生麦芽一两，煎汤予其饮之，病人顿觉气息通顺。这是生麦芽疏理气机的功效。

　　许多药书都载，麦芽可回乳消胀。但我在学医之初，明明跟着老师使用过生麦芽下奶的。因为老师说生者，生发也，有催发的作用。那么，到底麦芽是下奶的还是回奶的呢？我后来主持中国中医药管理局的一个有关产后缺乳的课题，仔细钻研一番后，才把问题弄得比较清楚。

　　问题一：生麦芽与炒麦芽的应用在乳汁分泌问题上是否不同？

　　现代药理学研究认为生麦芽含有麦角胺类化合物，能够抑制泌乳素的分泌，从而可以用于回乳；经炒后麦角胺类化合物被破坏，回乳的作用减弱。张锡纯认为："入丸散剂可炒用，入汤剂皆宜生用"。因此，无论生或炒，都可以作用于泌乳素，只是使用的剂型不同而已。其关键在于剂量多少。

　　问题二：量的大小界限是多少呢？

　　《中国药典》载："生麦芽：健脾和胃通乳，用于脾虚食少，乳汁郁积；炒麦芽：行气清食回乳，用于食积不清，妇女断乳；焦麦芽：消食化滞，用于食积不调，脘腹胀痛。用量：9~15 克；回乳炒用，60 克。"《中药学》中记载："单用生麦芽或炒麦芽 120 克（或生、炒各 60 克）用于断乳、乳房胀痛"。可见，如果是产后气血郁滞下奶不畅者，少量麦芽有助脾胃消化、化生气血，兼能疏理肝气的作用，是可以帮助下奶的；但大量的麦芽则可以帮助回奶。看来，15 克及以下为少量，60 克以上则为大量，依据的是张锡纯的经验与解释。"至妇人之乳汁为血所化，因其善于消化，微兼破血之性，故又善回乳（无子吃乳欲回乳者，用大麦芽二两炒为末，每服五钱白汤下）"，因此有文献总结说麦芽"小剂量消食化滞，疏肝解郁而催乳（用复方）；大剂量消散之力强，耗散气血而回乳（用单方）"。

在临床上有许多因为泌乳素过高而服用麦芽汤的效例。有病人在网上挂贴说："真是神效，我的泌乳素正常了，使用的是大剂量麦芽水加中药加维生素 B_6！"这种方法是可信的，但对于垂体原因而造成的泌乳素异常无效。

还有一点需要注意的，有中药书里写可以用麦芽落胎。起初我还以为是古人危言耸听呢。不料张锡纯居然也同意这一观点，说"夫肝主疏泄，为肾行气，为其力能舒肝，善助肝木疏泄以行肾气，故又善于催生"。而现代的动物实验表明，本品所含的大麦碱其药理作用类似麻黄碱。每公斤体重 1.0 毫克剂量能增强豚鼠子宫的紧张和运动，且作用效果随剂量的增加而增加。看来，对于妈妈们能用的药，准妈妈们可真的要小心！

蒜

生活里，蒜可谓是令人又爱又恨。爱者，每餐都离不了，可直接生食，可拍成蒜泥拌食各种凉菜，可切片炒菜，或者整颗蒜头放入炖菜；恨者，闻其味便避之不及。

我找到了两个比拟物类比大蒜的外形。一个是美丽的水仙花，虽然它的根茎看起来像是大蒜头，但经过细心地雕刻与培养，便能开出令人赏心悦目的花朵，给人带来阵阵幽香；另一个是薤白，也是中药，不过，在南方它被当成和大蒜一样的食物。据说，在卫健委新公布的药食同源的名单中，也有它的一席之地。薤白的作用可不简单，它是治疗心脏病的良药。在张仲景的《伤寒杂病论》中便有瓜蒌薤白半夏汤、瓜蒌薤白白酒汤等名方，以治疗各种胸痹之证。

不过，很少有医生将大蒜入煎剂使用。周平安教授曾经分享了他的使用大蒜的经验。他是典型的北方人，喜欢吃蒜泥拌菜。科学家告诉我们，大蒜中所含的大蒜素有很好的抗癌杀菌作用，但是，大蒜素容易挥发或受热分解，需要把大蒜拍碎或捣碎，才能使有益的元素为人体吸收利用。这样一想，我们祖先传下来的捣蒜泥蘸肉、菜，或者拍蒜拌菜的食用方法，实在是高明得紧。

对于大蒜的食用方法，很多医生建议生吃。如果外出旅游对当地饮食卫生不太放心的话，可以多生吃几瓣大蒜，来防止腹泻。有种紫皮的独头蒜，杀菌的效果特别好，对于夏日肠道细菌感染引起的腹痛腹泻，一吃就灵，前提是你不怕辣，也不怕嘴里有异味。我在查阅古籍的时候居然发现生吃大蒜还有个专门的名称，叫内灸。我们知道灸法大多是以艾的燃烧来完成的，艾炷燃烧，使身体某个部位发热，达到治疗的目的。但是，内灸的方法恐怕就是指人生吃了大蒜之后胃里发热，就像被艾灸过了一样。内灸可以治病强身，达到保健目的。

更常见的使用大蒜的方法是外用，比如，将捣好的蒜泥外敷足心涌泉穴，有着很好的引火下行的作用，对于相火内动引起的鼻衄、吐血、口舌生疮等有效。有种疗法叫隔蒜灸，即将大蒜切片，以针刺出若干小孔，置于穴位上，将大小合适的艾炷放于其上点燃。这种方法在缺乏抗生素的年代，可以有效地治疗一些细菌性感染。比如，隔蒜灸肺俞、膏肓俞可以治疗肺结核，即古人所谓的杀痨虫。

现在，虽然抗生素在不断地更新换代，生物技术日新月异，但细菌、病毒也在不断地变异、变化，出现许多超级细菌、超级病毒。面对抗生素滥用、超级细菌的挑战，是时候祭出法宝，把大蒜这样的无毒、无副作用，而疗效又靠谱的天然食药两用的宝贝请出来，让它为人类造福。

不过，如果有人真的怕辣或不喜欢蒜的味道，可以试试糖蒜。味道一点也不辣，而且酸甜可口，脆爽解腻，是我的最爱。每年新蒜下来，母亲知道我喜好这一口，便买上许多，将糖、醋按一定比例制成汁液，同剥去最外层皮的带皮新蒜一起泡在坛中，放置一月左右即可食用。泡一罐子糖蒜，往往可以吃上半年呢。老北京人则喜欢泡腊八蒜，到了腊八那天，基本上家家泡制腊八蒜。方法是将蒜皮剥光，将蒜瓣洗净控干水分放入透明器皿中，再倒入米醋，讲究的还要放入冰糖，然后密封。最好置于阳台上，能让阳光照射上更好。这样，过几天蒜便变得翠绿，吃起来口感也好。如果还担心口气不佳，可以试试在吃完糖蒜或腊八蒜后干嚼些绿茶，基本上口气便可恢复清新了。

花椒

辣椒来中国之前，在古文献中椒就是只指花椒。前段时间热映的《甄嬛传》里，女主人公被赐椒房之宠。所谓椒房，是指西汉未央宫皇后所居之殿，亦称椒室。《汉书·车千秋传》颜师古注："椒房殿名，皇后所居也，以椒和泥涂壁，取其温而芳也。"花椒温暖且多子，利于生育，以此喻之，是多子多福的祝愿。

在明代辣椒传来中国之前，中国人的饮食以麻为主。川菜作为中国四大菜系之一，在全国到处开花。许多人都酷爱食辣，但是湖南湖北的辣、陕西甘肃的辣，好像都和四川的辣不一样，川菜讲究的是麻辣。麻的来源就是花椒——芸香科植物青椒的干燥成熟果皮。2012 年，单位组织去九寨沟旅游，途经茂县，我见到了树上长着的新鲜的花椒，也买了鲜红的大红袍椒和远远就散发着香味的青麻椒——据说，这种椒只在茂县有。

花椒不光可以做菜，还能药用，连做菜弃而不用的种子——椒目，都能入药。我曾治疗一位 90 多岁的心衰老人，下肢水肿得厉害，但吃汤药较困难。于是，我让其家人找来花椒的椒目与老人所吃的软饭汤类同煮，一两周后，老人精神渐旺，

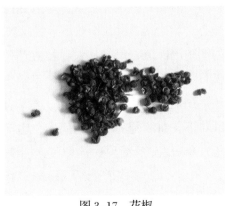

图 3-17 花椒

水肿渐消。

《神农本草经》认为花椒味辛，性温，归脾、胃、肾经，"治邪气咳逆，温中，逐骨节皮肤死肌，寒湿痹痛，下气"，可温中止痛，杀虫止痒，治疗脘腹冷痛、呕吐泄泻、虫积腹痛，外用可治疗湿疹、阴痒之症。

有位师兄长我 20 余岁，早期曾长年在欧洲工作，饮食不周，因而脾胃受损。回国之后，饮食稍有不慎则腹泻腹痛。一日科室聚餐，可能吃了生冷油腻的东西，回到家里他便觉得胃肠不适，腹痛如绞，泄泻不止。第二天，他得意地同我聊起此事："你猜，我昨天怎么解决这个问题的？"我当然懂得他的意思，赶紧凑趣鼓励他讲。原来，他在家里找了一圈没有合适的药物，便自己找到一包五香粉，冲来喝了。立时，原本不安的五脏立刻安静下来，肠鸣消失，肚子也不痛了。五香粉的配料主要有花椒、肉桂、八角、丁香、小茴香籽等，个别的配方里还有干姜、豆蔻、甘草、胡椒、陈皮等，都是些辛香的药物，原本是用于炖制肉类菜肴，但包括花椒在内的诸药均有温中止痛的功效，正合适治疗这种脘腹冷痛之症。师兄是"文革"前北京中医药大学六年制中医专业毕业的学生，中药功力深厚，信手拈来，将平凡调料作为治病良方，成就一段杏林佳话。

在李时珍眼里，花椒是个非常好的药食同源的药物。比如《本草纲目》指出："椒，纯阳之物，其味辛而麻，其气温以热。入肺散寒，治咳嗽；入脾除湿，治风寒湿痹，水肿泻痢；入右肾补火，治阳衰溲数，足弱，久痢诸证"。也就是说，花椒既可入肺，又可入脾，兼能入肾，上、中、下三焦的疾病均可治疗。

小时候我在家乡上学，冬天寒冷，家里与学校都没有暖气，生煤炉又担心一氧化碳中毒，一双小手经常被冻得又红又肿，一旦遇热则痛痒难耐。为了防治冻疮，母亲从农村找来茄子秧，放入花椒一起煮水，给我泡手泡脚。不过，由于每天得骑车上下学，下了课还得帮家里做家务，那些冻疮还是时时发作，直到来北京上学、生活后才完全不发了。自己做医生后，针对下肢血液循环不好的病人，也常以花椒为主，配合其他药物制成泡脚药方令病人进行足浴，治愈了包括糖尿病足、湿疹、足癣在内的许多疾病。

但是，需要提醒的是，椒毕竟是辛温之品，多吃有上火之虞。中国中医科学院毗邻北京著名的"饮食一条街"——簋街，每到华灯初上，街上便飘散着水煮鱼、麻辣小龙虾的诱人香味。成群的食客从世界各地逐香而来，甚至为一个位子等上几小时都在所不惜。不过，在我看来，那些麻辣为主的菜肴固然好吃，但是在北京这种气候干燥的地方实在不宜多食。

韭

夜雨剪春韭，新炊间黄粱。

杜甫的诗中用剪而不用割，显得更有诗意。其实，现实中的韭菜，可实在透着俗气。

首先就是气味不太好闻，地铁内禁止吃东西的规定出台之前，令人最受不了的就是韭菜馅儿的包子。韭属于佛教禁令的五辛之一，佛家不让人吃这些东西，因为它有壮阳散寒的作用，食用了它会让人想入非非，难于入静。

韭菜是先民驯化并种植的最早的植物之一，早在《诗经》中，就有"四之日其蚤，献羔祭韭"之语。韭之所以与"久"同音，便是与韭菜的生长特点有关。韭菜割了又长，长了可以再割，一年可以收获好几次。不过，春日里的韭菜最为鲜嫩，是包包子与饺子的最佳选择。过去人们生活条件差，每逢年节才能吃一顿肉饺子，因此连带着韭菜也被认为是金贵的。当然在《诗经》的时代，人们食用韭菜的方法肯定不是包饺子。

不过，自从网络上传韭菜在种植时需要使用极毒的农药之后，我便不肯再吃韭菜。但在医学上，韭还是挺重要的。尤其是韭菜籽，可以温补肝肾、暖腰膝、壮阳固精，临床上可用于治疗阳痿梦遗、小便频数、遗尿、腰膝酸软冷痛、泄泻，同时对于妇女的带下病、性冷淡等也有疗效。

我曾治疗过一例壮年男子，患室上性心动过速，虽然在阜外医院进行过射频消融术的治疗，但仍然存在中医认为的心阳虚的症状。首先是畏寒，尽管他看起来人高马大的，但手摸上去却是冰凉的，夏天都不敢穿单衣；然后是面色苍白，许多人脸白，真的是因为阳气不足；第三是易汗出，动则汗出如珠，中医说汗为心之液，心阳不足，不能摄阴，汗便涔涔而出；最后，病人还有心理问题，总是心虚胆怯，闻声则惊。根据病人的这一系列问题，我给予了温补心阳的炙甘草汤，但考虑到心与肾的关系，便想加入一味可以温肾阳的药。反复斟酌之后，选择了韭菜籽。本来考虑的是这是个药食同源的药物，不会产生副作用，但其后的疗效令病人惊喜。因为中国人比较含蓄，病人尚在壮年，因病已经有性功能减退的问题，阳痿遗精。但当着医生与众人的面，却不便说出。服药后，除了心脏的问题有所解决，病人的性功能也得到比较明显的改善。当他得知在诸药中最有可能起到他所期望作用的药物居然是平时吃饺子时的韭菜的籽时，惊异地瞪大了眼珠说："嗨！早知如此，我多吃些韭菜不就好了！"

其实，鲜吃韭菜虽然有一定的壮阳作用，但壮阳作用并不如韭菜籽。我曾看到过一个偏方，将鲜韭菜绞榨成汁让老年人饮用，说可以治疗肿瘤什么的。这个我没试过，但我试过的是让老人吞服鲜韭菜压成的菜泥，治疗老年性的便秘一般而言，老年的便秘多是阳虚，大肠推动运化无力造成的，西医称为慢传输型的便秘。而鲜韭菜含有大量的纤维素，又有一定的温阳益气作用，因此，对老年阳虚型的便秘起作用。

其实，这也是古书上的一则偏方给我的灵感。原书上说，如果不慎吞金（就像《红楼梦》里的尤二姐那样），让病人吞服大量的鲜韭菜，可使金子被韭菜缠裹着排出来。但《红楼梦》中的尤二姐为什么还是死了呢？那是因为压根凤姐就想她死。她吞金之后，凤姐作为封建家庭中的掌权人，根本不去，可能也不让别人去救治她。所以，一代风流美人才会香消玉殒。

黑芝麻

早年间有则著名的广告，一个戴瓜皮帽挑担子的老人在吆喝"黑芝麻糊喂……"。声音在深巷中回响，把南方的吃食推广到全国各地。好友是京城名医孔伯华的再传弟子，儿时便生活在南方，说广告里再现的就是她幼年的生活场景。她已年过六旬，但一头秀发依然黑亮，她认为就是儿时常吃黑芝麻糊的缘故。现时大家都注重保健，在饮食上总结出黑五类，排在首位的就是黑芝麻。

从中医的角度来讲，黑色五行属水，在脏与肾相关。所以，黑色的食物多认为是入肾的，有补肾益精的作用。据《神农本草经》记载，芝麻"补五脏，益气力，长肌肉，填脑髓，久服轻身不老"。而黑色的芝麻被认为功效更胜一筹，对肾虚、早衰、须发斑白等效果会更好。原因是芝麻性润而汁乌，乌能入肾，通任督二脉；黑芝麻又能上润于心，使心火不上炎，所以可以乌发。《本草新编》的作者陈士铎就有亲身的体会，他年轻时因为房劳过度，刚年到四十就须发皆白，后来因为吃了黑芝麻后发髭才重新变黑。通常的食疗用方是黑芝麻与同样有乌发效果的首乌等同用，可治疗须发早白、头发脱落。但是，首乌与黑芝麻不同，黑芝麻是食物，而前者则属于药物，不能长期使用，以免产生其他副作用。

营养学家们认为，黑芝麻中的维生素 E 非常丰富，可延缓衰老，所以才会使早白的须发恢复青春。除了乌发的作用，黑芝麻还有润五脏、强筋骨、益气力等作用。可强壮身体，益寿延年，滋补肝肾，润养脾肺，治疗肺阴虚的干咳、皮肤干燥及胃肠阴虚所致的便秘，产后阴血不足所致的乳少。

近年来膏方流行，许多药店里都用阿胶与黑芝麻、黄酒等制成膏滋剂，秋冬之季服用，对许多血虚气弱，心神不安的病人有比较好的滋补作用。黑芝麻的另一个常用的药膳是九制芝麻丸，最早载于《抱朴子》，称其功效为"百日能除痼疾，一年皮肤光泽，两年白发返黑，三年齿落更生，四年水火不能害，五年行及奔马，久服长生。四十岁以上的人，久服明目洞视，肠柔如筋"。九蒸九晒是一种古传的制药方法，采用蒸晒等方法纠偏药材药性或增加药物成分，具体做法有两种。一种是孙思邈九蒸九晒黑芝麻丸方：黑芝麻适量，九蒸九晒，研末；大枣去核，捣成泥状。黑芝麻倍大枣泥量，调成膏，或做成丸。每日早晚服食 1 丸，功能补脾益肾，乌发养颜，用于少年白发及老年白发。另一种是苏东坡九蒸胡麻方：取黑芝麻 1000 克，茯苓 200 克，蜂

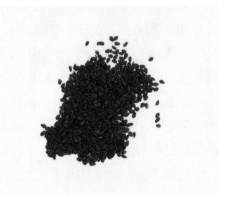

图 3-18　黑芝麻

蜜1000克。制法：将芝麻1日内蒸3次晒3次，重复3天即可完成，即九蒸九晒；茯苓洗净去皮晒干，共研细末，以蜂蜜成丸。本方为宋代大文豪苏东坡延缓衰老的饮食方，有补益肝肾、滋润五脏、渗湿利水、宁心安神、防脱发、生发之功能。

醋

醋，是以米、麦、高粱或酒、酒糟等酿成的调味品，是中国人的开门七件事（柴米油盐酱醋茶）之一。因为醋中含有乙酸，所以无论是山西陈醋还是镇江香醋，又或者是米醋、白醋，都是酸味为主。酿造在古代的中国可是件严肃的事情，由专门的官员负责管理。这种官的名称叫"醯人"，在公元前1058年周公所著的《周礼》中，记载着醯人掌五齐。所谓五齐，就是古代酿造过程中的5个阶段。由于工艺和制作的不同，酿造出来的醋可能是酸的，也可能是苦的，也有可能带着酒味。传说酒是杜康特意酿造出来的，而醋却是他一不小心造出来的副产品。

在张仲景生活的那个时代，醋被称为苦酒。因此，《伤寒论》《金匮要略》的许多方中都用到了醋，如《金匮要略》中有黄芪芍药苦酒汤，治"黄汗之为病，身体肿，发热，汗出而渴，状如风水，汗沾衣，色正黄如檗汁，脉自沉……以汗出入水中浴，水从汗孔入得之"。该方便是以"苦酒一升，水七升，相和"，煮取黄芪、芍药、桂枝来治疗表虚津伤所引发的黄汗、多汗、皮肿、水肿等病症。《汉方新解》中载本方对腋臭也有效。经方大师胡希恕曾以该方治疗过一位长期低热的女性病人，西医未查出任何明显异常，久服中药也无效。胡老发现了病人汗出黄黏，成为用方的要点。正因为辨证正确，用药得法，病人服药6剂诸症皆消。《伤寒论》中的半夏苦酒汤就是把半夏和醋煮在一起，具体做法是将鸡蛋1个敲破一端，去蛋黄，留蛋清；醋适量，倾入蛋壳内，并放入半夏6克，置火上烤沸3~5分钟；除去半夏，趁热下蛋清，搅匀，少少含咽。某次讲课时我与一位山西籍的老者交流，他说他曾以此方治疗过许多音哑咽痛的病人，用的就是他们山西的老陈醋配上半夏。大家都知道，醋是山西人的"命根子"，每顿饭都离不了。原因是山西地处黄土高原，气候干燥，温差较大，水土碱性大，而醋的酸性正好能中和碱性，维持人体内的酸碱平衡，帮助消化，有利于身体健康。《伤寒论》里还有个乌梅丸方，是治疗胆道蛔虫病的，其原理是酸可伏之，就是说酸味的乌梅可使蛔虫安静，不在肚子里面闹腾。根据这个理论，我曾试过在患有蛲虫病的患儿肛门周围涂些醋，果然，孩子不再总抠屁股，嚷嚷屁屁痒了。醋的另一方面作用是酸以入肝，因此，在中药的炮制上有个重要的步骤——醋制。醋制可以改变药物的理化性质，降低其毒性或副作用，并可矫味矫臭，增强药物的疗效，确保临床用药安全有效。原料以陈年米醋为佳。醋味酸苦微温，入肝经，具有收敛、解毒、行水、散瘀、止痛等作用，故醋制法多用于疏肝解郁、散瘀止痛、攻下逐水的药物。我们所了解的醋制的药物包括柴胡、川楝子、延胡索等，就是经过醋炒之后，可以引药入肝经，来达到疏肝理气、散瘀止痛的效果；对于甘遂、大戟、芫花、商陆等苦寒有毒的药物，经过醋制可降低其毒性和缓解其药性，降低药物对消化道的强烈刺激，减轻恶心、呕吐等反应；还有对一些坚硬的药物，像自然铜、磁石、代赭石之类的，"火煅醋淬能为末"，经过醋制之后，能改变理化性质，使外表脆裂，质地变酥脆，易于调剂和煎出有效成分，增强散瘀止痛的作用。

说起醋淬，可能年纪大些的读者都还有印象。过去没有煤气、电气的时候，家家都生炉火，冬天流感多发，民间就流行这样的做法：屋子密闭，家里人都聚在一起，在炉子上把铁烧红，然后浇上醋，米醋、陈醋都行。醋一遇上烧得红热的铁箅子或铁筷子什么的，会立刻发出"呲"的一声，然后冒出一股蒸汽，大家都尽力去吸这米醋或陈醋的香气。因为醋蒸气能杀菌，可以预防流感。《随息居饮食谱》上还载有一个方子："治产后血晕：用铁器烧红，更迭淬醋中，就病人之鼻以熏之"。利用醋的蒸气刺激，使人清醒。

不过，醋毕竟是调味品，不宜多食，尤其是胃酸过多或胃有溃疡或糜烂者，多食会加重病情。古人也提出"多食酢，损人骨""损人胃""损人肌脏"的观点。

山药

作为四大怀药之一的山药原名薯蓣,在《神农本草经》和《金匮要略》中也是这个名字。根据《本草衍义》所载,因唐代宗名"预",避讳改为"薯药",又因宋英宗名"署",避讳改为"山药"。就是因为要避唐代宗与宋英宗的讳,生生把个挺复杂、显得颇有内涵的药名简单化成了山药。不过,这跟许多地区所称的山药蛋儿可不一样。所谓的山药蛋儿指的是土豆。

《神农本草经》中载有薯蓣:"一名山芋,味甘温,生山谷。治伤中,补虚羸,除寒热邪气,补中益气力,长肌肉。久服耳目聪明,轻身不饥,延年"。看起来,自古山药好像就是上好的食物。《本草崇原》因为山药原生于中原地区的山谷之中,认为其性属土,可入于手足太阴经,有健脾的功效。哈!的确,山药原生于中岳嵩山山谷,且以中原腹地的怀庆府所产为最佳。因此,山药才能"治伤中者,益中土也,补虚羸者,益肌肉也。除寒热邪气者,中土调和,肌肉充足,则寒热邪气自除矣,夫治伤中,则可以补中而益气力。补虚羸,则可以长肌肉而强阴。阴强,则耳目聪明。气力益,则身体轻健,土气有余,则不饥而延年"。

《金匮要略》中,虚劳诸不足,风气为病的各种病症,用薯蓣丸来治疗。薯蓣丸可谓少有的仲景方中的大方,组成药味达22味,既有补气血的山药、人参、地黄、茯苓、白术、阿胶、麦冬、芍药、大枣,又有行血气的川芎、当归、柴胡、桔梗,加上助消化的曲及大豆黄卷,其中有桂枝汤、四物汤、四君子汤等诸方之义,配合白蔹、防风以去风气。查找现代文献,该方可治疗的疾病涉及内科诸症,如消化道溃疡、慢性荨麻疹、长期低热、慢性肾炎等。2020年初新冠肺炎疫情蔓延全国,我在网上诊治了若干外地病患,其中江

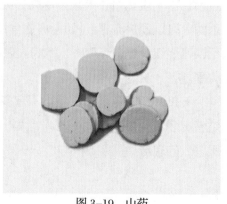

图3-19　山药

苏某地一家人最为典型。丈夫 2020 年 1 月 24 日从武汉回老家，一家人居家隔离。不料 2 月 8 日，妻子首先出现干咳、胸闷。到当地医院一检查，才发现肺部已经出现感染。家中丈夫与儿子也做了 CT 检查，果然，虽然没有任何明显不适感，但两人的双肺均出现了不同程度的感染。由于核酸检测均为阴性，当地医院便令其回家调养。当时的诊断标准是唯核酸检测的。三人在网上问诊。我以麻杏石甘汤、桂枝汤等合方予以治疗之后，三人症状均有非常明显的好转。看来这家人运气颇好。2 月 16 日复诊，原来病情最重的妻子舌苔已基本正常，但出现汗多，动则喘，月经量少等虚症，舌也有些瘀阻之象，于是改薯蓣丸为汤剂，避免使用滋腻的蜂蜜。看资料中说使用薯蓣丸时病人易上火或生湿。其实，仲景在制方时已考虑到这点了，因此使用了曲、大豆黄卷等防止滋腻，用清热解毒的白蔹来防止上火。所以，如果真的考虑是虚劳之证，则要使用全方，不必瞻前顾后。

民国大医张锡纯喜用山药汁和面，他说山药"宜用生者煮汁饮之，不可炒用，以其含蛋白质甚多，炒之则其蛋白质焦枯，服之无效。若作丸散，可轧细蒸熟用之（医方篇一味薯蓣饮后，附有用山药治愈之验案数则可参观）"。看来不仅有理论，更有实践。张氏使用山药治疗过慢性咳喘及腹泻等多种疑难杂症，而且还现身说法明示山药可以止泻的原因。他认为山药汁黏稠，可留连肠胃。他年轻时"岁试津门，偶患泄泻"，吃什么东西都不舒服，一吃下去便出现肠鸣腹泻。于是自己给自己开方，用了赤石脂汤，没效果。改方用白粳米做粥，反而觉得"脾胃舒和，腹中亦不作响，泄泻遂愈"。因此，他认为"山药性本收涩，故煮粥食之，其效更捷也"。而且，中医认为大便溏泻是因为小肠功能紊乱，清浊不分，因而表现有小便不利。张氏说，因为山药能"滋补肾经，使肾阴足，而小便自利，大便自无溏泻之患"。

因为我的家乡就在古怀庆府附近，加上考虑山药有补脾肾之功能，对身患糖尿病的父亲有用，家中餐食没断过山药。山东菏泽亲戚送过来的山药根茎粗壮，如同健壮高大的山东人一般。他们说山药是从焦作引的种，在山东种植的，一尝之下，山药皮薄色白易剥，口感清甜疏松，的确比在普通菜市买来的好吃。可是，真正的铁棍山药是极细的，跟我的大拇指粗细差不多，黑黑的、直直的、硬硬的，要特别使劲才能掰断，看上去真的其貌不扬，说铁棍真是恰当！表皮长满麻点，疙疙瘩瘩的，极难剥除干净。但稍蒸即熟，那种特别黏糯香甜的口感，还有淡淡的麻味儿，令人难忘。据说，只有焦作温县的一小块地里才能生长最正宗的铁棍山药。其他的，可能都是仿冒产品。

有一次，我跟几位科学大咖谈起中药与普通植物的区别。农学大咖问：按照种植蔬菜的方法来种植中药，种出来的究竟是菜还是药？药性能有保证吗？中药学院士答：所谓中药，是在自然环境中克服自然环境的恶劣与贫瘠，努力吸收周围的养分，生长足够的年份而成的。我理解为，如人参，芦头越多、越密，品质就越好；山药，越细，疙疙瘩瘩越多，品质也越好。其实，生存环境恶劣才造成优质中药会拼命吸取周围的养分，努力成长。而如果以农业种植的方法，好水好肥，必然种不出这样的优良品质。

以此喻人生，一帆风顺固然人人艳羡，但只有历尽坎坷仍能自强不息的，才有可能是真正大师的苗子。

第
四
章
庭
院
里
的
中
药

辛夷

辛夷是木兰科植物木兰的花蕾。根据《本草崇原》，辛夷始出汉中、魏兴、梁州川谷。现在许多人家的庭院花园中亦多种植此树。辛夷的原植物"树高丈余，花先叶后，叶苞有茸毛。花开白色者，名玉兰，谓花色如玉，花香如兰也。红紫色者，名木笔，谓花苞尖长，俨然如笔也"。无论玉兰、木兰、木笔，还是辛夷，都是一种东西。就连屈原的《离骚》中，也分别用了两个不同的名字：

结桂树之旖旎兮，纫荃蕙与辛夷。

葛藟藟于桂树兮，鸲鹆集于木兰。

说明当时楚地已多植木兰。不过，不知道为什么《神农本草经》中既有辛夷，又有木兰，而且性味功能还不一样。

《神农本草经》载辛夷味辛温，"治五脏，身体寒热，风头脑痛，面䵟"。而《名医别录》则说辛夷可"温中解肌，利九窍，通鼻塞、涕出，治面肿引齿痛，眩冒、身几几如在车船之上者。生须发，去白虫"。《滇南本草》中说辛夷"治脑漏鼻渊，

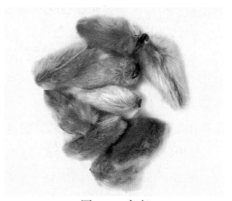

图 4-1　辛夷

祛风，新瓦焙为末。治面寒痛，胃气痛，热酒服"。《本草纲目》中则说"鼻渊、鼻鼽、鼻窒、鼻疮及痘后鼻疮，并用研末，入麝香少许，葱白蘸入数次"。现代中药学则将其功效局限为散风通窍，可用于治疗鼻渊鼻塞、流涕腥臭等症。

无论何时，辛夷功效中治疗头窍疾病是统一的。其原因《神农本草经百种录》中解释道："辛夷与众木同植，必高于众木而后已，其性专于向上，故能升达清气。又得春气之最先，故能疏达肝气。又芳香清烈，能驱逐邪风头目之病。药不能尽达，此为之引也"。

我们可以从辛夷所治的鼻渊症说起，看看历代本草中所述及的是否相互矛盾。鼻渊是中医病名，又称脑漏、脑砂、脑崩、脑渊等，指鼻流浊涕，如泉下渗，量多不止为主要特征的鼻病。相当于西医的急慢性鼻窦炎。该病的发病率在中国相当高，尤其北方，据说100个人中有8个患过此病。急性鼻窦炎可表现为畏寒、发热、食欲不振、便秘等症状；局部可表现为患侧持续性鼻塞，大量脓性鼻涕，或带有少量血液，难以擤干净，有时脓涕可倒流至咽喉，刺激鼻咽部黏膜引起咽痒、恶心、咳嗽和咳痰。前组鼻窦炎引起的头痛多在额部和颌面部，这在中医中多属阳明头痛；后组鼻窦炎引起的头痛多在颅底或枕部，中医属太阳头痛。因为鼻塞，也易出现传导性嗅觉减退。慢性鼻窦炎可表现为精神不振，易疲劳，记忆力和注意力减退，局部症状可有流脓涕，鼻塞，眼睛、面颊、鼻子及额头周围疼痛、肿胀和压痛，同时也伴有味觉和嗅觉的减退。把鼻窦炎所有的临床表现都列出之后，我们发现，所谓的"身体寒热""头痛头风""齿痛""面痛""眩冒"等，不过都是鼻渊症不同时期的表现而已。

因此，《济生方》中就专列有辛夷散，以辛夷配白芷、升麻、藁本、防风、川芎、细辛、木通、甘草等，治头痛头风、鼻渊鼻塞。《疡医大全》中也设有一方，用来治"鼻漏，鼻孔中长出一块"，这应该是指的是鼻息肉，主要用药也是辛夷，配伍桑白皮、栀子一两，枳实、桔梗、白芷等。我在临床中使用辛夷与苍耳为对药，配合针灸，治好了不少鼻窦炎病人。

2019年，网上最火的视频主播之一是一个四川的小姑娘——李子柒。有一集的开头，她骑着马来到一个开满木兰花的山谷，采摘了一背篓鲜花回到她宛如世外桃源一样的家中，用木兰的鲜花制作清肺养颜的辛夷茶。

在《本草纲目》中就记载有辛夷茶,其功效主要还是治疗鼻病,兼治疗面部的色斑,也就是《神农本草经》所说的"面䵟"。不过,《神农本草经拾遗》中则注明,玉兰花可以"消痰,益肺和气,蜜渍尤良"。而且还说如果每天都喝一朵花的话,可以治疗痛经、不孕。

都说木兰树是中国独有的珍贵树种,种植不易。可是,2007年春天,我在异域波士顿的一条大街上,却享用了一场木兰的视觉盛宴。那整整一条街两边,种的全部是木兰,头顶、脚下,都是紫红色的木兰花瓣,空气中弥漫着辛夷特有的花香。彼时彼景,不由地让人想起白居易的《赠春》:

山吐晴岚水放光,辛夷花白柳梢黄。

但知莫作江西意,风景何曾异帝乡。

那一日,虽身在异乡,却让我感觉心回了帝乡。

紫苏

苏叶是餐桌上的常客,叶片单面或双面呈现紫色的为紫苏,古称"桂荏";叶片纯绿色的则为白苏,古称"荏"。《诗经·小雅·巧言》中有言:"荏染柔木,君子树之。往来言行,心焉数之"。就是表现紫苏的柔美。汉代枚乘的《七发》中,吴客向楚太子描述饮食之美,讲到了"鲜鲤之脍,秋黄之苏",意思就是用秋天的紫苏叶搭配生切鲤鱼片食用。脍是切细的肉片,这种食法就是日、韩人喜爱紫苏入馔的前身。李时珍在《本草纲目》中也说:"紫苏嫩时采叶,和蔬茹之,或盐及梅卤作菹食甚香,夏月作熟汤饮之"。在江浙一带吃螃蟹,好客的主人家总会准备一盏紫苏姜茶让客人喝,并端上一盆漂着紫苏叶的水,令客人洗去手上的腥气。在日韩的料理店,无论是吃烤肉还是吃

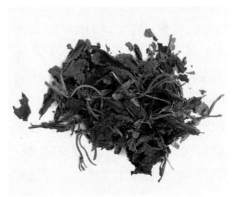

图4-2 紫苏

刺身，也都离不了紫苏叶。因为紫苏的辛香气味对一些昆虫有良好的驱逐效果，并且用紫苏叶包裹肉类可以适当延长肉质腐败的时间，在食用油腻的炙肉或是气味厚重的海鲜品时，佐以新鲜紫苏叶碎片共同烹饪，或同紫苏渍菜共食，也具有清口解腻的功效。

紫苏叶子可以入药，《本草备要》说紫苏"香温散寒，通心利肺，开胃益脾（气香入胃），发汗解肌，和血下气，宽中消痰，祛风定喘，止痛安胎，利大小肠，解鱼蟹毒"。苏叶有散寒解表，理气宽中的作用，可用于治疗风寒感冒、头痛、咳嗽、胸腹胀满。

紫苏叶也可以用作解暑药。宋代诗人方回在其诗《方回次韵志归十首》中说："未妨无暑药，熟水紫苏香"。

《温病条辨》的成方杏苏散，就是以杏仁与苏叶为君，以杏仁苦辛温润，宣肺降气，苏叶辛苦芳香，解肌发表，并为君药；以桔梗、枳壳一升一降，调理气机，前胡降气化痰，宣肺散风，同为臣药；半夏、橘皮、茯苓健脾燥湿、理气化痰为佐；生姜、大枣调和营卫，甘草调和诸药，为使药。用来轻宣凉燥、化痰止咳，治疗外感凉燥，头微痛、恶寒无汗、咳嗽痰稀、鼻塞嗌塞、苔白脉弦。也就是说，凡感冒轻症，无论是风寒、风热、风燥，皆可用苏叶。对于小儿的外感，既可用紫苏叶内服，又可煎汤洗浴，轻症不药可愈。

苏子　苏子是紫苏的子，《本草备要》说"叶发汗散寒，梗顺气安胎，子降气开郁、消痰定喘。表弱气虚者忌用叶，肠滑气虚者忌用子"。《药品化义》说："苏子主降，味辛气香主散，降而且散，故专利郁痰。咳逆则气升，喘急则肺胀，以此下气定喘。膈热则痰壅，痰结则闷痛，以此豁痰散结。经云：膻中为上气海，如气郁不舒，及风寒客犯肺经，久遏不散，则邪气与真气相持，致饮食不进，痰嗽发热，似弱非弱，以此清气开郁，大为有效。"是说苏子有降气平喘之功。《本草述》说："每言苏子下气之功胜于叶者。盖叶、茎、

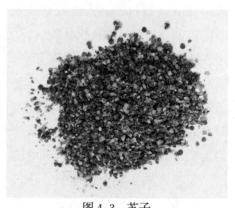

图4-3　苏子

子俱能和气，但叶则和而散，茎则和而通，子乃和而降，用者其细审之。"苏子降气汤就是用来治疗胸膈满闷，痰涎壅盛之症的；还有三子养亲汤，也用苏子、白芥子、莱菔子治疗咳嗽喘逆、痰多胸痞、食少难消的顽固性咳嗽、慢性支气管炎、支气管哮喘、肺源性心脏病等痰壅气逆食滞者。苏子也可食用，我就在乡间的餐馆里吃过以苏子做的饼，味道嘛，还说得过去，是把它当成药膳来吃的。

苏梗 紫苏的叶梗称为苏梗，《本草通玄》称其能"行气安胎"。《得配本草》说它"疏肝，利肺，理气，和血，解郁，止痛，定嗽，安胎"。在《圣济总录》中便有苏橘汤，治疗胸中痞满，腹胀气滞，不思饮食。其中的"苏"不指苏叶、苏子而指苏梗。

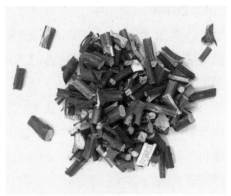

图4-4 苏梗

薄荷

薄荷是中西方人士都爱的一种香料，气味芬芳。古代中国，薄荷作蔬菜食用，并不作药。因此，《神农本草经》和《名医别录》皆未载之，至唐时，《备急千金要方》才将其始列于药食同用之品，是以《伤寒论》诸方未有用薄荷者。薄荷更是餐食或茶饮的好材料，市面上的各种饮料、口香糖或是润喉糖中，薄荷都是主要材料。

近些年，北方各地雾霾严重，空气中弥漫着各种污染物，使得临床上咽痒、咽痛、咳嗽的病人呈几何倍数地增长。朋友的哥哥毕业于哈佛大学，他通过自己多年的研究，将一种可以舒缓呼吸道症状的虎乳

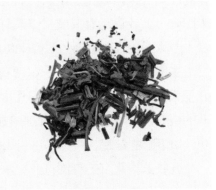

图4-5 薄荷

灵芝提取物与薄荷、柠檬、蜂蜜合在一起，制成了润喉糖，含在口中，薄荷的清凉由口腔发散到咽喉，可立时缓解喉头的痒痛，颇受大众欢迎。

作为药用的薄荷，可宣散风热，清头目，透疹。用于风热感冒、风温初起，头痛、目赤、喉痹、口疮、风疹、麻疹、胸胁胀闷。张锡纯在《医学衷中参西录》中说："薄荷味辛，气清郁香窜，性平。其力能内透筋骨，外达肌表，宣通脏腑，贯串经络，服之能透发凉汗，为温病宜汗解者之要药。"因此，《温病条辨》中的诸方，如银翘散、桑菊饮等，均有薄荷。

除了可清利头目之外，王好古说该药还能"搜肝气，又主肺盛有余，肩背痛及风寒汗出"。《药性论》也说薄荷可"去愤气，发毒汗，破血止痢，通利关节"。由此不难理解，逍遥散中也用薄荷疏条肝气。只不过，用作辛凉解表剂时，薄荷应当后下，不宜久煮，以免使香气，即薄荷中所含的挥发油散失。但是，在逍遥剂（如逍遥丸、黑逍遥丸、加味逍遥丸等）中，薄荷可与他药同煮。因为此时所用的是其去"愤气"，即解肝郁的作用。《本草新编》认为"薄荷，不特善解风邪，尤善解忧郁。用香附以解郁，不若用薄荷解郁之更神。薄荷入肝胆之经，善解半表半里之邪，较柴胡更为轻清"。如果用于治疗外感，或者清利头目，薄荷可用 10 克左右；但倘若用于佐使之剂或引经药，1~3 克足矣。有时给阳气不足的病人开具薄荷，因怕薄荷性凉造成病人不适，而又需薄荷引入肝胆经，我便仅用 1 克，取其轻清引经之意。

薄荷外用，煎水或捣汁或蒸取薄荷油，可止痒、止头痛，且有醒目的作用。儿时经常看见长辈们头痛时便取几片薄荷叶，揉搓之后贴于额头或太阳穴上。我自己看书或写作累时，便也如法炮制，看起来像极了《红楼梦》中凤姐头上贴着膏药的俏皮劲儿。

去岁，我在阳台种了一株薄荷，不料竟蓬蓬地长满一盆。每有闲暇，我便采几片叶子，与金骏眉和几片柠檬一同泡制成茶。茶汤色呈金骏眉特有的金红，又略带有薄荷与柠檬的香气，复合的口感使人整天都神清气爽，也丝毫不影响睡眠。

近些年，北京的餐饮行业有不少创新菜品，我在四川菜和贵州菜馆吃过凉拌的薄荷，在经历了西南菜式的火热之后，那种清凉，令人回味。

桑

故人具鸡黍，邀我至田家。

绿树村边合，青山郭外斜。

开轩面场圃，把酒话桑麻。

待到重阳日，还来就菊花。

这是一副多么美妙的田园生活画面！

桑是中国农事中的重要部分，叶为桑蚕饲料，木材可制器具，枝条可编箩筐，桑皮可作造纸原料，桑椹可供食用、酿酒。桑树又是医生的宝贝，其枝、叶、果、根皮，连带桑树上长的东西也都可入药。桑叶可疏散风热、清肺、明目，治疗风热感冒、风温初起、发热头痛、汗出恶风、咳嗽胸痛，或肺燥干咳无痰、咽干口渴、风热及肝阳上扰、目赤肿痛；桑枝可疏通经络，治疗关节疼痛，尤其是肢体关节的疼痛；果实桑椹，可补肝肾，治疗须发早白、不孕不育；桑树的根皮称为桑白皮，是治疗咳嗽的要药；桑树上寄生的植物称为桑寄生，可以补肝肾，壮腰脊，安胎；桑树上寄生的真菌称为桑黄，也叫桑耳，与木耳同义；连桑叶与桑树中的汁液也是有药用价值的。

桑叶 桑叶无论叶嫩还是叶枯，都有用途。春天，桑叶嫩时，蚕宝宝最爱。因此江南养蚕人家每日要采新鲜桑叶喂蚕才能换取身上罗锦。春天，"日出东南隅"，女人采桑在树上，"罗敷善蚕桑，采桑城南隅"。秋天，女人在树下拣经霜后的桑叶，也是蔚然一景。

桑叶不仅为蚕儿最爱，药书中也记载，其"味甘苦，性寒，归肺、肝经"，可以疏散风热、清肺润燥、平抑肝阳、清肝明目、凉血止血。桑叶入药，多选用深秋霜打后的叶

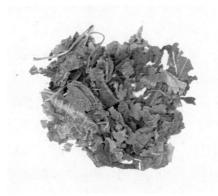

图4-6 桑叶

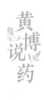

子，处方上叫霜桑叶。

桑叶水煎后有种奇特香味，又有祛风明目乌发之效，为太后老佛爷之最爱。读清宫医案，常见以桑叶配菊花等药，煎汤内服外洗，治疗老佛爷的头痛、脱发之疾。清朝末年，朝政腐朽，积重难返，绝不是慈禧一人可只手回天的。老佛爷在外人看来一次吃100多道菜，荣华富贵之极，但其内心之焦虑恐不能向外人道，也不能为外人知。外表光鲜的太后常有头痛之疾。生来一头乌发的她本人对头发爱护备至。根据清末德龄公主的记载，晚年的慈禧仍有一头秀发，令人艳羡不已。可能就是常用桑叶的功劳。更有甚者，本草书中还提到过，桑叶有增强生殖功能的作用，使年老人还有生育能力，这我倒还不曾验证。《本草新编》记载："老人男女之不能生子者，制桑叶为方，使老男年过八八之数，老女年过七七之数者，服之尚可得子，始知桑叶之妙，为诸补真阴者之所不及。所用桑叶，必须头次为妙，采后再生者，功力减半矣。"原因是桑叶"最善补骨中之髓，填肾中之精，止身中之汗，添脑明目，活血生津，种子安胎，调和血脉，通利关节，止霍乱吐泻，除风湿寒痹，消水肿脚浮，老男人可以扶衰却老，老妇人可以还少生儿"。在人人追求健康长寿的现代，桑叶的这个功用还真有待于大力挖掘、开发利用呢。

现代的手机与电视常常会劳伤眼睛，使双眼长期处于疲劳状态，桑叶煎汤外洗，可缓解症状。估计是哪位中医大咖在电视台上讲过此节，因此，秋风一起，桑树下面便多了许多老妪弯腰拣拾树叶，这也可算是秋日一景了。不过，《本草新编》说，经霜的桑叶要在树上采取才有效，自落者无效。而《本草崇原》稍加圆转，认为自落者并非完全无效，只是相较于树上采的力弱罢了。

其实，传统桑叶使用多与菊花相伍，是谓桑菊饮，可治疗风热感冒；或者配黑芝麻为丸，称桑麻丸，治疗肝阴不足的老眼昏花，头晕目涩；再或者，将桑叶以蜜炙之后治疗肺燥咳嗽，如清燥救肺汤。《夷坚志》里有一例病案，是说桑叶还有止盗汗的作用。严州山寺有一游僧，形体羸瘦，饮食甚少，每夜就枕，遍身汗出，迨旦衣皆湿透，如此二十年无药能疗"。是说这位游僧可能得了结核之类的劳损性疾病，夜里汗出可湿透衣被。但是，这样的病，服用了妙方，居然三日顿愈。方法是什么呢？简单！"单用桑叶一味，乘露采摘，焙干碾末，每用二钱，空腹温米饮调服"。

有巧思者，将桑叶嫩芽入馔，也是美味。但不及将桑叶制成茶，每日饮之可清肝肺之热，舌底之津来得简单而自然。

桑枝 桑枝为桑树的枝叶，如果用来做药，首先要洗净，用水浸泡，润透后切段，晒干。炒桑枝则是将干净的枝条切段置锅内，用文火炒至淡黄色，放凉，也可以加麸皮或酒炒。中医通常认为，桑枝性味苦平，入肝经，具有祛风通络之效，常用于治疗风湿关节疼痛、四肢拘挛。上肢麻痹者多用酒炒过的桑枝。

一般来说，树枝类的药物，如桂枝、桑枝等，都有祛风通络，治关节疼痛的作用。《奇效良方》中就有桑枝煎，配合附子、川芎、天麻、牛膝等，"于银锅内慢火熬，用柳木篦不住手搅，候如膏"，治疗因肾虚而导致的肢体麻木、腰脚酸软等症。

现代临床中，许多文献都表明桑枝有治疗高血压的作用。不过，我在临床中主要重用桑枝来治疗颈椎病、肩周炎及关节疼痛等，对于用桑枝来降血压没有什么体会。有体会的反而是桑枝的另外一个大用途：制作桑皮纸。

桑皮纸，顾名思义是用桑树的枝条、树皮制成的纸，有着上千年的历史，被称为人类纸业的"活化石"。其最大特点是柔嫩、防虫、拉力强、不褪色、吸水力强，主要用于书画、装裱、包扎纸币、制伞、制鞭炮和做文化工艺品等。跟我日常工作关系近的，是用桑皮纸卷成的艾条。不过，近年来，由于现代造纸业发达，桑皮纸这种纯手工制纸几近失传。唤醒桑皮纸手工制作技艺的记忆，使之重焕新生的，是 2002 年故宫倦勤斋通景画的修缮工作。倦勤斋通景画是全国范围内留存规模最大的内装饰通景画，如要修复必须完全按照传统工艺流程进行。其关键在于贴裱在画面背后的是乾隆时期的"高丽纸"，一共需要 70 余张，约 170 平方米。故宫博物院文保科技部主任曹静楼

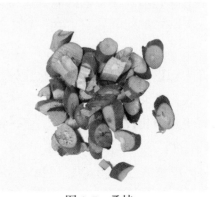

图 4-7 桑枝

等专家花了很长时间在国内以及韩国苦苦寻觅，均未有结果。直到 2005 年 9 月，曹专家第 6 次来安徽寻访桑皮纸，才发现了隐藏在民间的制纸奇人与绝活。岳西农民王柏林是单传七代的手工造纸绝活传承人，其手工造出的纯桑皮纸堪与乾隆年间的高丽纸相媲美。从此，这一民间绝艺重为世人关注。2006 年 5 月 20 日，该制作技艺经国务院批准列入第一批国家级非物质文化遗产名录。次年 6 月 5 日，经国家文化和旅游部确定，安徽王柏林为该文化遗产项目代表性传承人，并被列入第一批国家级非物质文化遗产项目 226 名代表性传承人名单。

我收有一套清末的《本草纲目》，其纸便是用桑皮制成的，纸色已泛淡黄，页面可见明显的纤维结构。虽历经百年，仍让人感觉有着桑树的淡淡清香，散发着岁月的味道。

桑椹 2006 年，我寓居波士顿，居所门前有两条公交线路，一条可通往工作的那家医院，一条可通往新英格兰针灸学校。那是美国第一家针灸学校，就在其中一条公交线路的终点站。学校旁边有一片树林，溪水潺潺，很是幽静。因此，周末我常常坐公交车去那里散步，呼吸新鲜空气。

春末夏初的时候，天气并不热，林间漫步，听水声鸟鸣，偶然间，竟发现了一片桑树林，结满了紫红的果实，树下也落了不少。捡起来尝了尝，甜中带着微酸。下一次再去的时候，便带足了工具。先把旧报纸铺在树下，然后对准树猛踹几脚，迅速跑开。树上熟透了的桑椹雨点般地落下来，收集了一大包，分别装在罐子里。回家后，用清水洗干净，然后开火煮了 1 小时，放入蜂蜜。一瓶桑椹膏就做好了！第二天我将其带了分享给一同午餐的实验室同事，告诉他们这可是本人亲手制作的补肾良药，常吃可以生津止渴，乌发明目，益寿延年。众人都是西医学者，听说之后先是哄笑，后来尝了尝，大叫："这不就是果酱嘛！好吃！好吃！"便一抢而光了。

桑椹味甘、酸，寒，归心、肝、肾经，有补血滋阴、生津润燥的功

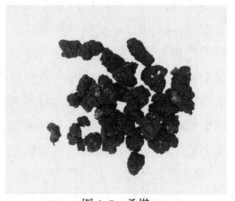

图 4-8 桑椹

效，可用于治疗眩晕耳鸣、心悸失眠、须发早白、津伤口渴、内热消渴、血虚便秘。常见的服用方法就是上述的生食或熬膏，或者浸酒。有意思的是，《本草纲目》说桑椹"捣汁饮，解酒中毒。酿酒服，利水气，消肿"。桑椹酒的具体做法是取鲜桑椹100克，榨汁，白酒适量。哈哈！这是典型的中国人用语，肯定让外国人抓狂——"适量"究竟是多少啊？！其实，适量的意思是说每人的酒量有高低，对口味酸甜度的要求也不同，所以只好说是适量。其实，我的建议是1∶5，即20克桑椹汁加0.5公斤白酒。将汁兑入酒中，密封3天后即可饮用。《本草经疏》进一步解释："桑椹，甘寒益血而除热，为凉血补血益阴之药，消渴由于内热，津液不足，生津故止渴。五脏皆属阴，益阴故利五脏。阴不足则关节之血气不通，血生津满，阴气长盛，则不饥而血气自通矣。热退阴生，则肝心无火，故魂安而神自清宁，神清则聪明内发，阴复则变白不老。甘寒除热，故解中酒毒。性寒而下行利水，故利水气而消肿。"大多数人感兴趣的，可能就是桑椹的防衰老功能，可以使人气色变好，白发变乌。在宋代的一本养生书《养生类纂》中就载了一个方子，将1升桑椹和1升蝌蚪放在一起，密封在瓶中，悬在屋内向东的地方（应该是向阳的作用），约莫儿百天左右，所有的动植物均化为了泥。用这种东西染发，乌发效果好得不得了，而且，据说是再不用染第二次了。哈哈！反正我也还没试过，只能"据说"。

　　我在美国制作的那种桑椹膏是极简版，也叫桑椹清膏，做起来不麻烦，吃起来很清甜。其实在成方药用中桑椹膏有许多不同版本。比如，只加入黑豆共同熬制的，加强了补肾壮筋骨的作用，叫补肾桑椹膏；加入熟地、橘皮、麦冬、女贞子、墨旱莲、夜交藤、海螺等药制成的，叫复方桑椹膏，可治疗肾阴不足、血虚引起的神经衰弱、头目昏晕、腰背酸痛。但需要长时间服用，不可能今天吃完，明天就会出疗效。

　　每年桑椹成熟季节，我都会让母亲多买些新鲜的大紫桑椹，制成桑椹清膏放入冰箱。累了、困了、腰酸背痛了，就来一勺。

　　桑寄生　桑寄生很早就被中国人写进《诗经》中：

　　茑与女萝，施于松柏。未见君子，忧心奕奕；既见君子，庶几说怿。

　　"茑"就是桑寄生的古称之一，也有说法是指菟丝子。在喧嚣的北京，即使房前楼后都植有桑树也是不可能看到桑寄生这种植物的。但是，在南方潮湿的气候下，树上生树，树上生苔，根本不是什么稀罕事儿。《本草乘雅半偈》说："近海州邑及海外之境，地暖不蚕，桑无采剪之苦，气厚意浓，兼之鸟食榕实，粪落桑上，乘气而生。叶如橘而软厚，茎如槐而肥脆。三四月作黄白花，六七月结黄绿实；大如小豆，汁稠黏，或断茎视之，色深黄者良。"表现的就是树上生树的美景。

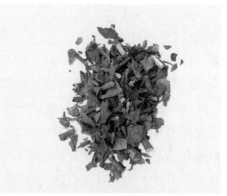

图4-9 桑寄生

桑寄生在《神农本草经》中被列为上品："治腰痛、小儿背强、痈肿，充肌肤，坚齿发，长须眉，安胎。桑上寄生实功用其实，明目，轻身通神"。在《备急千金要方》中有名方独活寄生汤，主要用来治疗肾气虚弱，卧冷湿地当风而造成的腰背疼痛，主要用独活、桑寄生、杜仲、牛膝、细辛、秦艽、茯苓、桂心、防风、川芎、人参、甘草、当归、芍药、干地黄等药。该方现在也常常应用于临床，用来治疗风湿、类风湿关节炎及因年老体衰、肝肾不足而致的老年性关节炎等。《太平圣惠方》中用桑寄生配合艾叶、阿胶治妊娠胎动不安，心腹刺痛。随着国内计划生育政策的松动，大量有生育需求的育龄妇女因为工作压力，或错过生育年龄，或过多的宫腔手术等因素不孕或者易流产，该药有非常好的安胎作用。若问为什么桑寄生能安胎，古人的回答非常有意思。因为桑寄生是鸟吃了别的树的种子，排泄物落到桑树上，新生的小树寄生在桑树上形成的，而妇人怀胎也是一个单独的"小人儿""寄生"在母体，与桑寄生同气相求，因此桑寄生有安胎的作用。

民国名医张锡纯设有一名方，名"醒脾升陷汤"，是在升陷汤基础上去知母加白术。方中以黄芪、白术、甘草升补脾气，黄芪同桑寄生、续断升补肝气，龙骨、牡蛎、山萸肉、萆薢固涩小肠。张氏认为，黄芪与桑寄生同用可填补大气，人胸中如大气旺，自然不下陷。用来治疗脾气虚极下陷，小便不禁等。若问桑寄生这样的补肝肾之药为什么能补胸中的大气，张锡纯的解释是桑寄生根不在土中，而是寄生在树上，最善吸空中之气生长，这与胸中大气非常相似，"胸中大气悬于胸中，能吸摄全身气化，两者实为同类"。

出于同样的考虑，《本草经疏》认为桑寄生"一本于桑，抽其精英，故功用比桑尤胜"。桑叶、桑椹等已是补肾抗衰老的要药，所以，桑寄生"号为补肾补血要剂，缘肾主骨，发主血，苦入肾，肾得补则筋骨有力，不致痿痹而酸痛矣；甘补血，血得补则发受其灌荫而不枯脱落矣。故凡内而腰痛、筋骨笃疾、胎堕，外而金疮、肌肤风湿，何一不惜此以为主治乎"（《本草求真》）。

寄生在其他植物上的植物可以从寄主植物上吸取水分和无机物，进行光合作用，制造养分，四季常青。槲寄生在西方代表的是坚韧不拔的毅力和再生能力。圣诞节来临时，西方人都会悬挂槲寄生的枝条，象征好运和助孕，也会饮用槲寄生的果汁来预防不孕症。

桑白皮 桑树上入药的老大不是可以养蚕的桑叶，不是可以治疗风湿的桑枝，不是好吃的桑椹，而是它的根。《神农本草经》收录的正药就是桑根白皮，桑白皮是其在现代中药学中的简称。功效"治伤中、五劳六极、羸瘦、崩中、脉绝，补虚益气"，一派补虚的作用，而且明言是补中。中，指的就是脾胃中焦。脾胃主肌肉，脾胃之气虚极，则会出现所谓的虚劳、羸瘦等症状。《名医别录》则说桑白皮"主肺中水气、唾血、热渴、水肿、腹满、胪胀，利水道，去寸白，缝金疮"。说明桑白皮又有泻肺的作用，而且后世的药书也多认为桑白皮入肺经。如《本草新编》中说"桑白皮，味甘而辛，气寒，可升可降，阳中阴也。入手太阴肺脏。助元气，补劳怯虚羸，泻火邪，止喘嗽唾血，利水消肿，解渴祛痰"。

不过，《神农本草经》中说的"补胃"，也可理解为补肺之母，因为五行中土能生金，脾土为肺金之母。这样看来，中医理论呈现出的圆运动规律万事皆可圆，道理怎么说都可以通。《太平圣惠方》中的桑白皮散治疗的是"妇人脚气盛发，两脚

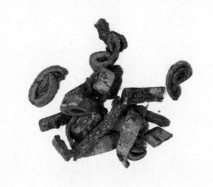

图 4-10 炙桑白皮

浮肿，小便壅涩，腹胁胀满，气急，坐卧不得"。《审视瑶函》中载有桑白皮汤，可治疗肺脾湿热熏蒸，两目涩痛，不红不肿，名曰"白涩症"，相当于西医的慢性结膜炎、泡性结膜炎由于肺脾湿热而成者。而《政和本草》中的桑白皮散则治疗"肺经有热，咳嗽极甚，或吐血鲜红者"。

《药鉴》中提出，如果要治疗肺病嗽血，阿胶应该与桑白皮同用，二者相互制约又相互扶持。"倘肺家要用，须用桑白皮同剂，以监制之，立效。何者？盖阿胶敛肺之药，桑白皮泻肺之药，以此监彼，但取阿胶之能，而泻阿胶之敛故耳"。

我感兴趣的是桑白皮对中医外科的功劳。《名医别录》只简单提到了桑白皮可"缝金疮"，后世的本草书详细记载，原来是可以将桑根中的白皮纤维分成细丝，当成缝合的线。古代作战都是用的冷兵器，受伤大多为刀剑伤，一旦有伤后，随队军医便依法治疗，"刀刃伤，作线缝之，热鸡血涂合可愈"。想来热鸡血是用来覆盖及黏合伤口的。听说蒙古族医生治疗骑马坠伤便将伤员放入马腹中，往往能救活，也应该是同样的道理。不过，用桑白皮缝合后还要不要拆线？或者说桑白皮会不会跟羊肠线一样可以被人体吸收？还有，为什么只有桑树的根皮才有这样的用处，其他药物的根为什么不可以？是不是桑白皮有抗菌消炎的作用？许多问题，都吸引着我。后来我在《本草图经》中看到，桑白皮"皮中白汁，主小儿口疮，傅之便愈，又以涂金刀所伤，燥痛须臾血止。更剥白皮裹之，令汁得入疮中良，冬月用根皮皆验"。说明桑树根皮中的汁液真的有抗菌消炎止血的作用。而且，书中还记载有真实的案例："唐安金藏剖腹，用此法便愈"。此故事载于《旧唐书》，说的是武周时期的酷吏来俊臣要诬陷太子李旦谋反，乐工安金藏不惜当堂剖腹以证李旦清白："公不信我言，请剖心以明皇嗣不反也"。此事惊动了武则天，武则天急召御医，御医以桑根白皮为线缝合了伤口，救活了安金藏。此等义举感动了武皇，武则天叹道："吾有子不能自明，不如尔之忠也。"于是命人放了一干蒙冤的人，"即诏停狱，睿宗乃安"。唐代的伤科真是了得！据说，安金藏经此手术之后，身体居然完全康复，并一直活到了唐玄宗继位，历经了高宗、武皇、睿宗、玄宗几朝。

我想，古代伤科肯定还有许多精妙的法子，如柳枝接骨等，可惜都失传了。

桑螵蛸　桑螵蛸应该是动物类药，其实就是"螳螂子"。因"在桑树作房，粘于枝上，故名桑螵蛸"。还好，不是直接就把虫卵拿来用，还是要炮制一下的。或者同麸皮炒至老黄色，取出筛去麸皮，放凉；或者将净螵蛸用盐水拌匀，稍闷，入锅炒至微黄，晾干。想想古人口味真重，连虫子窝也要入药。

不过，听听古人的说辞，或许就明白其中的道理了。《神农本草经百种录》中说："螳螂于诸虫中最有力，而其子最繁，则其肾之强可知。"却原来与故宫的螽斯门其理如一。《诗经·周南·螽斯》说：

螽斯羽，诜诜兮。宜尔子孙，振振兮。

螽斯羽，薨薨兮。宜尔子孙，绳绳兮。

螽斯羽，揖揖兮。宜尔子孙，蛰蛰兮。

把蝗虫这种大害虫当作后妃子孙众多的比喻，在"不孝有三，无后为大"的中国古代，繁衍子嗣永远都是个重要的话题。所以，桑螵蛸的功用"治伤中、疝瘕、阴痿，益精生子，女子血闭，腰痛，通五淋，利小便水道"，所治疗的，无论男女，都是生殖系统的疾病，就不足为奇了。而且，古人认为"人之有子，皆本于肾，以子补肾，气相从也"。人的精子与虫的卵子，都是一样的道理，这也是中医以形补形的应用。

比如，《太平圣惠方》中的桑螵蛸丸，以桑螵蛸30克（微炒）配伍菟丝子15克（汤浸三日，曝干，别捣为末）、熟干地黄60克、山茱萸22克、黄连30克（去须），可以起到补肾摄精，泻火解毒的作用，用来治疗肾水不足，热毒炽盛所致的肾消（即消渴病中的下消，表现为小便频数），小便白浊。《杨氏家藏方》中的桑螵蛸丸则是以附子（炮，去皮）、五味子、龙骨各15克，配伍桑螵蛸7枚制成，用来温肾摄精，以治疗下焦虚冷，精滑不固，遗沥不断。《重订严氏济生方》中的桑螵蛸散，有补肾缩尿之功，用来治疗妊娠肾虚，小便不禁。古人非常信赖桑树，强调使用"虫子窝"时一定要用桑树上的。"凡

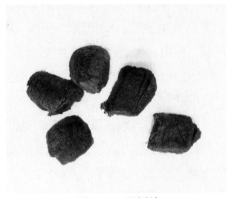

图4-11　桑螵蛸

使勿用杂树枝上生者，名曰素螵。须觅桑枝东畔生者"。但是，如果为了治病用了其他树上的螳螂子，也有变通修改的法子。如"凡男子身衰精自出，及小便自利者加用之，又小便如稠胶米泔，心神恍惚悴瘦食减，得之女劳者，以桑螵蛸为君，佐以远志、菖蒲、人参、茯神之属，无不应效。如无桑上者，即用他树所生，佐以炙桑白皮，亦可行水以接螵归就肾经"。

所以，桑螵蛸治病，一是取虫子繁殖力强，可以补肾，治疗滑精、遗精等病，增强生殖能力；二是"桑性最能续伤和血，螵蛸在桑者，得桑之性，故有养血逐瘀之功"。所以，这味药才姓桑，而不只是叫杨螵蛸或者柳螵蛸。

桑黄 原来只听说过牛黄，没听说过桑黄。后来，朋友圈里有位朋友，住在湖北神农架，专以采药卖药为生。有一天，他在朋友圈里晒出一块巨大的桑黄，说不亚于采到了灵芝。其炫耀之意令我不由得立马去查资料，看看这到底是个什么东西。

原来桑黄也属于桑上寄生的一种，不过不是植物，而是真菌，如蘑菇、木耳之类的，桑黄还有个名字叫桑耳。不过，它的功效比灵芝还是差了一筹，根据《中草药汇编》，其主要功能是活血、止血、化饮、止泻，可以治疗血崩、血淋、脱肛泻血、带下、经闭、癥瘕积聚、癖饮、脾虚泄泻等疾病。看来，那哥们儿牛吹得有点大，也许是想卖个好价钱吧。

不过，《神农本草经》中居然也载有桑耳，说明其用药的历史也颇为悠久。"桑耳黑者，主女子漏下赤白汁，血病，癥瘕积聚腹痛，阴阳寒热无子"。其中可以治疗癥瘕积聚这点挺有意思的，因为有一些学者正在对桑耳及其产品治疗癌症的机制进行科学研究。从理论上来说，这并不奇怪，它毕竟是真菌类的，和灵芝、茯苓、猪苓等同属一类，富含多糖类的物质，可调节免疫，用来预防与治疗癌症。

因为刚了解这个药，不知道该怎么用。碰巧，我微信群里另一位旅居丹麦的朋友也晒了一张照片，他所在的城市公园里，树上长了一块巨大的黄色的蘑菇。当地人视若无睹，他却视为珍宝，不仅把蘑菇采了回去，还居然炒了当午饭吃了！群里许多朋友都七嘴八舌地劝，不认识的蘑菇不要乱吃啊，云云。那哥们儿哈哈大笑，把采蘑菇与炒菜的过程都录了视频给大伙儿发到群里，还嘲笑大家不识宝。他说："当地人称这个为硫黄菌，属多孔菌类，但实际上，这就是咱们中医说的桑黄。"他还在微信群里说了桑黄的 10 多种功用，什么抗癌，可以诱导癌细胞自行凋亡，抑制癌细胞的增殖及转移；减少化疗或放疗对正常细胞的损坏作用；预防癌细胞生成；抗氧化、抗发炎、提升免疫力；护肝；预防及改善糖尿病；降低血脂；抗过敏；止痛；抑制尿酸，缓解痛风；防止老年痴呆等。好像他不是吃了一盘炒蘑菇，而是吃了太上老君的一葫芦仙丹。大约过了一周，群里面再次聊起天来，有朋友打趣他："你吃了仙丹之后感觉怎么样？"他老实地回复："哈哈！只不过吃了一盘黄色的炒蘑菇而已，我还在地球上。"实际上，硫黄菌跟硫磺没关系，只是颜色相近而已，属于《神农本草经》中的黄芝，功效与桑黄很接近，的确有一定的药效作用。看来，想实现他所提到的所有作用，得吃上几吨黄蘑菇才行！

不过，可以期待的是，由桑耳或硫黄菌等制成的药剂，可能已经或者很快就可以跟大家见面了。

菊花

电视上的《寻味顺德》栏目讲述过一个历时 4 个月才能吃到的美味，其中有一味原料竟然是菊花。

主人公为了获得正宗的美味在农历五月里种下菊花，然后在九月菊花盛开时开始不厌其烦制作令人食指大动的菜肴。其用心着实不凡。

《本草崇原》说："菊之种类不一，培植而花球大者，只供玩赏。生于山野田泽，开花不起楼子，色只黄白二种，名茶菊者，方可入药，以味甘者为胜。古云：甘菊延龄，苦菊泄人，不可不辨。"第一，菊花的药用品种很多，菊不可貌相，好看的未必中用；第二，味甘的菊花可以延年益寿，味苦的菊花有清热泻

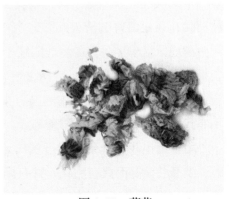

图 4-12　菊花

火的作用。我的茶柜里就收藏有着各种各样的菊花，当然不是新鲜的，是来自世界各地的菊花茶，有家乡的怀菊、杭州的杭白菊、黄山的贡菊、安徽的滁菊、新疆的雪菊，还有来自异域的甜菊。虽然至今我还发不好菊花茶的英语 Chrysanthemum tea 的音，不过，在我的介绍下，许多外国的朋友都开始爱上了亦花亦药亦食的菊花。

《神农本草经》中，菊花写作"菊华"，是上品草本中的第二位，"治风头，头眩肿痛，目欲脱，泪出，皮肤死肌，恶风湿痹"。如果久服，还可以"利血气，轻身，耐老延年"。

作为中药使用的菊花，最常用的功效是疏风清热、清肝明目。最有名的配伍是桑叶、枸杞子，现代中医师和养生保健师们最爱推荐给因过多使用了电脑、手机而双目干涩、视物不清的人们。

其实，除了这一地球人都知道的用法之外，菊花还有许多作用。

比如，治疗外感风热或上火引起的头痛脑热，可使用桑菊饮。这是《温病条辨》中的名方，配合杏仁、薄荷、桔梗、芦根、甘草等，起到疏风清热、宣肺止咳的功效。

治疗头痛可使用菊花茶调散，不同的方书组成还各不相同，不过均以菊花为主药，或再加上僵蚕，或配合荆芥、羌活、细辛等，止痛效果真的不错。

如果搭配得当，菊花还有补益的功能，像杞菊地黄丸就可以达到滋补肝肾、明目的功效，对于许多老年性的眼病，或者糖尿病性眼病有着不错的效果。

相比入药，人们更倾向把菊花当茶饮用。在北京秋冬的餐桌上，一壶冰糖菊花茶是最好的清火润肺的饮料。有年秋天，我随北京科技代表团访问台湾地区红十字会，台湾地区红十字会的同仁们为我们奉上一杯养生茶，告诉我们里面有菊花。但细品之下，却与平时常饮的菊花味道颇有不同。告别之时，我要来那茶叶的包装，果然发现，那菊花是西方的甜味菊，并不是我们常用的黄、白、野菊等。

甜味菊也叫甜叶菊，是近些年才有的新品种，因为含有甜菊甙、泽兰醇、澳泽兰素等而具有甜味，并有调节血压，软化血管，降血脂，降血糖，降尿糖，抑菌止血，镇痛，减肥养颜，养阴生津，帮助消化，促进胰腺、脾胃功能和清热解毒的功效。因为这是新的产品，除了对它的口感认可之外，我对其功效并无太多的了解，留待日后慢慢发掘吧。

菊花还有个作用，深得女人心。可以用干的菊花做成枕头，夜间睡时既可枕用，又可嗅其清香，起到安神、清肝的功效。甚至，古书上载，菊花亦可做成护膝，用来治疗关节疼痛。不过，那个护膝估计得厚重得像《还珠格格》里的"跪得容易"一般了。

栀子

卮，是一种酒器，和栀子的果实很像，栀子故而得名。《本草纲目》记载栀子"本高七八尺，叶似李而厚硬，花皆六出，甚芬香；夏秋结实，如柯子状，九月采实，曝干，以入染家"。

栀子花，南方多见，或在庭院里，或在道路旁，白色的花朵，散发出独特的芬芳。据说有位名主持人唱过一首《栀子花开》，曾风靡校园，成为青春的代表。但是，中国人使用栀子的年头可有几千年了。《汉官仪》记："染园出栀、茜，供染御服。"《说文解字》释说："栀，黄木可染者。"真是令人奇怪，栀子花是洁白的，其果实却是黄色的染色剂。而且，是专供皇室这等高贵人家的服饰所用的。如湖南博物馆中所珍藏的汉代马王堆出的土黄色丝织，就是以栀子染色的。栀子里面的黄色色素不仅可以溶解于热水中染出鲜艳的黄色，还可以经过不同的搭配制造出不同颜色的染料。比如和靛蓝一起搭配，就可以得到颜色各异的绿色，如果采用媒染剂染色，便可以得到灰黄色、橄榄绿、蜜色等靓丽夺目的色彩，比起化学染织，这些天然的染剂更受现代人追捧。

由于花农的定向培育，单瓣的野生栀子作为"药用栀子"，通常以其果实入药；而人工培育出来的重瓣栀子则作为"赏花栀子"，只供赏

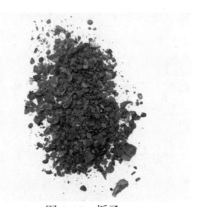

图4-13 栀子

玩，不能入药了。

《神农本草经》说，栀子"味苦寒，生川谷，治五内邪气，胃中热气面赤，酒疱，皶鼻，白癞，赤癞，疮疡"。在《伤寒论》中则有著名的栀子豉汤，治伤寒发汗、吐、下后，虚烦不得眠，心中懊侬；枳实栀子豉汤，治伤寒大病瘥后劳复者；栀子柏皮汤，治伤寒身黄发热。

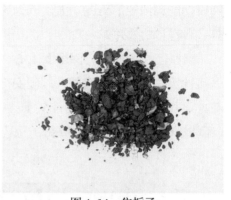

图4-14　焦栀子

现代研究表明，栀子对肝功能的影响比较小，因此，以栀子为染色剂制作的食品及用品都是安全无毒的。而且，栀子有比较好的利胆作用，可以促进胆汁的分泌，抑制胰腺炎症等。

不仅如此，栀子煎剂对白喉杆菌、金黄色葡萄球菌、伤寒杆菌有抑制作用，对多种皮肤真菌也有不同程度的抑制作用，可以治疗各种因胃热而引起的皮肤感染性疾病，这与《神农本草经》等古籍的记载无不吻合。

不过，由于栀子苦寒，对于脾胃虚弱的人，易导致其腹泻，使用时要注意用量及配伍。伤寒大家刘渡舟老也特别提醒："凡用栀子豉汤，病人旧微溏者，不可与服之"。"病人旧微溏"是指平素大便总是溏泄的病人，多属脾气虚寒，服栀子豉汤后更伤阳气，故不宜服用。

古书中使用栀子，除入煎剂外，还多烧焦或烧炭使用。在中医药学中，有个说法叫"炒炭存性"，是指药物在炒炭时只能使其部分炭化，更不能灰化，未炭化部分仍应保存药物的固有气味。焦栀子就是这样的，《圣济总录》中以栀子汤治疗目赤，便是"取山栀七枚，钻透，入燀灰火煨熟，以水一升半，煎至八合，去滓，入大黄末三钱匕，搅匀，食后旋旋温服"；《简易方论》中治"鼻中衄血，山栀子烧灰吹之"；《备急千要金方》中治"火疮未起，栀子仁灰，麻油和封"。都是取的焦栀子既能凉血清热解毒，又不致苦寒太过之意。

栀子花可赏可食，更可药用。《滇南本草》中就记载"栀子花，味苦，性寒。泻肺火，止肺热咳嗽，止鼻衄出血，消痰"。治疗咳嗽的具体用法是"栀子花三朵，蜂蜜少许同煎服"，这种咳嗽，应该是肺实热证引起的；治鼻血不止的具体用法则是以"栀子花数片焙干为末，吹入鼻孔即止"。高濂的《遵生八笺·饮馔服食笺》中，还描述了栀子花的两种吃法，一种做法是"采半开花，矾水焯过，入细葱丝、大小茴香、花椒、红曲、黄米饭研烂，同盐拌匀，腌压半日食之。用矾焯过，用蜜煎之，其味亦美"；另一种做法则是"采花洗净，水漂去腥，用面入糖、盐作糊，花拖油炸食"，这种做法现在在日料中还能常常见到，如果想一尝滋味，可以去邻邦一游。

荷

六月艳阳下，从江南到北国，凡是有水的地方，都可见到荷叶田田，菡萏团团。微风吹过，微香袭人，娇艳的荷花，或粉红或雪白，出淤泥而不染，向世人展示着美丽绝伦的身姿。

学医之后才知道，这个为文学史上贡献了"藕断丝连""接天荷叶"之类词句的荷，一身都是宝。莲的柄名荷梗，叶名荷叶，荷花蕊名莲须，果壳名莲蓬；果实为莲肉或莲子，其中的胚芽名莲心；莲的地下茎名藕。荷叶、荷花、藕节、莲子都可食可药。

荷花 咏荷的诗句非常多，但觉曹寅的《荷花》最为浅显直白，替人抒出胸臆：

一片秋云一点霞，十分荷叶五分花。

湖边不用关门睡，夜夜凉风香满家

没有生活，哪来的感受？

荷花的药效与荷叶类似，不过，以荷花直接药用不免太煞风景。荷花入馔倒是秀色可餐。我见过类似天妇罗式的做法，以荷花瓣裹面糊油炸；也见过以荷花为盛器，放上制作好的菜肴，可以连花器一同入口。在李子柒的视频中，还有制作荷花饭和荷花酒的镜头，美则美矣，只是不知滋味究竟如何。荷花的花蕊名莲须，有涩精、固肾气的作用。《药性切用》说莲须"甘平性涩，涩精秘气，为梦泄遗精专药"。《现代实用中药》也记载，其可以用于治疗妇人慢性子宫炎，赤白带下，男子遗精或夜尿症。

荷花比较可靠的用法是泡茶喝。采新鲜的荷花瓣，晒干，放于玻璃茶壶中，不仅赏心悦目，茶味清香中略带些涩味，可以清火解暑。写到此处，我想起清末笔记小说中"秋翁遇仙记"的故事。古人都相信常饵花可以轻身至神仙。想必秋翁所吃的花朵里，也会有荷花的吧。

荷叶 每每看见荷叶，我都有学小兵张嘎的冲动，想折一支荷叶顶在头上当帽子戴。不过，那样就太糟蹋东西了。在古代，或者现在农村的许多地方，荷叶可是有大用途的。

其一，用来包装。还记得不？中学课本中节选的《水浒传》"鲁提辖拳打镇关西"一节中，郑屠夫用来包裹碎肉的就是荷叶。在网红李子柒的视频里也有一个细节，她发现了水中的螺蛳，便是用荷叶包着带回家的。

其二，用来烹调。美味的叫花鸡直接包在鸡外面的就是那层荷叶。北京的名店沪江香满楼以沪菜闻名，其中卖得挺火的就有荷叶鸡。

其三，用来做菜、制茶。嫩嫩的荷叶称为荷钱，还未长开，蜷成一个小卷，巧手的厨师就将其腌制入馔，入口清香爽嫩。将荷叶晒干便成了荷叶茶，可是时下女性最爱的减肥品。

《药性切用》里把荷叶的形状与性能说得特别清楚："味苦性平，色青形仰，中空象震；禀少阳甲胆之气，能升胃中清气。煨饭，助脾胃消积；炒黑，治崩漏下血。荷叶蒂：守中和胃。荷叶边：醒阳气以四达。荷叶梗：开郁结以通淋"。《滇南本草》说得更神，还附会着不同的颜色，"白莲花叶入气，红莲花叶入血。味辛、平，性微温。入肝肺二经，升也，阳也。上清头目之风热、止眩晕发晕，清上焦之虚火，可升可降，清痰，泄气，止呕、头闷"。这还不算，《本草拾遗》中还分别讲酒煮荷叶可"主血胀腹痛，产后胞衣不下"；倘是水煮，可解"野菌毒"。《品汇精要》中还说荷叶可"治食蟹中毒"。

由于荷叶生于水中，在许多本草书中都载有荷叶外用以治疗皮肤疾病的复方或病例。现下网络风行干荷叶可以用于减肥，本人在临床上也试用过，但效果并不显著，可见不能人云亦云。戴原礼在《证治

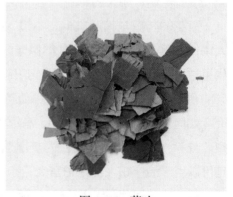

图4-15 荷叶

要诀》中说："荷叶服之，令人瘦劣，单服可以消阳水浮肿之气"。这恐怕是许多人用荷叶减肥的理论依据之一。某次讲完课后，一热爱中医的粉丝就她的月经已两月未行咨询我。在排除怀孕、更年期、情绪、用药等因素之后，她还透露一个细节，已喝干荷叶茶 3 个月，体重未减。看来，服用干荷叶还需慎重，能否减肥先放一边，如果久服会影响月经周期，更要小心。

《中国药典》中还载有荷叶炭，制法是取净荷叶，放煅锅内装满，上面覆盖一锅，两锅结合处用黄泥封闭，上面锅底贴白纸，用火煅至白纸显焦黄色为止，待凉取出。其性味苦平，归肝、脾、胃经。其功能与藕节炭大同，可用于多种出血症及产后血晕，用量 3~6 克。

看来，荷叶无论生鲜，都有用途。"小荷才露尖尖角"固有生气，即使是"败荷零落"，还能"留得枯荷听雨声"。

莲子 莲子是荷的果实，莲子肉甘甜清香，但莲子芯却是苦的。电视剧《甄嬛传》中有个细节，华妃为向皇帝邀宠，挟持曹贵人生的公主不放。曹贵人为要回孩子，从莲蓬里亲手剥了莲子奉给皇帝，含泪诉说："莲（怜）子芯（心）苦。"一语双关，打动了皇帝，顺利地要回了孩子。

《本草经解》中载，如果莲子去芯炒用，"气平涩，味甘，无毒。主补中，养神，益气力，除百疾，久服轻身耐老，不饥延年"，有补益的作用。《药笼小品》说其可以"宁心益脾，与龙眼肉煮汤，长服大益心脾。痢之重者，以此调治，无损有益"。据说金元四大家之一的李东垣，一生注重养脾调胃，其母亲晚年患上痢疾。东垣处方便首选莲子，补脾益土，使中焦得建，运化自然，才治好母亲的病。在食疗方中，莲子是常用的药材食材。莲子羹以莲子配上银耳、大枣、冰糖，可以滋阴、润肺、养胃、生津、益气、补脑、强心。适宜于一切妇孺、病后体虚者，对女性有很好的嫩肤美容功效。倘使熬夜之后进上一碗，完全可以补充因熬夜丢失的胶原蛋白。

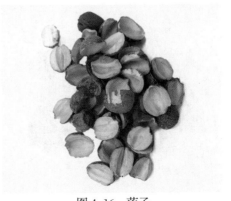

图 4–16　莲子

莲子芯 莲子之"心"很苦，可"清心醒脾，涩精厚肠，为交媾水火之专药"（《药性切用》）。此处的交媾水火指的是君相二火。因为莲子芯"清心火，又清肾火。二火炎，则心肾不交。二火清，则心肾自合。去莲心，而止用莲肉，徒能养脾胃，而不益心肾矣。莲子心单用人之于参、苓、术之中，治梦遗尤神，取其能交心肾也。故用莲子断不可去心，一去心，则神不能养，而志不能定，精泄不能止，而腰痛不能除矣"（《本草新编》）。可见，莲子有芯多么重要。

藕节 人们更重视的，是在污泥之中深藏着的莲藕，古人有诗赞美它：

身处污泥未染泥，白茎埋地没人知。

生机红绿清澄里，不待风来香满池。（陈志岁《咏荷》）

那身处污泥之中白白的莲藕，洗净之后圆润可爱，常常用来形容幼童的稚嫩可爱与美人的丰肌玉骨。《红楼梦》中描写薛宝钗，就说她的胳膊如粉藕一般，引得宝玉心动。

世人都知道莲藕可入馔，可生吃也可煮食。

莲藕是夏天消暑的一种蔬菜，古人多生吃。"冷比雪霜甘比蜜，一片入口沉疴痊"，说的就是放在井水里冰镇之后的藕片。生藕性寒，得选细嫩的小尖藕，味道清甜，可以凉血散瘀，解酒清热生津。有虚热，易长口腔溃疡的人，每天可以喝一杯鲜榨的生藕汁，生津除烦，免除口疮烦扰。《温病条辨》中，列有中"五汁饮"一方，是由梨、鲜藕、鲜芦根、鲜麦冬、荸荠5种药食同源的药物组成。具体做法是将鲜芦根洗净，梨去皮、核，荸荠去皮，鲜藕去节，鲜麦冬切碎或剪碎，以洁净的纱布或榨汁机绞挤取汁，

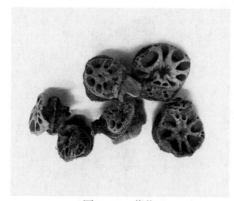

图4-17　藕节

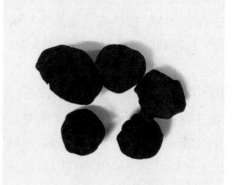

图4-18　藕节炭

冷饮或温饮，每日数次。方中梨可清肺热，藕具有清热润肺、凉血行瘀的功效，鲜芦根可清热生津、除烦，麦冬可润肺养阴、清心除烦、生津，荸荠具有清热化痰、消积利湿的作用，可以清除肺热、养阴生津，尤其适于急性热病之后，阴液已伤，但热邪尚未退尽，伴有咳嗽、黄痰、皮肤干燥、咽干口渴、舌红少苔或少津者。

我的家乡最常见的莲藕的吃法是凉拌藕片，将莲藕洗净去皮，去藕节，切成均匀的薄片，以开水焯熟后，放入姜丝、醋、盐、麻油等调味。不仅口味鲜香，爽口解腻，开胃下酒，是食物匮乏时期春节的必备菜肴；还能起到养阴清热、润燥止渴、清心安神的作用。

后来我在武汉喝过莲藕排骨汤，在南京吃过糯米藕，才知道藕除了生食或凉拌之外还有多种的吃法。莲藕熟食能补心益肾，补五脏之虚，强壮筋骨，滋阴养血。同时莲藕富含维生素 C 和粗纤维，能利尿通便，帮助排泄体内的废物和毒素，防止动脉硬化和血栓形成。不过，可能只有生长在江南水乡的人才会懂得，什么样的藕适合生食，什么样的藕适合煲汤。

让人最跌眼镜的是，无论是凉食还是热食，在厨房里被切掉的藕节，竟然药力最强。《本草纲目》认为藕节可"消瘀血，解热毒"，有凉血止血的作用。《本草求真》认为"藕节味涩"，与生地汁、童便同用，可以治疗一切热性的吐血、衄血等出血性疾病。如果有了痈疮疖肿，可以将鲜的藕节洗净捣烂外敷。南方人家不似北方人做菜时将藕节随意丢弃，往往会存在家里晒干。如果孩子夏天流鼻血，或者大人有痔疮出血的，就煮些藕节水来喝，真是惠而不费，废物利用得巧妙。

药房里卖的处方药叫藕节炭，是将藕节炒炭取性，凉血作用已弱，收敛之中兼能活血祛瘀，止血而无留瘀之弊，可用于治疗吐血、衄血等多种出血证，而药性又较和缓。妇人到了 40 多岁，阴气已虚，月事未绝，往往血下过多，西医称为功能性子宫出血，除了给予刮宫及激素治疗外，也无更多良策。在临证中，我多以气虚血瘀治之，其中便多用到藕节炭，取其祛瘀不伤正之意，往往取效。

藕粉 藕粉是由藕制成的淀粉类食品。小时候，藕粉可是送礼的佳品，去医院看望病人，都送这个。而且，外包装袋上也赫然印着："老幼妇孺、体弱多病者尤宜；特别适宜高热、吐血、高血压、肝病、食欲不振、缺铁性贫血、营养不良者食用"。家里的藕粉是老人们的专属营养品，小孩子只是生了病之后，才能有喝上一小碗藕粉的待遇。冲好的藕粉晶莹如玉，还有股淡淡的清香，不用喝，感觉病就好了一大半儿。

托李子柒的福，看了她的视频，才了解了古人制作藕粉的全过程。第一步是磨浆，将新鲜的老藕洗净，除去藕节，捣碎或磨碎，再加清水，用石磨磨成藕浆；第二步是洗浆，将藕浆盛在布袋中，下置容器，用清水往布袋里冲洗，边冲边搅动袋中藕渣，直到滤出的水变清为止；第三步是漂浆，把冲洗出的藕浆用水漂 1~2 天，每天搅动 1 次，漂洗，去除杂物。如此反复 1~2 次，至藕粉呈白色为止；最后再沥烤，将经过漂洗、沉淀后的藕粉用一个清洁布袋盛好，沥干，晾晒，再用刀将粉团削成薄片，继续烤干或晒干，碾碎即成藕粉。

经过粉身碎骨的蜕变，莲藕制成的藕粉性温味甘，有益胃健脾、养血补益、止泻等功能，可以用来辅助治疗肺热咳嗽、烦躁口渴、脾虚泄泻、食欲不振及各种出血性病症。还有人宣传说，这可是女性们美容养颜的好东西。现在的好东西太多，好久不喝这口了，写着写着，居然也馋了，放下笔，去冲一小碗来"补中养神，益气力"。

竹

还记得奥斯卡获奖影片《卧虎藏龙》吗？男女主人公在茂密的竹林里打斗的场景真的让安吉大竹海惊艳了全世界。如果我再告诉你，那样参天的绿竹其实是草而不是树，你吃惊吗？反正我是被惊到了。

竹子是高大乔木状禾草类植物，自然界中有 70 余属，1000 多种。有可以作为建筑材料使用的毛竹，有国宝大熊猫的专属口粮箭竹，有可以做成文人手中折扇扇骨的湘妃竹（传说是娥皇和女英的泪洒在上面形成了斑斑泪痕），有专门供人观赏的凤尾竹，也有供药用的淡竹。《本草便读》里专门设有竹类，下属诸药均与竹有关。雷丸，又名竹芩，是竹下所寄生的真菌；竹茹，是竹子的中间皮；竹沥，是加热竹子后流出的水；天竺黄，是竹竿中的分泌液干燥后的块状物；竹叶，当然是竹子的叶子了。还有其他的。竹笋，是竹子的幼苗，好吃，是山珍之一；竹实，也叫竹米，是竹子开花后结的果实；淡竹根，是竹子的根茎；竹卷心，是竹子卷而未放的幼叶；仙人杖，是枯死的幼竹茎秆；还有竹盐，可以用来制作牙膏！竹一身皆可药用，"故笋可发疮，沥通经脉，茹主呕哕，叶清烦热，皆透达木火之所不及者也（《本草乘雅半偈》）"。

竹叶 中药里的竹叶大多指的是淡竹的叶子，《名医别录》说它"主胸中痰热，咳逆上气"。竹位列岁寒三友，是因为竹叶凌冬不落，四季常青。《本草崇原》认为竹叶"凌冬不落者，禀太阳标阳之气也。太阳标阳本寒，故气味苦寒"。所以，《伤寒论》中的竹叶石膏汤中使用竹叶两把、石膏一斤、麦冬一升、粳米半升、人参三两、甘草二两、半夏半升，"治大病瘥后，虚羸少气，气逆欲吐者。以病后中虚，胃逆欲吐，三阳不降，燥热郁发"，取的就是竹叶清热除烦、生津利尿的作用。在《金匮要略》中也有竹叶汤、用竹叶一把、桔梗一两、生姜五两、附子一枚、葛根三两、桂枝一两、防风一两、甘草一两、人参一两、大枣十五枚，"治产后中风，发热面赤，喘而头痛"。产后中气虚弱，阴阳不能相交，即使发热，其热也与白虎汤所治的阳明热盛截然不同，是阳气不足复感外邪所致的热证。还有竹叶汤，以淡竹叶、麦冬、黄芩、茯苓、人参同用，来治妊娠期间的子烦之证，症见"妊娠心惊胆怯，终日烦闷，口干唇燥，胸中热"等。妊娠期间，许多药物均为禁用、慎用之属，此方以竹叶清心除烦，黄芩清胎热，茯苓健脾，人参补虚，可补而不留邪，清而不伤胎，实是难得的妊娠期间孕妇发热时的治疗方案。

在温病学派中，竹叶也是一员得力干将。《温病条辨》银翘散、清营汤、清宫汤、三仁汤中均有竹叶。从治疗温病初起的银翘散的辛凉透表，到邪热传营的清营汤的清营透热、养阴活血，再到因温病误汗、液伤邪陷、心包受邪或逆传心包的清宫汤的清心解毒、养阴生津，竹叶既可退虚热，又能透邪气。在三仁汤中，竹叶还配伍芳香化湿之品来宣畅气机，清利湿热，用治湿温初起

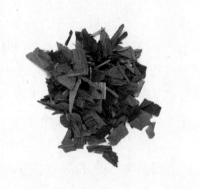

图4-19　竹叶

及暑温夹湿。

正是因为"竹叶清香透心，微苦凉热，气味俱轻"（《药品化义》），所以，现代人还将竹叶制成竹叶茶，解渴消暑，解毒利尿。研究证实，竹叶中所含的功能因子主要是黄酮糖苷和香豆素类内酯，它们具有优良的抗自由基、抗氧化、抗衰老、降血脂、降胆固醇、扩张毛细血管、疏通微循环、增强记忆力、改善睡眠、抗癌症、美容等功效。

竹叶青酒远在南北朝时就享有盛誉了。与今日汾酒勾兑的竹叶青不同，当时的竹叶青酒是以黄酒加竹叶合酿而成的中药养生酒，入口绵软，饮后清心除烦暖胃。"倾如竹叶盈樽绿，饮作桃花上面红（白居易《钱湖州以箬下酒，李苏州以五酘酒相次寄到，无因同饮，聊咏所怀》）"。古代诗人佳句里所说的竹叶，其实大多指的都是竹叶青酒：

江南忆，其次忆吴宫。吴酒一杯春竹叶，吴娃双舞醉芙蓉，早晚复相逢。（白居易《江南忆·忆江南》）

把取菱花百炼镜，换他竹叶十旬杯。（刘禹锡《和乐天以镜换酒》）

竹沥 沥，《说文》释为"水下滴"。竹沥就是新鲜的竹竿用火烤后流出的液汁，稍带些甜味，有竹子的清香。竹沥具有清肺降火，滑痰利窍之功效。可用于"中风痰迷、肺热痰壅、惊风、癫痫、热病痰多、壮热烦渴、子烦、破伤风"等病症。相比中药的苦汤子，小朋友们都超爱喝这种带竹子味道的甜水。所以，凡是咳嗽、痰多且痰黄稠的病人，我一般都给他们推荐竹沥水，或者中成药复方鲜竹沥液，以清除痰热、止咳平喘。

但竹沥功效远不止于此，《本草便读》中说竹沥"能豁痰而清热，皮间膜外尽搜除。治类中与偏枯，经络四肢都走遍"。也就是说，该药不仅能治有形之痰，还能清除无形之痰。但对于寒饮湿痰及脾虚便溏者，竹沥为禁服品。朱丹溪所推荐者，是"以其甘寒滑利，须同姜汁和冲"。竹沥与姜汁这一对药物，一为甘寒滑利，清热豁痰；一为辛温发散，开痰宣通，可治疗所有"经络四肢及皮里膜外痰热壅滞者"。比如《备急千金要方》中就有竹沥汤，竹沥二升、生葛汁一升、生姜汁三合。上三味相和温暖，分三服，平旦、日晡、夜各一服。"治风痱四肢不收，心神恍惚，不知人，不能言"。

竹沥是我所读过、用过的本草中所载最正规、最常用的液态中药，其他的液态药，如金银花露，是加工过的产品；千扬水、千沸水之类的，今人别说用，信的人都不多。唯有竹沥，不仅还在用，还有各种新产品问世。

竹茹　茹，在这里就是柔软的意思。药房里的竹茹便是一团团细如丝麻样的东西。其制作过程是先去除竹子最外面的青皮，把第二层的皮轻轻刮下来，晒干即成竹茹。同姜汁一起炒，则称姜竹茹。其可入胃清烦止呕逆，临床用来治疗呕吐、恶心效果最好。

如《金匮要略》中就有橘皮竹茹汤，以橘皮二斤、竹茹二升、大枣三十枚、生姜半斤、甘草五两、人参一两来治哕逆。哕，就是气逆的意思，干恶心，但不一定吐得出东西。对于现代临床上的一些反流性病变属胃虚有热者，如胃食管反流、幽门不完全性梗阻、膈肌痉挛及术后呃逆不止等，该方药均有效果，亦可用于妊娠呕吐。《医方考》释方："橘皮平其气，竹茹清其热，甘草和其逆，人参补其虚，生姜正其胃，大枣益其脾。"

在《普济本事方》中还有个竹茹汤，效果更妙，具有清热解酒、和胃止呕之功效，可治疗酒后呕吐或因饮酒引起的胃部不适。《本事方释义》解释："干葛气味辛，微温，能解酒毒，入足阳明；甘草，气味甘平，入足太阴；半夏，气味辛温，入足阳明；竹茹，气味甘寒，入足阳明；姜、枣以和荣卫。胃热呕吐不止，亦必因胃中酒气蕴热，故以微辛温之药令其入胃，引入甘寒之品，则酒热稍解，气得下降，胃气安而病自已也。"为增强说服力，《本事方》中还记载了一例验案。一位宋朝宗室，本来已经退热了，但几日后却突发呕吐，"药与饮食俱不下"，医者给病人服用丁香、藿香、滑石等药，但"下咽即吐"。但许叔微认为，"此正汗后余热留胃脘，孙兆竹茹汤正相当尔"，服用竹茹汤后，病人当然立刻痊愈了。

竹笋　笋，在《说文》中写作"筍"，竹胎也，是竹子的幼苗，菜中的精品，位列山珍下八珍之首。竹笋一年四季皆有，但唯有春笋、冬笋味道最佳。

春笋外形又细又长，如同长满毛的牛角，外面包满了黑褐色的笋衣，内部颜色是嫩黄的；而冬笋外形则又矮又胖，外形像宝塔，外面包裹着一层金黄色的笋皮，里面是鲜嫩的白色或鹅黄色的笋肉。《名医别录》言其"主消渴，利水道，益气，可久食"；《本草纲目拾遗》说它"利九窍，通血脉，化痰涎，消食胀"，尤独善于清化热痰。笋有滋阴、益血、化痰、消食、利便、明目等功效。小儿患麻疹的时候可喝嫩笋尖做的汤，使麻疹出透，缩短病期。用笋熬粥，还对久泻形成的脱肛有很好的疗效。营养学则认为竹笋具有吸附脂肪、促进食物发酵、助消化和排泄的作用，是减肥者的理想食物之一。

苏东坡爱竹，也爱美食。他曾写下《於潜僧绿筠轩》一诗：

可使食无肉，不可居无竹。

无肉令人瘦，无竹令人俗。

人瘦尚可肥，俗士不可医。

但坊间最出名的竹笋烧肉，则把二者完美地结合起来，真的做到不俗又不瘦的扬州鹤境界了。

需要注意的是，笋属发物，又鲜美无比。过敏体质或患有严重的胃及十二指肠溃疡、胃出血、肝硬化、食管静脉曲张、慢性肠炎，以及患有结石之类疾病的病人应忌食。

竹盐 因为使用的竹盐牙膏都是日韩产的，最初我还以为竹盐是舶来品。一查资料才知道，这是我国古代炼丹家葛洪的杰作。传说东晋末年，天花泛滥，疟疾横行。葛洪在现今湖北赤壁的葛仙山上就地取材，以丹炉为器，以松木为柴，以鲜竹、食盐、艾蒿为料，昼夜炼制丹药，救治黎民百姓，挽救了周边无数人的生命，竹盐由此诞生。公元 8 世纪，朝鲜著名高僧真表大师在乌金岩脚下受赐竹盐秘方，这一方法在韩国得到了很好的继承与发扬。古时候的韩国僧侣们把日晒盐装入三年生的楠竹中，两端以天然黄土封口，以松树为燃料，经 1000~1300℃高温煅烧后提炼出来的就是灰白色的竹盐。

《红楼梦》第二十一回中，宝玉清早起来到了黛玉的屋子，借湘云的残水洗完脸后"忙忙的要过青盐擦了牙，漱了口"，说明中国古代早就有以青盐搽牙以防龋齿的传统，使用的是湖盐或矿盐。在《备急千金要方》中就有记载："每且以一捻盐内口中，以暖水含，揩齿及叩齿百遍，为之不绝。不过五日，口齿即牢密。凡人齿不能食果菜者，皆由齿根露也。为此盐汤揩齿叩齿法，无不愈也，神食。凡人好患齿病，多由月蚀夜食饮之所致也，识者深宜慎之。所以日月蚀未平时，特忌饮食，小儿亦然"。近年来，韩国所产的高档竹盐牙膏高调进军中国，占据了牙膏市场的半壁江山。这还罢了，许多利欲熏心的人还宣传说每日以竹盐冲水饮用，可治疗许多疾病，还以中医中药的理论来解释了一大通。有上述古籍为证，中医什么时候也没说过要把那盐水吞咽下去啊!

竹实　竹花开过后，便结竹米，即竹子的种子——竹实。这是竹子延续后代的最传统的方式。不过，竹子开花结子后，便会成片死亡。因而，竹实会承载竹子毕生的养分。传说中竹米是凤凰之食，古代有凤凰"非梧桐不栖，非竹实不食"之说。因此，诗人们一方面说"竹实满秋浦，凤来何苦饥"（李白《赠柳圆》）；一方面又担心"荆棘参天梧桐死，那有竹实可为粮"（孙枝蔚《长相思》）。

《神农本草经》中载竹实可"益气"；《物理小识》说可"下积"；《本草纲目》中载竹米"通神明，轻身益气"。竹米的颜色、质地正如《太平广记》记载："其子粗，颜色红，其味尤馨香"。其珍贵胜过粳糯米。现代研究表明，竹实中含有铁、锌、铜、磷、镁、钾等多种人体所需的微量元素和常量元素，以及至少含有16种氨基酸，可促进人体创伤愈合，改善氮平衡，促进多种激素分泌，在抑制肿瘤、解毒等方面起着重要作用。常食竹米可平衡营养，清火去热，清理肠胃，健胃润肺，养血益气；并可治疗疲劳综合征、肠胃不适、肥胖、便秘、妇女经前期综合征。

瓜蒌

瓜蒌是葫芦科的植物，还有许多雅称，《诗经》中称之为果裸，《神农本草经》中称之为地楼，《针灸甲乙经》中称之为瓜蒌（"葵"字怕是"蒌"字之误）。老北京的庭院里多栽种此物。清代有句俗语形容北京的四合院人家——"天棚、鱼缸、石榴树、老爷、肥狗、胖丫头"。天棚为遮阳而建，许多人家不扎天棚，多种一架瓜蒌，也可坐在架下乘凉。夏秋之时，微风吹过，一个个球形的果实未熟时青涩，熟透了橙红，在架上摇曳，饶有情趣。

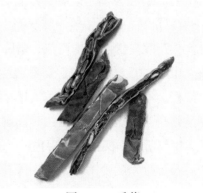

图 4-20　瓜蒌

瓜蒌一身都可作药用，有解热、止渴、利尿、镇咳、祛痰等作用。当果实表面白粉。变成淡黄色时，可采摘悬通风处晾干，即成全瓜蒌；将果实从果蒂处剖开，取出瓜、瓤和种子，晒干即成瓜蒌皮；挖取瓜蒌的块根，去净泥沙，刮去粗皮，晒干或烘干，即成天花粉。

全瓜蒌 全瓜蒌主要治疗痰喘、胸痹。仲景在《伤寒论》与《金匮要略》中便多处提到此药的使用。如小陷胸汤便主要用此物，"以水六升，先煮瓜蒌，取三升，去滓"，然后内（纳）黄连、半夏，"再煮取二升，去滓，分温三服"，以治疗"小结胸病，正在心下，按之则痛，脉浮滑者"。就目前临床上来说，所谓的小结胸病可能就是实性的急慢性胃炎，主要表现为胃脘疼痛，按之加重，脉浮滑，苔黄白厚腻等。可施以小陷胸汤或其加减方。小陷胸汤的方药组成为半夏、黄连、瓜蒌，当年上学时为助记忆，编了"拌黄瓜"的口诀。至今遇到这种病例，还能想起方药组成。

仲景常将瓜蒌与薤白同用治疗胸痹，《金匮要略》中的瓜蒌薤白半夏汤便可"治胸痹不得卧，心痛彻背"。药用瓜蒌实一枚（捣），薤白三两，半夏半斤，白酒一斗，共煎同服。瓜蒌薤白半夏汤去半夏即为瓜蒌薤白白酒汤，也可治疗"胸痹，喘息咳唾，胸背痛，短气，寸口脉沉而迟，关上小紧数"。二方之差，只在于有无半夏。其组成上均有瓜蒌、薤白、白酒，具有通阳散结、行气祛痰的作用，可治疗胸阳不振，痰阻气滞之胸痹，即今天的冠心病、肋间神经痛、慢性支气管炎等症。瓜蒌薤白白酒汤是通阳散结，行气祛痰的基本方，适用于胸痹而痰浊气滞较轻者；而瓜蒌薤白半夏汤在增大瓜蒌、白酒用量的基础上，又加半夏，祛痰散结之力较大，适用于胸痹而痰浊较盛，以胸痛彻背，背痛彻胸，且不能安卧为证候特点者。李时珍评价说："张仲景治胸痹痛引心背，咳唾喘息，及结胸满痛，皆用瓜蒌实，乃取其甘寒不犯胃气，能降上焦之火，使痰气下降也。"《本草思辨录》也说："瓜蒌实之长，在导痰浊下行，故结胸胸痹，非此不治。然能导之使行，不能逐之使去，盖其性柔，非济之以刚，则下行不力。是故小陷胸汤则有连、夏，瓜蒌薤白等汤则有薤、酒、桂、朴，皆伍以辛苦迅利之品，用其所长，又补其所短也"。

天花粉 瓜蒌的根，称为天花粉。《本草正义》说："药肆之所谓天花粉者，即以蒌根切片用之，有粉之名，无粉之实。"只是因为瓜蒌的根比较白，就叫这么个名字，让没学过中药的人简直无从理解。

不过，人家天花粉入药的历史可比瓜蒌长，《神农本草经》就收录了栝楼根"治消渴，身热，烦满，大热，补虚安中，续绝伤"。《本草纲目》补充说"栝楼根，味甘微苦酸，酸能生津，故能止渴润枯，微苦降火，甘不伤胃"。看来，天花粉的首要功用是治疗消渴。

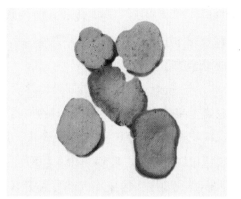

图4-21　天花粉

其次，是清热泻火、消肿排脓。我在临床上，凡是有疮疡肿疖或患有急性鼻炎、鼻窦炎，鼻流脓涕者，内服药方中一律加上天花粉。这点现代科学研究给出了依据，天花粉煎剂在体外对多种致病性杆菌及溶血性链球菌、肺炎双球菌等有不同程度的抑制作用。而且，在计划生育的时代，天花粉注射液还能够落胎，帮助施行人工流产。因此，我对《本草求真》中说"天花粉较之瓜蒌，其性稍平，不似蒌性急迫，而有推墙倒壁之功也"的评价颇有异议。明明是天花粉的作用更为凶猛霸道！

榆白皮

俗语里如果骂人"榆木疙瘩"，那就是意味着那个人是死脑筋，不开窍，不变通。相较于紫檀木、花梨木，榆木简直是太不入行家的法眼。但是中国的百姓却不应该忘却榆树的救命之恩。感谢我出生的年代，虽然不是太富裕，但不至于饭都吃不饱。在许多文学作品，如电影《1942》里的场景，遇到荒年，百姓只能吃草根、树皮。难以想象，那么粗砺的榆树皮如何入口。倘若说它的荚果，也就是我们俗称的榆钱可吃，尚可理解。因为儿时我经常会撸了绿绿的榆钱，让外婆和上玉米面，上屉蒸熟，蘸上香油蒜泥，大快朵颐。至今也是想起来就流口水的美味。资料上说榆钱也可入药，有健脾安神、清心降火、止咳化痰的功效。但外婆做的时候只是说多吃点儿，清清火。后来我读起唐宋八大家韩愈的诗"杨花榆荚无才思，惟解漫天作雪飞"，才理解外婆的心绪。看来，我辈不是无才思，而是把那点心思全放在吃上了。

有一日我在门头沟讲课带诊之后，当地朋友说要请我尝尝山野趣味，于是端上来一盘黑乎乎的面条似的东西。我吃了一口，感觉稍有些苦味，但与以往吃过的荞麦面等并无什么不同。朋友笑着介绍说，这是榆树皮面，真正是用榆树皮做的。吃惊之余，我理解了为什么《汉书》中记载"天旱伤麦"时，人们要吃榆皮。榆皮不仅被写入史书，也记载在了医书药书中。李时珍在他的《本草纲目》中认为榆皮性滑利，下降，可以治疗"小便不通，五淋肿满，喘嗽不眠"等症。但是，那位朋友和做面的农家乐大嫂并不能说出那么多榆皮的功用，他们只是说：现在的榆树皮普通人家早就不吃了，都有精米白面，谁吃那个呢！只是近年来得脂肪肝、高血压和糖尿病的人多了起来，有些人就想起了这一口，才又专门请了人来教着做，把这个传统的山野口味恢复了起来。现在许多城里人到了山区，都愿意多吃些粗粮，愿意吃苦，只求血糖、血压什么的不再超标。这在一定程度上，也算是一种回归。

科学家说，由于榆皮中富含维生素、淀粉，所以才能制成面条，代替传统的米麦。从中医的角度考虑，榆皮多和清利下焦的一些药物，如瞿麦、滑石等同用，可治疗泌尿系统的急慢性感染。曾有一位农民工模样的年轻男性，在我门诊时直接进门要求开抗生素。因为卫生部门对抗生素限制使用，购买此类药物必须有医生的处方，而且长期而严格的临床训练使我不能随便地给他开抗生素类药物。因此，我要求他出具相关的检验单据。他讷讷半晌才终于下定决心，从口袋中拿出一张某医院开具的化验单，上面赫然写着——前列腺炎。而那个某医院便是当时臭名昭著的、以广告起家的某系列医院之一。我告诉他，根据这张化验单，我不可能给他开药。他急得快哭了，说：他们说我病得非常严重，给我开了5000多元的药，但我没有那么多钱，就想自己去药店或普通医院买些抗生素吃。某医院的此等伎俩，我早有所耳闻，便再问他，你的症状是什么呢？男子答：小便处（阴茎）红肿，小便的时候疼痛，尿得也不痛快。我再三安慰与解释后，仍然拒绝了他要服抗生素的要求，而是为他开了榆白皮汤，简单地给些榆皮、黄芩、黄柏与车前子，令他口服兼外洗，并嘱他3天后再来复诊。果然3

天之后那男子兴高采烈地来了，一进门就谢我，说没想到这不到 30 元的药，居然比那 5000 多元的还神。

榆树是至贱之物，生诸山野、庭院，被人称为"榆木疙瘩"，灾荒时遭人剥皮、撸叶。不过，只要用之得当，照样可以为人祛除疾患。

药无贵贱之分，但人品有。

桃仁

十多年前，我和东直门医院的姜良铎老师一同去沙特阿拉伯会诊。旅途时光难打发，姜老师便为我讲了不少他当年学医的故事。其中有一则是他上陕西中医学院（今陕西中医药大学）前的故事。他曾在一家药店里当学徒，发现店里有不少女店员经常一边为顾客抓药，一边把什么东西偷偷往嘴里送。原来，女同事们吃的中药是桃仁，由于富含油脂，桃仁吃起来香香的，跟花生、瓜子差不多味道。那个年代，物质匮乏，这种药食同源的药物往往就成了人们难得的零食。不过，药店的老师傅告诉他："那东西，不能多吃，要坏事的。"果然，那些女同事们的例假要么不到时间就来潮，要么来后就出血不止。这下子他明白了，桃仁这东西，活血化瘀、破血的作用真是了得。

电视剧《甄嬛传》里也有类似细节，把纯元皇后产下死胎的原因归咎于桃仁代替了杏仁。姑且不论故事的情节是否合理，桃仁破血，孕妇应慎用倒是真的。

仲景用桃仁，也正是取其"辛苦滑利，通经行血，善润结燥而破癥瘀"的作用。桃核承气汤用之，治疗"太阳伤寒，热结膀胱，其人如狂，外证已解，但小腹急结者"；抵当汤用之，"治血结膀胱，少腹硬满"；鳖甲煎丸用之治疟母，即肝脾肿大；大黄䗪虫丸用之，"治虚劳腹

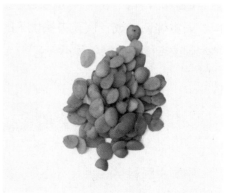

图 4-22 桃仁

满，内有干血"；桂枝茯苓丸用之，"治宿有癥病，胎动下血"；下瘀血汤方用之，治"产妇腹痛，中有瘀血"；大黄牡丹皮汤方用之，治肠痈脓成。

其中，桂枝茯苓丸被经方名家黄煌教授誉为活血化瘀第一方，他提到，因为过去没有产科手术，古人用桂枝茯苓丸来下死胎。现桂枝茯苓丸已被开发为中成药，专门治疗子宫肌瘤。黄煌教授认为，仅这一种用途未免有些太可惜了。他在临床中使用该方治疗过子宫内膜厚增厚、痤疮、银屑病、前列腺增生，甚至肺纤维化等病例，均取得良好的效果。有意思的是，因为该药说明书中写着"治疗子宫肌瘤"，有些男性病人便不好意思吃。其实，这跟更有名的妇科药乌鸡白凤丸可以治疗男性的许多疾病道理是一样的。中医治病，考虑的不是病，而是证。有是证，才用是方，用是药。在黄煌教授的病例中，有许多患痤疮、前列腺疾病、糖尿病的男性病人，服用桂枝茯苓丸后病情均有好转。事实胜于雄辩。

我个人在治疗妇科疾病时，更偏于使用桃红四物汤加味。现代研究表明，正是因为桃仁、红花破血祛瘀，四物汤养血活血，名方桃红四物汤才有扩张血管、抗炎、抗疲劳、抗休克、调节免疫功能、降脂、补充微量元素、抗过敏等一系列作用。根据文献报道，该方可用于内、外、儿、眼、耳鼻喉等各科，治疗冠心病心绞痛、慢性肾小球肾炎、偏头痛、癫痫、糖尿病周围神经病变、功能性子宫出血、痛经、更年期综合征、血栓闭塞性脉管炎、小儿血小板减少性紫癜、荨麻疹、眼底出血等多种难治性疾病。

桃树的一家子都可入药。比如，桃花及桃树上结的桃胶有美容作用，兼可消积下滞，利水除痰；桃叶可以杀虫、发汗；桃子好吃，可以管饱，这是自然的。有个非常神奇的地方是，许多古书都认为桃树可以驱邪。每年春天赏桃花，或者秋天去摘桃子的时候，乡间会有农家在路边摆摊售卖桃木剑或者桃木做的各种小玩意儿，据说挂在屋里可以避邪杀鬼呢。

槐花

中国中医科学院西大门处有一棵粗壮的洋槐，而门前的南小街上，则栽种着两排国槐。相较之下，国槐没有洋槐高大，更没有洋槐的花儿香。

春天里，雪白的洋槐花儿似云似雪，香气弥漫在整个大院儿里。而国槐则是在夏末静静地开放着不起眼儿的、带些淡绿的花朵，开了，无人问津；落了，如地毯般地铺满整个人行道，任人践踏。

其实，那些不起眼的小花儿"内在"却着实不凡。它们会在若干天后，由自然界里另一群辛勤劳作的物种变成一种香甜可口又能养颜祛病的东西——槐花蜜。养蜂人说，槐花蜜是蜜中的上品，具有槐花祛湿利尿、凉血止血之功效，经常服用花蜜能帮助人体保持毛细血管抵抗能力，可舒张血管，改善血液循环，防止血管硬化，降低血脂血压等，并可预防中风，同时亦有清热补中、解毒润燥之功效，还能改善人的情绪，达到宁心安神效果。较适用于慢性病病人及心血管病人的保健食用，尤其适合睡眠质量较差的老年人。可以每天早上喝一杯温红茶加槐花蜜，也可以临睡前喝一杯温牛奶加槐花蜜。

可能有人会觉得在茶水里加蜂蜜有些另类，但其实大家如果尝试一下，会觉得别有一番滋味。正如昔年在伦敦时，每日的下午茶，英国人都爱在茶中加上牛奶与大量的白糖，最初喝不惯，久了，便觉得也可接受了。

干了的槐花凉血解毒，可治疗肠风下血等病症。《滇南本草》说它们可以"治五痔肠风下血、赤白热痢。枝洗疥癞，祛皮肤瘙痒"。我曾治疗过多例产后便秘的病人。新产之后，家人多按中国传统的坐月子之俗给予营养丰富的餐食。因此，不少素来阴虚体燥的产妇吃多了油腻辛辣的食物往往会大便干结，便中带血。但是，产妇又有哺乳的重任，不宜服用药性过强的药物。于是，我常令产妇以炒过的槐花代茶饮，既不伤产妇之正气，又可以止其便血。

国槐一身都是宝，其槐叶、槐枝、槐根均可入药，有清肝泻火、凉血解毒、燥湿杀虫等功效，"七月采叶，阴干为末。治一切大小便下血，或痔疮疼痛，脓血不止，灯草煎汤服。采子服之，止血散疝。但性寒不可多食"。作用最大，用途最为人道的，还数槐花落尽之后所结

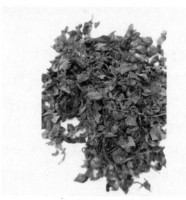

图4–23 槐花

成的槐角。槐角是国槐的果实，属荚果，呈串珠状，不仅与花的功能相似，其凉血通便、治疗痔疮的作用更胜一筹。小的时候我住在城郊，老院的巷子深处便有一棵很老的国槐树，太姥与邻家的老奶奶们经常请了人执着长竿来摘槐角，晒干了收入篮中。哪家人有了痔疮，便分送他们一些，用来煎汤外洗。《本草纲目》载，肠风下血用"皂角子、槐实一两，用占谷糠炒香，去糠，为末，陈粟米饮下一钱。名神效散"。治疗痔疮、肠风，最有名的药莫过于同仁堂的地榆槐角丸，其方以地榆（炭）、槐角（蜜炙）、槐花（炒）、大黄、黄芩、地黄、当归、赤芍、红花、防风、荆芥穗、枳壳（麸炒）构成。动物实验证实，地榆炭煎剂可使凝血、出血时间明显缩短，并能收缩毛细血管；槐花能保持毛细血管的抵抗力，减少血管通透性，可使因脆性增加而出血的毛细血管恢复正常的弹性，并有抗炎、解痉等作用；槐角能促进血液凝固，降低血管壁的渗透性；大黄能收缩血管，缩短血液凝固时间。一般情况下，患有痔疮下血，服用此药多半便可见效。但是，同样是大便出血，必定要与肠癌的出血相鉴别，若是后者，该药怕是有些无能为力了。

我本来以为，槐字的右半边为"鬼"，会为人所忌讳。谁知，槐字倒是很富贵的意思，是古代三公宰辅之位的象征。槐府，是指三公的官署或宅第；槐第，是指三公的宅第。看来，中国中医科学院大门内外的槐树们，无论洋槐还是国槐，都是中医高尚地位的象征。

侧柏

柏子仁 侧柏是北京的市树，无论在天坛还是地坛，都能见到活了几百岁的侧柏静立在庄严肃穆的宫殿之外，营造出清幽森然的气氛。柏子仁就是侧柏的果实及种仁，只要是种有侧柏的地方，就有柏子仁。

《神农本草经》称柏子仁为"柏实"。"味甘平，生山谷。治惊悸，安五脏，益气，除湿痹。久服，令人悦泽美色，耳目聪明，不饥不老，轻身延年"。在许多少数民族医药中，侧柏的叶与子也是良药，虽然名称不同，功效却大同小异，大略是跟血证有关系。而现代中药则将其功效归纳为养心安神、润肠通便。

柏子仁的炮制很有讲究，《雷公炮炙论》中提到，要使用柏子仁，得先用酒浸泡一夜，天明捞出，晒干，再用黄精汁拌过了在太阳底下晒，或没太阳时以微火慢煎，同时还要不停地搅拌。那就是说，炮制好的柏子仁还有黄精的作用，而黄精本身就有补气养阴、健脾、润肺、益肾等功效，增强了柏子仁安五脏、益气的功用。

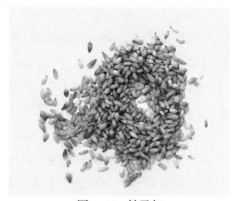

图 4-24　柏子仁

我个人理解，柏子仁多用于妇女更年期由于肝肾不足而出现的心悸怔忡，虚烦失眠。名方柏子仁丸及天王补心丹等均出自《妇人大全良方》便是明证。

古籍中的柏子仁丸与现在市售的中成药组成并不完全一致。如《妇人大全良方》中的柏子仁丸由柏子仁（炒，别研）、牛膝、卷柏各15克，泽兰叶、续断各60克、熟地黄90克制成，主治室女经闭成劳；《御药院方》中的柏子仁丸则由山茱萸120克、柏子仁15克、远志（去心）15克、覆盆子30克、山药（另取末）30克制成，主治心肾不足，心悸、失眠、遗精；《医宗必读》中则用柏子仁60克配伍半夏曲60克，牡蛎、人参、白术、麻黄根、五味子各30克，麦麸15克，以治疗心阳虚损，心惕盗汗。目前临床用的中成药柏子仁丸，成方即采用《医宗必读》方，但以党参易人参，用治夜寐不安、盗汗之症。

现在中成药的天王补心丹方取自《妇人大全良方》，具有滋阴清热、养血安神之功效。临床常用于治疗神经衰弱、冠心病、精神分裂症、甲状腺功能亢进等所致的失眠、心悸，以及复发性口疮等属于心肾阴虚血少者。其中柏子仁主要起养血安神的作用。

由于柏子仁多含油脂，所以，一方面可以润肠通便，用于老人虚性便秘，如五仁润肠丸（地黄、桃仁、火麻仁、郁李仁、柏子仁、肉苁蓉、陈皮、大黄、当归、松子仁）中便有柏子仁；另一方面，由于柏子仁的油性过多，因此，脾虚有痰湿者不宜用。

侧柏叶 侧柏的叶子也是中药，"叶扁而侧生者，名侧柏叶，可以入药"（《本草崇原》）。其炮制方法也是用"黄精自然汁浸了，焙干，又浸又焙，待黄精汁干尽，然后用之"（《雷公炮炙论》）。炒炭后，称侧柏炭。

《名医别录》中载侧柏叶"主吐血、衄血、痢血、崩中赤白。轻身益气，令人耐寒暑，去湿痹，生肌"。如果生用，侧柏叶可治疗咳嗽咳血，有凉血止血之功；侧柏炭则长于止血收涩。

四生丸（生地黄、生侧柏叶、生艾叶、生荷叶）中便用生的侧柏叶，以治血热妄行引起的吐血、衄血，以及子宫功能性出血等病症。与四生丸的适应证不同，《金匮要略》中有柏叶汤，以柏叶、干姜各三两，艾三把，治中气虚寒之吐血不止。姜、艾温阳摄血，柏叶清降，收敛止血，以遏胃气上逆之势。原方使用马通汁送服。名医蒲辅周认为，若无马尿，则可用童便代替。他曾治一男子，患支气管扩张而咯血，因有结核病史，前医用四生丸加白芍、白及、仙鹤草等，治后病人反觉胸闷不适，食纳减少。蒲老诊后，发觉此病人形寒畏冷，咳痰稀薄，舌苔薄白，脉沉缓，遂认定病机为肺气虚寒不能温摄所致。于是，给予柏叶汤，以童便1杯兑服。2剂咯血即止。仍有稀痰，后用六君子汤加干姜、细辛、五味子而收全功。

不过，侧柏叶更令人感兴趣的，是其乌发功效。有古方称"头发不生，侧柏叶阴干，作末。和麻油涂之"。前人整理的美发秘方中，大多都有侧柏叶。我试用含侧柏叶的中药治疗数例脱发病人，有效也有不效者，郁闷不知是自己辨证不明，还是中药效果有限。某次在庭院内无意识地摘些侧柏

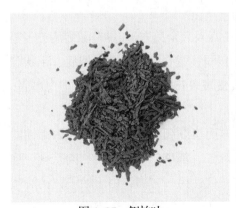

图 4-25 侧柏叶

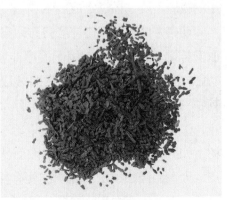

图 4-26 侧柏炭

叶及籽，用手捻着玩儿，汁液粘于手上，忽而变成黑色，才恍然大悟：原来，古人说的"和麻油涂之"是侧柏叶外用的染发与生发功效啊！

杏仁

杏仁是分南北的。长在南方的杏仁被称为甜杏仁，味道香甜，入口细腻，大多数是作为食品来食用的。老北京的杏仁茶、饮品中的杏仁露，其主要原料就是甜杏仁。北方产的杏仁也被称为苦杏仁，稍带些苦味儿，里面含有微量的氢氰酸成分，吃多了会致死，但少量食用却有着很好的止咳平喘、化痰的功效。有些时候，高明的厨师会将少量的苦杏仁掺在甜杏仁里，南北杏仁同用，使所做出的甜点甘甜中带些微苦，苦中有若干甜，反而令人回味不已。

中药中用杏仁，最常见的是用来治疗肺系的疾病。小时候，一剂麻杏石甘汤花费不过几分钱，却省去了打针输液的烦恼。从医后，许多急性的肺炎、上呼吸道感染，以发热、喘咳为主要表现的，我也往往以麻杏石甘汤为底方，随症加减，当然也效如桴鼓。由于药味少、量小，治疗一次急性的上呼吸道感染，放在现在其花费也不过区区二三十元。相对于现在一个感冒动不动就上千元的医疗支出，小小的杏仁，功莫大焉。

在中药理论中，杏仁性温，味苦，有宣肺的作用。在施今墨先生的药对中，杏仁常与桔梗同用，桔梗性主升浮，杏仁主沉降，二者一升一降，一沉一浮，调理病人的气机，可用于许多肺系疾病的治疗。比如，《景岳全书》中的杏仁桔梗煎就是对这一药对的完美诠释。方中使用了甘草、阿胶、金银花、麦冬、百合、夏枯草、连翘、贝母、枳壳、红藤，来治疗咳嗽吐脓、痰中带血，或胸膈隐痛，将成肺痈者。其中有养阴润肺的阿胶、百合、贝母，配合清

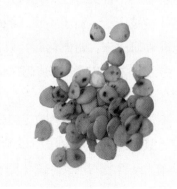

图 4-27 杏仁

热解毒的金银花、夏枯草、连翘、红藤。其中枳壳兼理气机，甘草和诸药，有杏仁、桔梗二药疏通上下，宣发肃降，使肺气清利，才可以治疗久咳，脓痰带血。临床常用于慢性的支气管炎、哮喘、肺气肿，甚或肺癌。

有位东北的病人肺癌术后经常冬日嗽血，于是，每年入秋之后便托我为其制作膏方调理。东北入冬之后，虽然室外滴水成冰，但室内温度颇高，燥邪易伤肺阴。因此，我用药便仿杏仁桔梗煎的清燥救肺、养阴清肺之意，以前述药物，重用阿胶 500 克，配上滋阴润燥的蜂蜜制成膏滋剂，每年冬天令病人服用 3 个月。现那位病人病情稳定，已存活 10 余年。

与许多种子类药物一样，杏仁也富含油脂。中药的五仁丸便是选取杏仁、郁李仁、柏子仁、酸枣仁、大麻子仁这些种子类的药物合而为丸为饼，治疗老年人或者重病之后因肠道津液枯涸，大便艰涩难出的病症。此方被收入《医方类聚》，可能被邻国聪明的编剧看到，编入轰动一时的连续剧《大长今》中，变成了亦是医女亦是掌管韩国王室饮食尚宫的大长今的精心发明。5 种亦食亦药的种子类煮入粥中，既可滋补，又可以润肠通便，从而使大长今赢得了宫中的烹饪比赛。其实此方不仅可以润肠通便，对许多老年人的病症，诸如高脂血症、睡眠障碍、慢性咳喘、记忆力减退等，也均有帮助。

除了内服，杏仁外用也有美容、润肤的功效。有些小秘方，选来做面膜，对女人的容颜绝对有奇效。《得配本草》中载了一些杏仁的常用配伍，还有一则非常奇异的病例。比如说，杏仁配伍陈皮，可以用来治便秘；配伍天冬，可润心肺；和柿饼在一起，可治疗咯血，这些小经验都可以成为临床中惠而不费又好吃，为病人所欢迎的小方子。那则怪病例是某人舌尖在事故中被切断，血出不止，治疗措施是先以米醋刷断处，再将蒲黄、杏仁、硼砂研成末，蜜调含化，以止血止痛。看到此处，我想起电视剧《潜伏》中那个为不出卖党的机密而咬断舌头的共产党员。没准儿古代治疗咬舌自尽的治疗就是这样呢。

不过，要说一下，现在超市里卖的那种大大的、扁扁的，所谓美国大杏仁，其实并不是本文里所说的杏仁。那种杏仁是一种扁桃仁，在新疆叫巴旦木，是著名的零食。清代的《本草从新》明确说"巴旦杏仁，甘平……不入药"。但是，也有不同的观点，《得配本草》就认为巴旦木仁"甘、平、温。止咳下气，消心腹逆闷。虚嗽者禁用"。

药用的苦杏仁是有毒的，使用时需要炮制好，方法是"以沸汤浸去皮尖，每斤用白火石一斤、黑豆三合，以东流水同煮，从巳至午，漉出，劈开如金色，晒干乃用。得火良"。因为每 100 克的苦杏仁可分解释放氢氰酸 100~250 毫克。氢氰酸是一种剧毒物质，其致死剂量为 60 毫克。所以，不经炮制就直接使用苦杏仁是十分危险的。杏仁中毒的主要表现为眩晕、突然晕倒、心悸、头疼、恶心呕吐、惊厥、昏迷、发绀、瞳孔散大、对光反应消失、脉搏弱、呼吸急促或缓慢而不规则。若不及时抢救，可因呼吸衰竭而死亡。在当红剧《甄嬛传》中，安陵容就是吃苦杏仁自杀的。

因此，说中药没有毒性和副作用是不恰当的，但在一定的情形下使用或者一定时间段内使用是合理的。比如，在《药鉴》中就载有这样一个治哮喘的神方，用"杏仁三钱、马兜铃三钱、蝉蜕二钱、白矾五钱、白砒五分，乳（研的意思）细，红枣肉为丸，如梧桐子大，食后冷水送下，男七女六，治哮神效"。以西医学的眼光来看，这张神方中大多数药是有毒的，且不光是白砒（即砒霜），包括现在炒得很火的马兜铃也是含有马兜铃酸，可导致肝肾损伤的。但实际上，古人认为以毒攻毒可以治疗顽疾。人家方子后面早已注明了"中病即已，不可多服，过则令人伤筋骨"。许多现代临床上被炒作的中药致使肝肾损害，大多都是因其违规使用而造成的。

枇杷叶

苏东坡流放岭南时，纵情山水，寄情美食。大家都记住了他的"日啖荔枝三百颗，不辞长作岭南人"，但不知道前一句也很美："罗浮山下四时春，卢橘杨梅次第新"。其中的卢橘指的并不是橘子，而是枇杷。

与大部分果树不同，枇杷在秋天或初冬开花，果子在春天至初夏成熟，比其他水果都早，因此被称为"果木中独备四时之气者"。可怜我这个北方人，竟是从白石老人的画中先认识枇杷的。画中的枇杷叶墨色深深，而果实娇黄，有点儿像北方人熟识的杏，但带着长长的柄。白石老人画物，观察仔细，连枇杷的蒂都清楚可见。工作后，我第一次出差南方，看到街边挑着挑子叫卖枇杷的小贩，二话不说便买了几斤品尝。轻轻撕去黄色的果皮，果肉清甜可口，只是核过于大了些。当地朋友笑我：这是野生的枇杷，果肉小核大。《本草乘雅半偈》说其"性喜高疏，最便山土，秋英冬花，春实夏熟，核多于肉，叶盛于枝，花繁成蓓"，可见不是虚言。现在果品店里卖的，是经过果

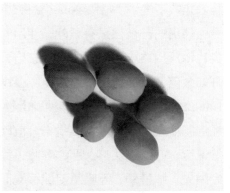

图4-28　枇杷果

农优选嫁接过的，肉多核小，品相比这个好多了。可是，我觉得第一次尝枇杷，还是要去尝它的原生味道。不仅如此，我连那硕大的果核也没舍得扔掉，而是把它带回北京，种在阳台上的花盆里。

因为枇杷是黄色的，《本草求真》说这是"脾家果也"。哈哈！按照这个逻辑，笔者姓黄，也当是脾家之人也。可偏偏枇杷是治疗肺病的，可能是要在土中求金吧。其实古人的解释也颇可自圆其说："麦冬茂夏实，枇杷亦冬花夏果，与玑衡冬入夏出反，谓其能阖能辟也。故入胃腑，主卒呕哕不止（《本草乘雅半偈》）"。依照五行学说，脾胃为土，肺为金，土为母，金为子，母能生子，子亦必照拂其母。因此，"固受盛属胃，其腐化敷布，必借肺气之吸呼，互为关键终始故也（《本草乘雅半偈》）"。《本草图经》说枇杷果"味甘，平，治肺痿痨伤吐血、咳嗽吐痰、哮吼。又治小儿惊风发热，神效"。只可惜枇杷果的药力不够，否则，这该是多么好吃的药啊！如果能天天吃上这样的药，我宁愿天天咳嗽。

大家所熟知药店里卖的能治咳嗽的枇杷糖浆，其实用的是枇杷树的叶子。《本草图经》说："枇杷叶，味苦辛，性寒。入肺，止咳嗽，止喘促，消痰。久咳，喉中如拽锯之声。肺有顽痰，结在肺中，痰丝随风气升降，故有吼喘之声。枇杷叶入肺，能斩断顽痰丝，消散吼喘止气促。"与唐明皇千乘万骑送荔枝给杨贵妃类似，唐人也会不远千里运送灵药。唐代司空曙的《卫明府寄枇杷叶》就有：

倾筐呈绿叶，重叠色何鲜。讵是秋风里，犹如晓露前。

仙方当见重，消疾本应便。全胜甘蕉赠，空投谢氏篇。

其实，新鲜摘下的枇杷叶并不能直接使用，《本草乘雅半偈》中详细论述了炮制之法。"修治（即炮制），每叶湿时重一两者堪用，粗布拭去白毛，务令极净，否则射人肺，令人咳。以甘草汤洗一遍，用绵再拭。俟干，每一两，用酥二钱半，涂上炙过用。治胃以姜汁涂炙，治肺以蜜水涂炙亦良"。后来，我带回北京种在花盆里的枇杷种子居然真的发芽，长出了一棵小小的枇杷树苗。只是北京太冷了，它一直不能开花结果。枇杷叶上果然覆盖着一层细细的茸毛。其实尚未成熟的枇杷果上也会有层细细的毛，熟透了就没有了。治疗咳嗽，可以直接将"枇杷叶去毛，蜜炙，煨吃即效"（《本草图经》）。如果复方使用，最常见的就是与川贝母、杏仁、陈皮等同样可以化痰止咳的药同用。

常服的川贝枇杷露便是清代名医叶天士为杨某孝母所制之方，以香港念慈庵产的为最佳，当然价格也不菲。喝下去后，只觉如有一线，直入喉中，胸中清凉，满腔焦躁可得缓解，自然也不欲再咳。2017 年美国也闹流感，众人咳嗽，咽痛不止，不知哪位华人带来此药与大众分享。美国人一尝之下，纷纷购买，一时间洛阳纸贵，该药也被奉为神药。为此，《健康时报》记者急来采访，问我是否咳嗽都可用此药。其实，古人早有明训，"但只用之以止阴虚之咳嗽，他嗽不可用也"（《本草求真》）。不可不知。

芍药

曾有朋友送我一盆粉红的芍药，花开时真格的"媚欺桃李色，香夺绮罗风"，说不尽的妖娆多姿。谁知盆中竟带了株菟丝子，是我一时手软，没舍得清除，也该着春残花已尽，夏天还没全过完，芍药就发黄干枯，一命呜呼了。

芍药名中带"药"字，想必是先人们早就知道其可作药用。所以，

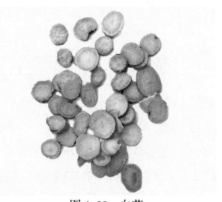

图 4-29 白芍

我觉得李时珍解释的芍药名称由来，颇有应付之感——"芍药犹绰约也。绰约，美好貌。此草花容绰约，故以此名"。中药中美貌者不数不胜数，为何此花独享此名？

《神农本草经》中只载有芍药"味苦平，生川谷。治邪气腹痛，除血痹，破坚积寒热，疝瘕，止痛，利小便，益气"。只是从陶弘景才开始

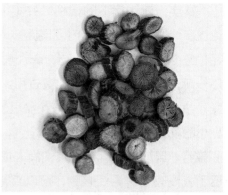

图4-30　赤芍

分为白芍、赤芍，直到目前临床上还分赤白二芍，其药材与功用各不相同。但以什么来区别赤白二芍，说法多样。

一种说法是以花朵颜色来分，开白花的便是白芍，开红花的便是赤芍。但是，可能古时候芍药虽美丽，但品种不甚多，只有赤白二色罢了，可以区分。但如今，经过园丁们的栽培，芍药花色丰富得多了，有白、粉、红、紫、黄、绿、黑和复色等多种色彩，再以此为标准分辨，可真难了。一种说法是采挖时间不同，赤芍是春、秋二季采挖，白芍是夏、秋二季采挖。一种说法是以炮制方法来分。毛茛科芍药的根采挖后，或沸水煮后去皮，或去皮后煮沸，晒干或切片晒干后的是白芍，质坚实，不易折断，断面较平坦，类白色或微带棕红色；挖后除去根茎、须根及泥沙，晒干后所得的是赤芍，质硬而脆，易折断，断面平坦，粉白色或黄白色，皮层窄，呈类粉红色，中央髓部小，木质部射线明显，有时具有裂隙。还有种说法是，白芍药多为栽培种，赤芍药则多为野生种。

我感觉靠谱的是后两种说法。但无论如何，赤白二芍的功能有差别是大家比较公认的。

白芍，味苦酸，微寒，归肝、脾经，偏于养血，功可平肝止痛，养血调经，敛阴止汗。用于治疗头痛眩晕、胁痛、腹痛、四肢挛痛、血虚萎黄、月经不调、自汗、盗汗。赤芍，味酸苦，凉，入肝、脾经，偏于活血，功可行瘀、止痛、凉血、消肿。用于治疗瘀滞经闭、疝瘕积聚、腹痛、胁痛、衄血、血痢、肠风下血、目赤、痈肿。

在仲景医书中，使用芍药的方子颇多，但具体该用哪个，也得具体问

题具体分析。我个人是偏于用白芍多，如果觉得实在分不清楚，就干脆赤白芍同用。

桂枝汤及桂枝加芍药汤均有芍药，临床多使用白芍。因为前者是调和营卫的，所以桂枝白芍是 1∶1 的比例；而后者则治疗病在太阴，所以倍用芍药。

我使用颇有心得的，是芍药甘草汤。也多用白芍。《伤寒论》原方是芍药四两、甘草四两，治疗"脚挛急"。因为芍药味酸，养血敛阴、柔肝止痛；甘草甘温，健脾益气、缓急止痛，二药合用，收酸甘化阴、缓急止痛之效。所以，凡治疗因"津液耗伤，筋脉焦缩"而引起的疼痛都用此方。我的一位老师曾讲过一个真段子。几十年前，他偶回家乡，当时全国工厂转型倒闭之风刚起，工人大批下岗，没有着落，生病更是不敢就医。于是，他留下一张小方给一位刚刚下岗回乡，生活窘迫的堂兄弟，告诉他，这方子止痛确有疗效，倘若有什么病痛，便可自己配药救急。那方子就是芍药甘草汤。没想到，10 多年之后，他故地重游，一进村子便看见堂弟家中已是高屋华轩，门庭若市。问家中亲眷才知那些人是来向堂兄弟求医的。原来，他走后，堂弟腰腿痛发，自己按方配药之后几天疼痛便好了。家人及邻居有了类似的问题他也按方索骥，无不应手而愈。于是，他能治腰腿痛的名声便不胫而走，而且众邻脑补他家有个在北京做名医的堂哥，十分有家学渊源。不仅四村八乡的都来找他看病，到后来连邻省的城里人都开车过来。不过，他只看腰腿疼痛，其他病一概不看。其实，不是不看，是压根儿也不会看，不敢接。老师听言，哭笑不得，于是索性又教了几手给堂弟，成全了他"祖传医术"的美名。

《金匮要略》中治疗妇人妊娠、产后杂症，方中均用芍药，妇人以血为用，故偏用赤芍为多。所以，桂枝茯苓丸、芎归胶艾汤、当归芍药散、当归散、枳实芍药散、温经汤中均有赤芍，而且，有时芍药用量可达一斤。但在《妇人妊娠病脉证并治》篇中治疗妇人"腹中痛"的小建中汤却偏向用白芍。因为小建中是温里之剂，功能温中补虚，和里缓急，尤其是使用芍药的目的在于缓急，所以，正该使用白芍。

芍药在中药中的使用可谓非常广泛，《药征》中总结了许多方药的使用情况，"曰腹痛，曰头痛，曰腹满，曰咳逆，曰下利，曰排脓，曰四肢疼痛，曰挛急，曰身体不仁"，仿佛什么状况都能应付。这让人想起古人对芍药花的评价——"花相"，花中的宰相。所谓宰相者，"掌建邦之六典，以佐王治邦国"。

沈括的《梦溪笔谈》中便记载了一个芍药与4位宰相的故事，后人称为"四相簪花"。话说北宋庆历年中，资政殿学士韩琦在淮南做官，他后园中有种名贵的"金缠腰"芍药，同时开了4朵花，花形"上下红，中间黄蕊间之"，甚是美丽而奇特。韩琦便请了3位贵客一同来饮宴赏花。其中一位是当时的大理寺评事通判王珪，一位是大理评事签判王安石，还请了一位年龄大的官员。结果宴请当天，那位年纪大的官员突发疾病不能前来，于是韩琦就改请了大理寺丞陈升之。饮宴中，主人"剪四花，四客各簪一枝"。没想到的是，以后的30年间里"四人皆为宰相"。不可谓不奇。

丹皮

牡丹皮是临床常用的中药，取的是国花牡丹的根皮，也称粉丹皮。中国培植牡丹最有名的地区有两个。一是河南的洛阳。因为女皇武则天而闻名遐迩，作为唐代东京的洛阳，从初唐到五代十国，牡丹种植业成就了洛阳"千年帝都，牡丹花城"的美誉。一是山东的菏泽。曹县的牡丹春日花盛，不亚于洛阳。我曾在春日观赏过北京景山公园的牡丹花展，一入园中，便觉得半天云里飘的都是花香。而花园之中，满园花朵端的是天香国色，姚黄魏紫，各呈妖娆。真应了刘禹锡的诗作："唯有牡丹真国色，花开时节动京城。"

牡丹的正色为红，明代李时珍《本草纲目》说："牡丹虽结籽而根上生苗，故谓'牡'（意为可无性繁殖），其花红故谓'丹'"。牡丹药用

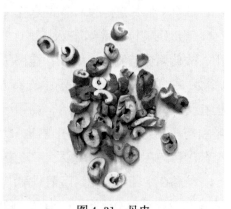

图 4-31　丹皮

的历史很长，考古学家在甘肃省武威县的东汉早期墓葬中发现医简数十枚，其中有牡丹治疗血瘀病的记载。《神农本草经》记载："牡丹味辛寒，一名鹿韭，一名鼠姑，味辛寒，生山谷。"功能可以活血化瘀，尤其有凉血活血之效。如论药效，则是外貌与内在成反比——花越重瓣越美，则药效越差，反而是野生单瓣者，药力因不炫美于外而集中于根部，药效最佳。因此，若是在药店里看到丹皮，不懂的人士绝对不会把这些不起眼的药片与那些国色天香的花瓣联系起来的。

笔者临证时使用丹皮多从两个方面入手，一方面是取其辛寒之性，用于凉血除烦；另一方面是取其活血之功，用于通畅经络。如发挥加味逍遥之意，在逍遥散中加上丹皮、栀子，一清血分热，一清气分热，以除烦柔肝；在四物汤及其类方中，多用丹皮佐归、芎、芍、地以活血通经，制归、芎之燥性，助芍、地使血更柔而不至于有动血之虞。

我曾治疗多名"白骨精"级别的女性，因工作与家庭的双重压力，临床表现为烦躁、月经不调，经前尤其烦躁严重，同时伴有剧烈的胸痛、乳房胀痛，舌白而脉弦细。施以加味逍遥散为主的方药，多应手而愈。其中丹皮之功，不可没之。

银杏

北京有好几个观赏银杏的地方。一个是门头沟的潭柘寺，人常说"先有潭柘寺，后有北京城"，潭柘寺的银杏树龄长不说，形状还特别优美。一个是西郊的大觉寺，在那里，春赏玉兰，秋赏银杏，饿了有吃的，渴了有好茶。不用花钱还能赏到银杏的地方也有几处。一个是钓鱼台国宾馆后面的银杏林，网上传的许多银杏美景的照片都出自那里。一个是北二环路中段，秋天开车从那

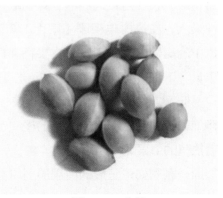

图4-32 白果

里路过，真的是一路风景相随，令人赏心悦目，大大缓解了堵车的焦躁。还有就是单位大院里中药所对面的那一小片儿银杏，到了秋天，真成了新的风景。我曾拍过一张照片，金色的阳光透过金色的树叶照在大院的"真正王爷"———一只大花猫的身上，那"王爷"眯着眼，懒洋洋地趴在那里，不时抬头斜眼看看对面大楼上挂出的"祝贺诺贝尔奖获得者屠呦呦获得共和国勋章"的大红横幅。

银杏树分公母，单位院里特别美的那片小林子，一水儿的都是公树，也就是秋天不结银杏的树。因为不结实，他们的营养全长到了自己身上，长得特别挺拔、茂盛，树形优美，春夏绿树荫荫，秋天金黄灿烂。而靠近办公楼附近，却有几株母树，由于每年秋天果实累累，营养都被"孩子们"吸走了，树干明显比公树小了一圈儿，树形也远不如公树漂亮。刚成熟的银杏的果实气味可真令人不敢恭维，酸臭酸臭的。每年秋天果实成熟的季节，上下班儿经过树下的时候，不光得捏着鼻子快步走，还得小心别踩到铺满一地的落果儿。

不过，从那些酸臭果实里剥离出来的种子可是既能吃又能入药的宝贝，一般百姓家里叫它白果。根据《中国药典》的描述，白果性味甘苦涩平，有毒，有敛肺气、定喘嗽、止带浊、缩小便的功用，可用来治疗哮喘、痰嗽、白带、白浊、遗精、淋病、小便频数等疾病。

临床汤剂中，使用白果者并不多，因为白果有毒。《随息居饮食谱》说："中银杏毒者，昏晕如醉，白果壳或白鲞头煎汤解之。食或太多，甚至不救，慎生者不可不知也。"因为银杏的果实与叶中均含有银杏酸，会引起中毒，症状表现为肌肉抽搐、瞳孔散大，严重的可导致死亡。白果的胚芽毒性最大，在热播电视剧《知否，知否，应是绿肥红瘦》中也有这一细节。剧中的康姨妈伙同王氏将白果胚芽提炼出的浓汁当成致人生病甚至死亡的工具，下在盛老太太平时吃的点心里，差点送了老太太的命。

但是，白果熟食或把胚芽除去，毒性则会减小很多。当年游历青城山，幽绝天下的胜景和含珠嚼玉的楹联留给我的印象，都不如道观中那一碗冒着热气的白果炖鸡来得深刻。在一只硕大的土碗里，鸡肉软烂，汤清如水，里面一颗颗如黄玉般的白果历历可数，未等口尝，便可感受到走地鸡特有的香气扑面而来。喝一口，便会诧异清如许的汤竟那么的香浓可口，还带有银杏的清香味道。这道知名的药膳据说是青城山的特色，具有祛痰止咳、抑菌缩尿、降脂降压等功效。道士们说，长饮此汤可令人长生不老。长生不老之说我不太信，但看道观中照看火烛的一位农家大姐，虽然年纪一大把，但头发黑亮，又粗又密，厚厚实实的辫子是我发量的两倍有余。可见当地人或许真的养生有道。

白果的另一种吃法是盐焗，在日式料理中常见，做法是将白果裹在锡箔中，以盐焗熟。打开白色的外壳，清香四溢，吃到嘴里，果仁软糯弹牙，端的香甜可口。

近来银杏叶的药用作用日益为人重视，银杏叶片已是常用的医保药品。研究发现，银杏叶中含黄酮类、萜类、酚类、氨基酸等多种有效成分，具有降低血清胆固醇，改善脑血循环，增加冠状动脉血流量，解除平滑肌痉挛等多种药理作用。可治疗因血管老化和脑血管供血不足所致的眩晕、耳鸣、头痛、记忆力下降、听力障碍、失眠和精神不振，对高脂血症也有一定疗效。据说有不少大爷大妈听说银杏叶这一功效后，争先恐后地采拾树叶泡水喝。其实，这还是比较危险的，因为未经加工过的树叶有毒。不过，目前国内临床使用较多的银杏叶制剂金钠多等，都是国外著名药企生产的。不少有识之士早就在呼吁，要发展好我们本土的文化与经济，提升药品的深加工水平。否则，就会像银杏叶制剂或者其他产品一样，出口的是低端的原材料，却要高价从别人那里买回来专利药品。

写到这里，我想起一个比喻，虽然不一定恰当，但却颇反映现实。

银杏又被称为公孙树，意思是爷爷栽种下的银杏树到了孙子那一辈方能吃上白果。因为银杏的树龄长，生长周期也长，需要40年才能结果。无独有偶，我们中国中医科学院的屠呦呦老师是在1975年左右研究出来青蒿素的提取方法，到了2015年才获得了世界最高科技荣誉诺贝尔医学与生理学奖，其中的间隔也是40年。银杏无言，却以自然的成长告诉我们一个道理：做科研要遵循科学规律，不能急功近利，要像屠奶奶一样，耐得住寂寞，守得住清贫，坚持不懈才能迎来金秋的满树金黄、硕果累累。

女贞子

六月里，满城花放。

一些细密的、簇生的花朵随着平伸并略微下坠的枝条轻拂过肩头，籁籁有声，那些丁香般大小，且有着桂花般浅黄的小花便离开枝头，落在身后和身前。

——阿来

这些美妙的文字摘抄自著名作家阿来的词句。对，就是写了有关西藏的小说《尘埃落定》的那个阿来。其实这么美丽而且带着不逊于米兰幽香的小花并不是什么珍贵的树种，而是中国许多普普通通城市的道边树，公园里的常见绿化树种。它叫女贞。好吧，我说错了，其实它是珍贵的，而且非常高洁。司马相如的《上林赋》说"橪檀木兰，豫章女贞"，把它和那些名贵的树种比喻在一起。是因为该树"负霜葱翠，振柯凌风"，"有贞守之操，故以女贞状之"。楼下就有一棵女贞树，院里的园丁都叫它冬青，果然是经冬不落叶的。而且那树就在路灯边上，冬夜里的灯光打在叶子上，仿佛绿玉般晶莹，令人心动却不敢亵玩。

通常来讲，女贞入药的是其果实，名曰女贞子，现代研究认为其含女贞子苷、洋橄榄苦苷、齐墩果酸等。《神农本草经》说它"味苦平，生川谷。补中，安脏，养精神，除百疾。久服肥健，轻身不老"。随着女贞走出山谷，进入城市，女贞子这味中药也随着现代研究的日益深入而广为医家所认识并使用。

女贞子入方剂有个著名的成方二至丸，仅有女贞子和墨旱莲两味药组成，具有补益肝肾，滋阴止血之功效，原方注明是主治肝肾阴虚之崩漏，也就是许多妇女在围绝经期出现的月经过多、子宫功能性出

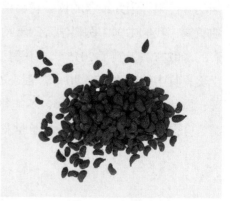

图4-33 女贞子

血等病症。女贞子甘、苦，凉，滋肾补肝；旱莲草甘、酸，寒，滋阴益精，凉血止血。二药配合，药少、力专、性平，补而不滞，共奏补益肝肾、滋阴止血之功。在二味的基础上，后世与他药配合，增加了许多功用。比如，配合桑椹等使用，有乌发之效，对肝肾亏虚引起的早生华发和落发早秃有效；配合柴胡、黄芩、枳壳等疏肝理气药，可缓解更年期引起的情志不适。现代不少医生配合菟丝子等用于促进卵泡期卵泡成熟。因此，女贞也有"妇科圣药"的美誉。动物实验还证实它有一定的抗衰老作用。

除了内服，女贞叶子及果实也可以外用。有位大姐患更年期抑郁症，数年不愈，家人待之虽小心翼翼，但病人还是常欲哭泣，两眼发青如国宝，眼边常痒肿烂，视物不清，眼部分泌物增加，尤其晨起，眼几乎被糊住。针灸之后，诸症均有明显改善，只是眼部不适缓解不明显。于是我给她找到一个小方，将女贞叶、朴硝捣烂，外敷于眼。没想到，再次就诊时，居然能见到她灿烂的笑容，她说感觉眼睛舒服多了。女贞子果实捣烂后外敷，也可以治疗颈部淋巴结核。只是近年来这种病人由传染病医院统一管理，不会来中医门诊就医，不太有验证机会。

枸杞子

在欧洲一个集市上，我曾见到一个摊位上卖一种红红的果子，上面插个纸签写着"gouji berry"，5个欧元100克，用英文写着作用：可以抗衰老，提高免疫力。定睛一看，不禁失笑，这不就是我们在国内常吃的中药补品枸杞子吗！老外也兴吃中国补品了！

小时候，住平房，我在家门口自己种了一棵枸杞，是从别人家院子里折了一段枝条扦插成功的。这东西很好活，慢慢地长大，会不断地开着紫白色的小花儿，然后结出

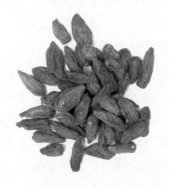

图4-34 枸杞子

带着许多籽儿的小红果。稍有点儿甜味，但不如买的宁夏枸杞好吃。后来查资料知道，这叫中华枸杞，跟宁夏枸杞很像。不过，自古就有甘州出好枸杞的记载，现代只有宁夏的枸杞被认定为"农产品气候品质类国家气候标志"。

因为现在枸杞成了太有名的补品，连老外都知道 gouji berry 有抗衰老、美容的功效。所以，一般人都认为枸杞就是那红如宝石般的枸杞子。其实不然，在不同年代的中医古籍中都有枸杞汤，但入药的却不一定都是枸杞子，有时是枸杞的枝叶或根皮。如《备急千金要方》中的枸杞汤，便用枸杞枝叶 48 克，配伍栝楼根、石膏、黄连、甘草各 3 克，煎汤频服，"日三夜二"，用来治疗消渴病，也就是今天常见的糖尿病；《普济方》中的枸杞汤，用的是枸杞根白皮（切）50 克、麦门冬 20 克、小麦 20 克，治虚劳、口中苦渴、骨节烦热或寒，和现代所说的糖尿病后期症状也差不多；《医心方》中的枸杞汤，也是用枸杞根，配合石膏、小麦，治疗消渴；《医学入门》的枸杞汤，开始使用枸杞子，配合肉苁蓉一钱、茯苓一钱、五味子七分、人参五分、黄芪五分、山栀仁五分、熟地五分、石枣肉五分、甘草五分、生姜一片、灯心一握等，治疗肾虚滑精病症；《圣济总录》中收有 5 个有枸杞的方子，只有两个是使用枸杞子的，其余的都用的是枸杞叶或根。说明年代越晚使用枸杞子入药的越多，可能与药农经济的发达有关系。我自己瞎猜，可能早期杞农生产不出来那么多美味的枸杞子，又或者，因枸杞子运输保存不便，所以入药只能使用叶子或根皮。

从上面的几个处方可以看出，枸杞对消渴（或糖尿病）有很好的效果。远的不说，只说自家人的疗效。太姥因患糖尿病，母亲便常想方设法地买来枸杞子给她代茶饮用。因为当年买枸杞并不是件易事，印象里，凡是老人家的小茶壶满满的那些日子，她老人家的身体与情绪便都还不错。这也是我费尽心机从别人那里讨枝条自己种枸杞的原因，不过，小孩子家家种的那点儿果子，无论药效还是产量，都实在不值一提。

不过，为什么枸杞子有补肾治疗消渴的功效？《本草思辨录》说："枸杞子内外纯丹，饱含津液，子本入肾，此复似肾中水火兼具之象。味厚而甘，故能阴阳并补，气液骤增而寒暑不畏。且肾气实则阴自强，筋骨自坚，嘘吸之一出一入自适于平。液枯之体，大小肠必燥，得之则利。"这是典型的中国古人的思维，取类比象。就是因为枸杞子里外都是红的，又多籽儿，所以能补肾，而且是阴阳俱补，并不偏颇。所以，我吃枸杞子，常常是抓一大把来直接吃或泡水喝，水中满是甜味儿，也从来不上火。偶然听病人说起吃枸杞子上火，便觉得非常诧异。不过，天下之大，什么体质的人没有呢！

临床我使用枸杞子，常常用到杞菊地黄丸。这是在仲景的肾气丸基础上去掉桂、附而易之以枸杞子、菊花，增加补肝肾、明目的作用。可用于因为肝肾阴亏而引起的眩晕耳鸣、羞明畏光、迎风流泪、视物昏花等症状。更可用在因过度用眼（看手机、视频等），眼部睫状肌痉挛，调节力下降，而出现视物昏花。如果双眼睫状肌痉挛程度不一样，还会出现视物重影。另外，在疲劳状态下，眼睛视网膜感光介质缺乏能量，甚至感光介质消耗过度，生成不足，会产生视物昏花、异色感。这些情形下，使用杞菊地黄丸，无论中成药还是汤剂，都有非常好的效果。

由于枸杞子的养生效果，现在都成了一个人们口中常说的梗，是所谓中老年人的一个标配：保温杯里泡枸杞子儿。不过，以枸杞养生，早在宋代甚或以前就已经有了。比如陆游的诗中便写道："松根茯苓味绝珍，甑中枸杞香动人。"而且，许多药膳里也常常用到枸杞子。比如在做好的酒酿上面放一个红红的杞果，既美观，又起到养生作用；还有些人在炖汤时也加几粒杞果，都希望能实现枸杞子抗衰老、美容养颜、壮阳、明目的功效。但实际上，我个人体会，枸杞子用量要到位，如果只是一粒两粒地用，套句《西游记》里的话：想长生，只能是镜花水月了。

多说一句。现在时兴的另一种养生品种——黑枸杞，富含花青素，泡出来水都是紫色的。这种黑枸杞抗衰老真的是好，但不能跟那种宁夏红枸杞相比或混用。

麻黄

麻黄汤是《伤寒论》的首方，主药就是麻黄。麻黄草是一种生长在戈壁滩上的植物，只有细细的茎，没有叶片。它的地下根可深达 7 米，牢牢地固住泥土，只要一次充足的补水，它们便可以在零降雨的情况下生存 6 个月以上。因此，麻黄在我国的新疆、内蒙古、河北、山西等地都有生长，是一种固沙、防水土流失的植物。

麻黄之所以有功效，是因为其中含有一种特殊的生物碱——麻黄碱，它有升高血压、舒张平滑肌的作用，另有利尿、发汗功能。从中药学的角度上说，麻黄有发汗解表、止咳定喘、利尿消肿的作用，属于解表药。

《伤寒论》中治疗各种表证或肺系疾病，都用到麻黄。麻黄生用发汗力较强，宜用于外感风寒；蜜炙麻黄长于平喘，宜用于喘咳等。如麻黄汤中用麻黄，宣肺气，开腠理，散风寒，以发汗解表。与桂枝相须为用，增强发汗解表力量，用于治疗外感风寒，恶寒发热，头身疼痛，鼻塞，无汗，脉浮紧等表实证。三拗汤中用麻黄开宣肺气，散风寒而平喘。与杏仁、甘草配伍，可增强

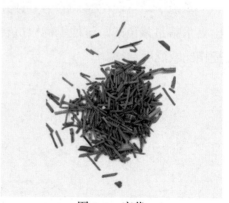

图 5-1　麻黄

平喘功效，治疗风寒外束，肺气壅遏所致的喘咳。小青龙汤中亦用麻黄，配伍细辛、干姜、半夏等，以温化寒饮而平喘止咳，治疗"老慢支"。麻杏石甘汤便是麻黄与生石膏寒热并用，并加杏仁增强宣肺平喘之力，治疗热邪壅肺的咳喘，如大叶性肺炎、急性支气管炎以及寒包火引起的感冒咳嗽等。越婢加术汤中亦用到麻黄发汗利水，有助于消散水肿，与生姜、白术等同用，可治疗风水之证，如肾病综合征或过敏性皮炎等。

小时候，我家左邻是位德高望重的老中医，也是导引我入中医门的人，他的儿子、儿媳也是中医界非常有名的人物；右舍则是非常有传奇色彩的人物——一位精通医道的大和尚，后来还俗娶妻生子。我幼年时候经常发热咳嗽，在西医内科大夫那里吃药打针都不见效，那几位中医爷叔给两剂麻黄杏仁石膏甘草汤，不过花个几分钱药费，便很快痊愈。

后来我在临床上也会遇到许多肺系病变，如过敏性鼻炎、变异性哮喘之类的、因过敏引起的呼吸道疾病，麻黄是临证必用之药，用之得当则效若桴鼓，绝不比西药的喷雾剂差。根据《中国药典》，麻黄的用量为 2~9g。仲景书中提出煮麻黄时要去上沫，陶弘景说"沫令人烦"。有人认为，沫中所含的是麻黄中的有效成分麻黄碱，有兴奋神经的作用，也是兴奋剂的一种，是制造冰毒所必需的原料。所以，凡是含有麻黄的中成药，如羚羊清肺丸等，药盒上均注明运动员禁用或慎用。麻黄过量引起的中毒反应，初起表现为中枢兴奋、神经过敏，类似飘飘欲仙的感觉；然后就是焦虑不安、烦躁、心悸、心动过速、头痛、眩晕、震颤、出汗及发热，或有恶心、呕吐、上腹胀痛、瞳孔散大，或有排便困难、心前区疼痛；重度中毒者则视物不清、呼吸困难、惊厥，最后因呼吸衰竭、心室纤颤而死亡。因此，所谓"成也萧何，败也萧何"。麻黄使用得当，便是救命良方；使用不当，则是夺命毒药。

麻黄根　很有意思的是，作为茎使用的麻黄有发汗作用，麻黄的根却能止汗。我临床上遇到更年期潮热汗多的病人常用此药，药到

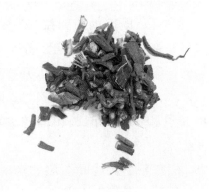

图 5-2　麻黄根

汗止。

这是中医阴阳学说的最好诠释，阴阳同居一体，阴阳相互对立。中药中同根而生，功用不同甚或相反者，还有很多。如朱丹溪就说"人参入手太阴，补阳中之阴。（人参）芦反能泻太阴之阳（可涌吐，体虚之人痰涎阻膈者），亦犹麻黄根、苗不同"。

桂枝

我原本以为中药的桂枝与肉桂都是桂花树上出产的，但查看了资料才知道并非如此。能开出甜美桂花的，是木犀科的；而入药的桂枝与肉桂则来自樟科的植物。

桂枝是中医临床中使用较多的药物，是樟科肉桂的嫩枝，味道芳香。从中药角度认识，桂枝味辛、甘，温，入心、肺及膀胱经，有发热解肌、温经通脉、助阳化气、散寒止痛的功效，代表方剂是桂枝汤。

2000 年前的汉代，著名的"兼职医生"，长沙太守张仲景，在自己的《伤寒杂病论》中论述了桂枝汤用以治疗"太阳病"中的虚证，表现为头痛发热、汗出恶风、鼻鸣干呕、苔白不渴、脉浮缓。方中桂枝为君，用来解肌发表，散外感风寒；芍药为臣，酸收益阴敛营。一般医家认为，桂之辛与芍之酸，一可治卫强，一可治营弱。所谓卫强，是指外感寒邪；所谓营弱，是指内伤营血。桂芍合用，可调和营卫。汤中又用生姜，其辛温，既可助桂枝解肌祛邪，又可暖胃止呕；大枣甘平，既可助芍药益气补中，又可滋脾生津。二者合用，是又一重的调和营卫的作用，可以升腾脾胃之气，是方中佐药。而炙甘草既可益气和中，又能调和诸药，为使药。

桂枝与芍药也是著名的药对，在资深医生手里往往可以使用得出

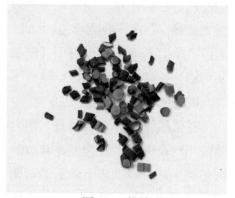

图 5-3　桂枝

神入化。这一对可调和营卫的药对又可以用来治疗妊娠呕吐、卵巢囊肿、子宫肌瘤等妇科疾病。最有名的，乃是桂枝茯苓丸。说明桂枝与茯苓同用也有着非常好的作用。桂枝的辛散与茯苓的健脾利水渗湿作用组合起来，再加上猪苓、白术等药，还能治疗水肿。无论是脾虚引起的还是心阳不足引起的，都可以使用，其中较有名的方剂是苓桂术甘汤、五苓散。

　　现代研究总结出了桂枝的作用，一是抗菌、抗病毒感染（这是以桂枝为主的麻黄汤、桂枝汤以及其类方可以治疗各种外感类疾病的原因），二是利尿（这是五苓散可治疗水肿病的原因）。但不知道为什么文献中较少提及桂枝的止痛作用。其实，桂枝也可用于关节及全身的疼痛。《本草汇言》说："桂枝，散风寒，逐表邪，发邪汗，止咳嗽，去肢节间风痛之药也。气味虽不离乎辛热，但体属枝条，仅可发散皮毛肌腠之间，游行臂膝肢节之处。"因此，《金匮要略》中的桂枝芍药知母汤就是治疗肢体疼痛的，"诸肢节疼痛，身体尪羸，脚肿如脱，头眩短气，温温欲吐"；而桂枝生姜枳实汤就是治疗内脏痛的，"心中痞，诸逆，心悬痛"；小建中汤治疗的是中焦虚寒而腹痛，虚劳失养而四肢痛，内痛加肢体痛，"虚劳里急悸衄，腹中痛，梦失精，四肢酸疼，手足烦热，咽干口燥"。我在临床时，遇到疼痛者便多以这3个代表方剂加减选用，如果上肢痛甚则以桂枝配伍桑枝，下肢痛甚则配伍牛膝。

　　不过，《神农本草经》中所记载的桂枝的功用第一位则是"主上气咳逆，结气喉痹，吐吸"，之后才是"利关节，补中益气。久服通神，轻身不老。生山谷"云云。上气咳逆等症是咳喘吗？应该与肺的疾病有关系，似乎是肺胃之气上逆而致的，但我个人觉得似乎与胃食管反流的关系更密切。但诸家本草都指出，桂枝与仲景所提的一种特殊病症，即奔豚有关。官方资料解释，奔豚气属内科，是指病人自觉有气从少腹上冲胸咽的一种病症。由于气冲如豚之奔突，故名奔豚气，见《金匮要略·奔豚气病脉证治》，亦称奔豚、贲豚、贲豚气，可见于西医学的神经官能症、冠心病等有类似症状者。刘渡舟教授认为，奔豚是由于心阳上虚，坐镇无权，使下焦之邪得以上犯，才有这样的冲逆表现（《新编伤寒论类方》）。治疗类似的病人，仲景给了两方：气冲而小便利者，用桂枝加桂汤；气冲而小便不利者，用苓桂甘枣汤。刘老曾治一例男性病人，主诉脐下跳动不安，小便困难，自觉有气从小腹上冲，至胸则心慌气闷，呼吸不利，惊惧不安。每日发作 4~5 次，上午轻而下午重。此人小便困难，乃水停下焦之证。刘老便给予苓桂枣甘汤，仅 3 剂而愈。

我在临床上屡见一些焦虑症发作者，或因环境嘈杂，或因工作繁重，或不知何时突然觉得胸口满闷，如人紧压，或觉有物自下上冲，似要冲破喉咙，如此种种，表现都不尽相同。他们大多都是些中、青年人，外表看来光鲜，事业有成，但有的人一月内因此症发作拨打几次 120 急诊送医。但到医院检查后，却什么毛病也查不出来。有的每逢发作便周身颤抖，莫名恐惧，嘶声大叫，不能自已，良久方止。这种症状服用抗焦虑药有效，但不能停药，一旦停药立即再犯。没办法，我一方面考虑这可能与仲景所说的奔豚有关，试着以桂枝汤倍用桂枝令服；一方面配合针灸给予治疗，并让病人记住我所针灸的穴位，一旦焦虑再度发作便自行按我说的穴位进行按压。虽然效果不如刘老的 3 剂而愈，但也治好不少这样的病人。

荆芥

有次逛菜场，我居然发现北京还有卖西番芥的，一块钱一小把。激动之下，我立刻买了一小把，并把中午原定要吃的米饭改为了面条。在我的家乡，吃面条时的菜码便是新鲜的西番芥叶子配上河南人特制的有汤有菜有酱的卤子。与老北京炸酱面的黄瓜、萝卜等菜码相比，更多一分药香与鲜味。

西番芥是老家人对荆芥的土称，它生长在老家的田边地头儿，没人专门去种它。但菜农出门卖菜的时候会随手采一把，摆到摊儿上，几分钱一把，供喜欢的人选了去。

学医之后，我才知道它还是一味中药，属辛温解表药，可发汗解表，治疗感冒等一系列问题。《神农

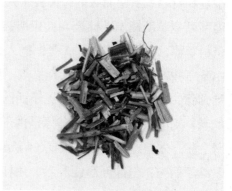

图 5-4　荆芥

本草经》说它"治寒热，鼠瘘，瘰疬生疮，破结聚气，下瘀血，除湿痹"。《本草纲目》也说它可以"散风热，清头目，利咽喉，消疮肿。治项强，目中黑花，及生疮，阴癞，吐血，衄血，下血，血痢，崩中，痔漏"。其实，这是指荆芥的不同部位及不同炮制方法之后的所有功效。

生的荆芥，或称荆芥的鲜品，尝起来有股辛窜的香气，微凉，有解表之功效，可治疗外感风寒且风寒不甚重的感冒，常与防风、苏叶、白芷等配伍。我在临床中治疗过敏性鼻炎，也就是鼻鼽，常常便以荆芥、防风与苍耳、辛夷相伍，可收桴鼓之效。

生荆芥我一般最多用 10 克，常常 6 克足矣。当年上学时我曾常常跟随号称三代御医的赵绍琴先生抄方。赵老是清末民国北京四大名医汪逢春的弟子，同时也家学渊源，其父为清廷的太医院院判，也就是院长。老先生用药便遵清灵之法，四两拨千斤，常以清轻之品升上焦之气，带动三焦气化，而治疗下焦之肾病。许多肾病综合征、肾炎的病人，赵老往往给药量极小，如荆芥才 3~6 克，但效果却极佳。

也正因为荆芥的辛味，它才有发散的功效，同时也有破结聚之气，消散瘀血湿气的作用，所以对鼠瘘、瘰疬、疮肿等症亦有一定的效果。

不过，《神农本草经》也好，《本草纲目》也罢，均载荆芥还有治疗血证的作用，如下瘀血，治疗吐血、衄血、下血、崩漏等症。其实，这不是用的生荆芥，而是经炒炭之后的荆芥炭，炭炒后，入血分，而治疗血证。

曾有一例眼底出血的病人，年过六旬，刚退休还未来得及享受闲适的生活，便意外地得了眼底出血。来就诊时，病人患眼视物不清，如有物遮盖，心情既急迫又焦虑，担心就此失去视力。其脉细而弦，舌红而燥。于是，我便在清肝明目诸药之中，伍以荆芥炭和荆芥穗，两月之后病人视力才得以恢复。以荆芥炭入血分，化眼底之瘀血，取荆芥穗之清轻上扬之性，引诸药上行至目。荆芥穗，便是荆芥之花穗晒干而成。

曹子建曾有诗"煮豆燃豆萁"，本是同根生的二物，境遇如此不同。荆芥之生用、采穗与炒炭，亦大抵如是。

其实，荆芥鲜品，大可入馔，喜欢的人固然觉得味道鲜美，即使有人不习惯，将其拌成沙拉，配上酱汁，肯定也不输于传统的西洋菜叶。古人将荆芥入羹汤之中，则更有助发汗解表之效，受风后食之，更佳。

防风

中医学认为，风为百病之长。《素问》中专有《风论》篇；《灵枢》中也有《九宫八风》；《难经》把中风列为外感疾病之首，"伤寒有五，中风、伤寒、湿温、热病、温病"。风为阳邪，属阳，其性多动而变。所以，风邪致病，症候变化万千。看来风邪难防，也不可防。可偏偏防风一药就要迎难而上，以防风为名，来治疗各种风证。

防风最早生长在中原一带，所以属土，现在以黑龙江等地所出为最佳。《本草崇原》描述了防风的美态，"春初发嫩芽，红紫色，三月茎叶俱青（茎深而叶淡，似青蒿而短小，初时嫩紫，作菜茹，极爽口），五月开细白花（中心攒聚，作大房，似莳萝花），六月结实黑色，九月、十月采根，色黄空通"。防风的茎、叶、花、实，兼备五色，"其味甘，其质黄，其臭香，禀土运之专精，治周身之风证"。中医就是讲道理啊，因为防风根色黄属土，土气浓烈，所以可以倚仗为屏风，故名防风。

《素问·风论》开篇就说"风之伤人也，或为寒热，或为热中，或为寒中，或为疠风，或为偏枯，或为风也，其病各异，其名不同"。《神农本草经》认为防风"治大风，头眩痛，恶风，风邪，目盲无所见，风行周身，骨节疼痹，烦满"。风为阳邪，易伤阳位，头为六阳之首，所以大风侵袭机体易致人头痛目眩。这种表现很像中医所谓的内风或肝风，易导致偏枯的那种，相当于高血压或者高眼压（青光眼）造成的临床症状。而后来所说的"风行周身，骨节疼痹"，则属于外风。可见，古人认为，防风内外风皆可"防"。

《金匮要略》中的桂枝芍药知母汤中便有防风，用之可治外风，止关节疼痛，舒缓筋脉。薯蓣丸方中也有防风，方中主药用来治虚劳，

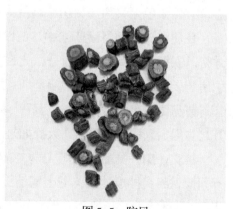

图 5-5 防风

而防风则可治"风气百病"。玉屏风散是中医扶正固表的经典名方，方中黄芪补虚固表，防风祛风，白术燥湿，临床中我便常用此方来治疗各种过敏性疾病、汗症、免疫力低下等疾病。门诊中有一大批更年期综合征的病人，其中有相当多人表现为经常性的潮热汗出，汗多如同沐浴。西医认为是由于微血管的舒缩功能障碍所致，中医一般认为是阴虚火旺，虚火扰动，致使汗液外发。其中的一些病人汗出之后尤为畏风，因为畏风更增添衣物，使得身热汗出，陷入一个恶性循环，不能自拔。于是，我在方中增加了防风，因防风"辛燥发扬，最泻湿土而达木郁，木达而风自息，非防风之发散风邪也。风木疏泄，则窍开而汗出，风静而汗自收，非防风之收敛肌表也"使汗息身静。

防风通圣散也是以防风为主药的名方，为表里双解剂，具有解表攻里、发汗达表、疏风退热之功效。本方以防风、麻黄泄热于皮毛，治疗表证；以大黄、芒硝泄热于下焦，治疗里证。临床常用于治疗感冒、头面部疖肿、急性结膜炎、过敏性皮炎、荨麻疹、高血压、肥胖症、习惯性便秘、痔疮等，属风热壅盛，表里俱实者。

由于防风含挥发油、甘露醇、苦味苷等成分，所以不仅可以内服，也可以外用。《药鉴》中记载有一个故事，王太后患中风病，失语不能言，脉沉。病情危急，如果以有形之汤药口服，恐怕来不及，那个时候也没有打开静脉通道输液之类的急救方法。情急之下，聪明的太医便令人用防风、黄芪煎汤，采用熏蒸法，"如雾满室，则口鼻俱受其无形之气"，王太后的病居然就这么好了。古人大发感慨："盖人之口通乎地，鼻通乎天，口以养阴，鼻以养阳，天主清，故鼻不受有形，而受无形为多，地主浊，故口受有形，而兼乎无形"。其实，说白了，就是采用的雾化吸入方法，由呼吸道给药呗。

2020年新冠肺炎流行，本人便用了含有挥发油的一些药物，如防风、苍术、藿香之属，制成药囊，佩在身上。香味馥郁，希望病毒闻之远遁啊！

细辛

中药药性通常会以四气五味来表达，五味之性，酸收涩，苦燥湿，甘缓急，辛发散，咸软坚。辛味具发散之性，往往有着发散、化湿、行气、行血等作用，常用以治疗表证、湿证、气滞血瘀等，如麻黄、桂枝可发散表邪，藿香、豆蔻可芳香化湿，木香、乌药可行气宽中，红花、川芎可活血化瘀。

细辛名中便带有"辛"字，《神农本草经》中记载有细辛"味辛，温"。辛先走肺，《素问·脏气法时论》中，肺病者，辛泻之，"肾苦燥，急食辛以润之"。因此，经方治咳，治水气，必用细辛。在《伤寒论》和《金匮要略》中，仲景用含有细辛的小青龙汤（麻黄、芍药、细辛、炙甘草、干姜、桂枝、五味子、半夏），治心下有水气，干呕而咳；以射干麻黄汤（射干、麻黄、生姜、细辛、紫菀、款冬花、大枣、半夏、五味子），治咳而上气，喉中水鸡声者；用防己黄芪汤（防己、黄芪、甘草、白术），治风湿，脉浮身重，汗出恶风者；用麻黄附子细辛汤，治少阴病，发热，脉沉；用桂枝去芍药加麻辛附子汤（桂枝、甘草、生姜、大枣、麻黄、细辛、附子），治气分心下坚，大如盘，边如旋杯；用大黄附子细辛汤，治胁下偏痛，脉弦紧。

上述方剂，我跟随北中医诸位前辈抄方时常见他们用过，后来在东直门医院呼吸科等医院实习进修，也常用来治疗慢性气管炎、支气管哮喘、慢性阻塞性肺炎以及肺源性心脏病等重症。但在医院住院，病人除服用中药之外，常常伍以大输液，其中氨茶碱类舒缓呼吸系统平喘之药固用之，而抗生素类药物亦必不可少，中药是否有效，效用有多少，名医大家自然心知肚明，但当初的

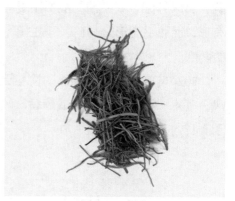

图 5-6　细辛

学生眼前却是一片茫然。

后来我独立临证，才知前方药之宝贵。因为在门诊诊病，病家多无西药支撑，或即使已服用西药，也是无效之后才来求教于中医。此时用小青龙汤之属，药到、针到而喘止，才是无可辩驳的中医功效。

我曾治疗某病人，男，60岁。出身行伍，曾在冬日训练时受寒。退伍后，久患哮喘，每年冬天即发作，发作时必住院一月余方能徐徐好转，而且，出院之后也常有喘嗽。3年前春日，病人由女儿陪同来诊。一般而言，到了春天他的咳喘症状便减轻或消失了。但那年倒春寒，他还是会经常喘憋，咳痰清稀，需要每日喷布地奈德止喘剂，早晚各1次。我察其脉证符合痰饮咳喘的辨证，于是给予小青龙汤加味，没想到，药后两天他便不再需要喷药，呼吸自如了。于是，我嘱他夏日三伏时一定来诊室进行三伏贴治疗。结果，当年入冬后，他破天荒第一次不用住院治疗，虽然还是有少许喘憋的症状，服少许中药、针灸后便安然度过冬天。如今，他接受治疗已三年，冬日咳喘的症状越来越轻，即使患感冒后也会在经一两周常规治疗之后而痊愈，不会再像以前那样需要住院月余了。在病人的治疗过程中，无论内服还是外用，都离不开细辛。小青龙汤中，麻、桂、辛、姜等发散风寒，蠲除水饮；在三伏贴里，也用到了姜、辛、夏等，温阳益肾，引邪达表。

近年来，由于北京的空气污染日益加重，门诊中患鼻炎、鼻窦炎、过敏性鼻炎的病人也日益增多。轻症者，以麻桂之剂加上辛夷、苍耳等，可以获效。但重症者，或由鼻窦炎引发的头痛、偏头痛，却非加细辛不可。

临床上我遇到过两类人，都有顽固的头痛，由细辛而获益。

一种人，以女性多见，经常性偏头痛发作，痛由眼眶而起，状如细线，沿头侧部，经耳后，直痛到枕部。问其是否有洗头后湿发受风的历史，大多女性都点头称是，还有人冬日亦如此，洗了头之后，不吹干，不戴帽，直接散着头发外出。最甚者是一蒙古族美女，常常洗头之后不待发干便直接潇洒地骑摩托出门，享受草原大自然的"吹风"。中医认为，沐浴之后，毛孔张开，此时外出极易受风，寒邪直入少阴，当然会导致顽固的头痛。如那位蒙古族美女，头痛发作之时，常欲撞墙，哪有半点儿当初潇洒之态。

还有一类人，曾患过长期的鼻疾，或者鼻炎，或者鼻窦炎，或者鼻甲肥大或息肉，长期使用过滴鼻剂，有的还进行过手术。其后果是冬日不能受一点儿风吹，稍有风吹，寒气直达脑中，引发剧烈头痛。这是因为长期使用麻黄素类滴鼻剂后鼻黏膜萎缩，或者鼻甲手术后鼻腔空洞过大，不能使空气在其中缓缓加温，形成空鼻症。因为，鼻甲对于我们来说就好比是一个小型的空气净化器、加湿器或空调，失去了它的保护，病人会产生更多的痛苦，如鼻塞及鼻腔和（或）咽部干燥等，个别病人也有头痛。

《内经》中论及足太阳之脉，其直者，从巅入络脑，是动则病冲头痛。脑为髓之海，肾主骨骼，为太阳之里。因此，上述所言之头痛，可用细辛，以通少阴之气，达之于太阳之表。略施妙手，居然回春。那几位因感寒而头痛的女性，直呼要拜谢救命之恩。

另几例老年病人，并无头痛或者鼻病，只是迎风流泪。事虽不大，但确给病人带来困扰。针灸之后，病人虽然觉得好转，但遇到冷风仍是流泪不止。我思前想后，不知由何入手。突然想起，病人年老肾气不足，遇冷风才发病，与前述病因相差无几。先人说"寒水冲逆，则用细辛"。《药品化义》中也说"细辛，若寒邪入里，而在阴经者，以此从内托出……入芎辛汤，疗目痛后羞明畏日，隐涩难开"。于是在我芎辛汤原方基础上多用细辛，竟然也收良效，才知古人不欺我。

邓铁涛老先生有个治牙痛的妙方，是用细辛 6 克，配合墨旱莲、侧柏叶各 15 克，海桐皮 30 克，煎汤漱口。可见，细辛能治眼、鼻、口诸窍之疾，当是五官科的圣药啊！

说起细辛用量，临床上常有"不过钱"的说法，现代研究认为其是马兜铃科植物，有一定毒性，《中国药典》之中也规定其用量为 1~3 克。但是，查《神农本草经》，细辛在上品药之列，"久服明目，利九窍，轻身长年"。不少医家认为"细辛不过钱"是对其出处——陈承所著《本草别说》中"细辛单用末不可过半钱匕"的误读。

大学的中药教材认为，细辛用量"1~3 克。散剂每次服 0.5~1 克。外用适量"。根据现代大量的临床研究和医家经验，一般来说，入散剂量宜少，遵循不过钱的古训是正确的。入煎剂，量稍大些无妨。曾有医者自服 30 克以上的煎剂，并未出现常见的心悸、痉挛、恶心呕吐等中毒症状。河北医生刘沛然在治疗脉管炎、无脉症时，细辛用量最高达 200 克。据现代药理学研究，细辛的有毒成分为可挥发的油性物质，所以以传统方法久煎，细辛中有毒的可挥发物质可渐渐散发出去，保证安全。但是，若是以机器密封煎药，有毒物质挥发不出去，细辛用量还是要慎重。

白芷

看过金庸《倚天屠龙记》的人都不会忘记那个美若天仙、毒如蛇蝎的周芷若。你知道她的名字是什么意思吗？芷便是白芷，若便是杜若，是两种古代中国人最喜欢的香草，在屈大夫的《离骚》里就不止一次地提到过芷。

芷的中药名称叫白芷，也叫香白芷。王安石《字说》云："香可以养鼻，又可养体，故芷字从臣。臣音怡，养也……生于下泽，芬芳与兰同德，故骚人以兰为咏，而本草有芬香、泽芬之名，古人谓之香白芷。"

白芷在《神农本草经》中就有记载，《别录》曰白芷生河东川谷下泽，二月、八月采根曝干。弘景说其叶可合香，入药是在二月、八月采根曝干。其味芳香，被列为中品。其味辛，性温，有祛风湿、活血排脓、生肌止痛的功用，用于治疗头痛、牙痛、鼻渊、肠风痔漏、赤白带下、痈疽疮疡、皮肤瘙痒等病症。

我儿时患严重的鼻窦炎，经常头痛，白芷具有排脓、通窍的作用，是我不得不服用的一味药，我对那个味道熟悉得不能再熟悉。行医之后，便也常常给别人开这味药。

白芷一是可以治疗鼻炎，如同我当年服过的一样。可以将白芷与黄芩、川芎同用，配合苍术、辛夷，治疗鼻窦炎以及因此引起的头痛。二是可以治疗痤疮，尤其是有脓疱者，配合清肺散，内服、外洗，颇有神效。曾经有个身材绝佳的空姐，本来面容姣好，后来因失恋而造成

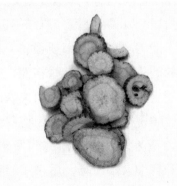

图 5-7　白芷

内分泌失调，脸上长满大包，此起彼伏。我给那空姐用了各种清肺、疏肝、解毒的药物，但收效不佳。空姐脸上涂了厚厚的粉底，仍是遮不住痘痘的痕迹。但是，那粉底倒是提醒了我。《神农本草经》中说白芷有"长肌肤，润泽，可作面脂"的作用。我把白芷还有其他的药物研磨成粉，令那空姐当面膜使用。终于，功夫不负有心人，几个月后，那姑娘的面容基本上恢复了昔时的美丽，只留下了些许的小凹痕。三是可以以香味避邪驱疫。大家还记得《甄嬛传》里的一个镜头吧。宫中发生了温疫，太医们给宫人们发苍术避疫，只是演员们的文学功底太差，把 zhù 字念成了 shù，让我们这些懂中医的人看了笑话。其实，白芷也有这一功效。在某次流感横行的时候，有位 90 多岁的著名二胡演奏家张老先生专门找到我，让我帮他开些有芳香味道的药物，做个香包。他说，小时候在云南老家，缺医少药，有了疫病家里大人便让他佩带个香包，疫病肯定躲得远远的。不过，他少小便离家，具体香包是什么药物组成的，他一点儿也记不起来了。我凭着自己对药性的理解，一味味地把具有香味又有驱疫作用的药拿给老人看。当我拿到白芷的时候，老人突然激动地喊道：就是这个！就是这个熟悉的味道！可见，芬芳也是有记忆的！

葛根

葛根是豆科植物野葛的干燥根，习称野葛，功能解肌退热、生津、透疹、升阳止泻，用于外感发热头痛、项背强痛、口渴、消渴、麻疹不透、热痢、泄泻、高血压颈项强痛。葛根饮片的外表跟茯苓有些相似，容易弄混。曾有位病人，自诩久病成医，也颇识得些药。某次因将葛根误认为茯苓，以为药师将药发错，便在药房中大闹一场，后来知道自己弄错，从此便再不好意思来看病。

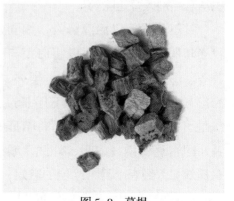

图 5-8　葛根

葛可以制衣，夏日穿来，透气清凉。古代的医仙陶弘景就曾身穿葛衣，从画像上看，好一派仙风道骨。由于葛根中含有大量淀粉，许多地方把它同绿豆、红薯一样制成淀粉来食用。

网上曾风传葛根有丰胸的作用。那是因为葛根中含有一定量的植物性雌激素。朋友好心为我从江西带来农家自制葛粉，尝来与藕粉无异，也未觉出其丰胸效果。用葛粉所做的粉条与凉粉，味道颇不差，比名菜凉拌蕨根粉还好吃。

从中医角度来看，葛根性味甘辛，凉，有解肌退热、透疹、生津止渴、升阳止泻之功，常用于表证发热、项背强痛、麻疹不透、热病口渴、阴虚消渴、热泻热痢、脾虚泄泻。仲景《伤寒论》中载有葛根汤、葛根芩连汤等名方，便以葛根为主药。葛根含异黄酮成分葛根素、葛根素木糖苷、大豆黄酮、大豆黄酮苷及 β-谷甾醇、花生酸，又含多量淀粉（新鲜葛根中含量为 19%~20%）

我在临床中使用葛根颇多，得其趣处，与人分享。

在治疗颈椎疾病时，用葛根量要大，超过 30 克方能有效，对颈部不舒者多有缓解作用。葛根可治疗糖尿病之口渴，颇有生津止渴之妙。我曾治病人，51 岁女性，体胖，三高，糖尿病 10 余年，连眼皮上都长满脂肪瘤。病人在东直门医院、协和医院、宽街医院、国医堂等各医疗机构遍寻名医，但口渴若焦之症终不得解。后经介绍来就诊。既然经他医多方治疗不效，当改换思路，于是我不按常理消脂降浊，但补其脾气。其中用葛根一味生津，使脾气自生，而津液得运。病家不解，见我所给的处方中常看到的降血脂、血压的药味都没有，不由得将信将疑。但服药后效果不错，便好奇追问缘由。我以给她以简单的比喻讲解：三高之症可比作城区脏乱，但是让区长一人亲去扫街作用大呢，还是建立奖励机制，鼓动保洁人员士气的作用大呢？脾是人体中负责健运、化水湿的器官，调动起它的积极性，当然会事半功倍。众人闻言一笑，病家也释然。

葛根及葛花同用可治疗及预防酒精中毒导致的血压升高。我曾医一男性公务员，48 岁，因患高血压来诊。每每治疗后，其血压便平稳下来，但数日后忽然又升，治疗后再降。我颇为疑惑，问其缘故。病人苦笑告曰，每每有推不掉的酒宴，不得已而就之，归家后必觉头昏耳鸣加重。其时虽未能量血压，但估计血压必高无疑。既是国情民风如此，我便于方药中加入二葛，以解酒毒。之后他的血压较前平稳许多。现在中央出台八项规定，倡节约之风，反贪腐之恶。一时间各大豪华酒宴纷纷偃息，想来那位病人日子也会好过很多。

升麻

《神农本草经》说升麻"解百毒，杀百精老物殃鬼，辟瘟疫，障邪毒蛊。久服不夭"。《名医别录》说"主解毒入口皆吐出，中恶腹痛，时气毒疬，头痛寒热，风肿诸毒喉痛口疮"。都是讲升麻解毒避瘟的作用。《滇南本草》中才说"升也，阴中之阳也。引诸药游行四经。发表伤寒无汗，发表小儿痘疹要药。解诸毒

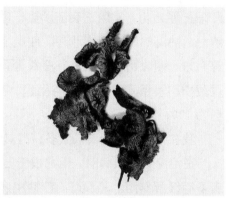

图 5-9　升麻

疮疽，止阳明齿痛，祛诸风热"，解释了升麻的升举之性，指明是用来提升阳气、发表透疹、清热解毒的。

说实话，升麻这味药，我临床中较少用，只是在对体虚气陷的病人使用补中益气汤时才稍用之，3克，取其上浮轻清之效。

至于升麻透疹解毒等功效，因为此类的病人现在着实不多，偶有个婴儿风疹类的，使用些芫荽、葛根煎汤便已足够。倘遇上麻疹之类的病人，一旦确诊，便得立刻转往传染病医院。所以使用升麻的概率便少多了。

不过，临床针灸时，作为程氏门人，我习惯从百会开始为病人施治。因为程莘农院士曾讲过，用穴如用药，以百会升提阳气，催发经络之气，才能更好地发挥针灸的作用。正如升麻一药"升即四气之先机，时令之首兆也"。用时可"主治百疾，以及变迁，皆向晦入宴息而冥升。功能用晦而明，仍利于不息之贞"。

柴胡

要说当代中药中最有名的，要数柴胡。

古代有一副有名的对联写道："避暑最宜深竹院，伤寒当用小柴胡"。"小柴胡"是小柴胡汤的简称，出自仲景的《伤寒杂病论》。是邻邦与咱们"山川异域，风月同天"的日本人把它发扬光大出去的。据说，许多中国人去日本旅游，目的就是去买日本所制的汉方药小柴胡，它可以治疗的疾病不下百种。如感冒发热、寒热往来、疟疾、肝郁气滞、胸胁胀痛、脱肛、子宫脱垂、月经不调等，不一而足，被誉为神药。其主药就是柴胡，药用部位为伞形科植物柴胡或狭叶柴胡的干燥根。在《中国药典》里，它只是个常用的解表药，有和解表里，疏肝升阳之功效。但是，一旦与其他药物组成方，便威力无穷，大杀四方。

首先还是来说说最著名的小柴胡汤。在教材里，它被列为和解剂，主要功用是和解少阳。方歌是这样说的：

小柴胡汤和解功，半夏人参甘草从。

更加黄芩生姜枣，少阳万病此方宗。

注意最后一句"万病此方宗"，也就是说，只要是少阳病，都可以选择该方。

在《伤寒论》中，小柴胡汤可以治疗三大类病症。其一是伤寒少阳证。邪在半表半里，症见"往来寒热，胸胁苦满，默默不欲饮食，心烦喜呕，口苦，咽干，目眩，舌苔薄白，脉弦"。这类病人主要见于急性传染性疾病的中后期，邪气将退未退，在半表半里之间的时候，使用小柴胡汤极易见功。其二是妇人伤寒，热入血室。指妇女来月经时生病，经水适断，寒热发作有时，

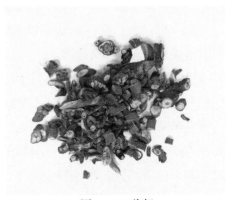

图5-10 柴胡

并且伴见情绪异常。女子以肝为用，常有情志问题，使用小柴胡汤，或者再配上当归等品，养血柔肝，和解少阳。其三是疟疾、黄疸等内伤杂病而见以上少阳症者。因为疟疾病人也有往来寒热的特点，所以适宜使用小柴胡汤。张锡纯还拟了个加味小柴胡汤，以治疗"久疟不愈，脉象弦而无力"者。并对叶天士医案中"其治疟之方，多不用柴胡"的原因给予了解释。他考虑叶氏当时"声价甚高"，名气已经很大了。而"疟原小疾"病人刚得疟疾时只能算作小毛病，很少有人去请这么有名的大夫。等到病久了之后，病情变化已经多样，而且很有可能兼了虚证。张氏说，如果疾病到了晚期，"肝气虚极将脱，若误认为疟，用柴胡升之，凶危立见。此当重用山萸肉，以敛而补之，是以《神农本草经》山茱萸，亦主寒热也"。有些病人在出院后，由于情绪、饮食等因素，可能会导致"差后劳复"，重新发热，《伤寒论》中说："伤寒瘥已后，更发热者，小柴胡汤主之。"

刚刚开始中医临床时，我曾跟随伤寒大家刘渡舟老先生抄了数年的方，看老先生用柴胡剂治好了无数病人。于是，自己门诊时，倘若对病人的寒热温凉表里辨证没有太大把握，为保险起见，便施以小柴胡汤，居然也都有效果，真的体现了万病之宗的神奇。

后来，我在多年的实践中也总结出来一些小柴胡的加味方。比如，治疗女性的月经不调、经前期紧张综合征，或者经期的头痛、情绪不佳，多用小柴胡加四物汤，重用归、芎。许多女性朋友服药后有的月经恢复了正常；有的情绪明显好转，其丈夫一个劲儿地感谢说妻子服药后温柔多了；还有的女性朋友服药后反映性冷淡也居然得到改善，不一而足。再比如，治疗一些肝气郁结、心绪不畅、失眠难寐的抑郁症病人，可在小柴胡汤基础上加酸枣仁、百合；经常反复感冒，感冒后久咳不止或者反复低热者，可以小柴胡配合玉屏风散等。

其实，张仲景在《伤寒论》中使用的不只有小柴胡汤，而是制备了柴胡系列方剂。其中有大柴胡汤、柴胡桂枝汤、柴胡加龙骨牡蛎汤等。刘渡舟教授当年的病人大多为肝病病人，多属于肝胆胃肠不和、气血凝滞不利者。因而他在临床中使用大小柴胡汤治疗过许多急慢性肝炎、肝硬化、肝腹水甚至癌症病人。其中既使用了大柴胡汤开肝胆之郁，兼下阳明之实，气血双调；又根据柴胡汤的方义创了许多柴胡类方，如柴胡加桂枝汤、柴胡加芍药汤、柴胡加茯苓汤、柴胡陷胸汤等。我印象深刻的有柴胡加鳖甲方，便是以小柴胡加上软坚散结的鳖甲等药，用来治疗肝病日久而引起的肝脾肿大。他的得意门生，现旅居美国佛州的赵软金博士便用此方治疗不少癌症病人，在国内外均小有名气。

日本自明治维新之后，采用废医存药的方法，不仅按《伤寒论》原方生产了小柴胡汤，也生产了大柴胡汤等。比如大柴胡汤，中医学中认为其有和解少阳、清热散结等功效，对于少阳阳明合病（表现为寒热往来、呕吐不止、烦躁、便秘、舌苔发黄等）有良好的治疗作用。相对应的西医病名包括急性胰腺炎、胆结石、急性胆囊炎、胃及十二指肠溃疡等，只要具有肝郁气滞、内结热结的症状都可以应用。但日本的汉方药宣传的却是"可以调解脂肪代谢，用于减少腹部脂肪，治疗便秘等"，对中医的证型只字不提。不过，即使这样，由于柴胡剂的卓越疗效，人们也竞相求之。

不过，柴胡毕竟是辛散之剂，配伍必须得当。否则，对于阴血不足的病人，升散太过，却有伤阴之嫌，反为不美，恐怕这也是叶天士医案中少用柴胡的原因。清代名医、温病学派的创始人叶天士以温热立论，用药便多宗柴胡法而少用或不用柴胡，代之以"芳化力软"的青蒿。

苍耳

夏日远足，回家后裤腿上总会粘着些毛毛球儿样的东西，需要使劲刷才能下来。这些小毛球儿就是苍耳子。儿童书中讲植物的种子如何传播，总会提到苍耳的方式，以钩状的硬刺黏附到小动物们身上，随着动物的脚步，完成繁衍后代的任务。

苍耳是一种常见的田间杂草，属菊科，其种子很像女子的耳坠子。所以，苍耳也叫"珥"，本草书上说，荒年时其嫩苗可食用。宋代大诗人

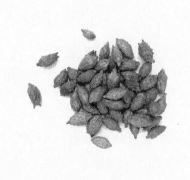

图 5-11　苍耳

苏轼有诗《和李邦直沂山祈雨有应》说：

> 高田生黄埃，下田生苍耳。苍耳亦已无，更问麦有几。

麦田间常长有苍耳，天旱无雨，连生命力旺盛的苍耳都干枯，麦子就更别提了。诗中悯农之情，扑面而来。

《神农本草经》中说苍耳"味甘温。治风头寒痛，风湿周痹，四肢拘挛痛，恶肉死肌"。后世本草中则多记载苍耳可以治疗五官七窍的疾病，如《本草蒙筌》说"止头痛善通顶门，追风毒任在骨髓，杀疳虫湿蟨"，是说苍耳可治头痛；《本草正》说可以"治鼻渊"；《本草备要》说"善发汗，散风湿，上通脑顶，下行足膝，外达皮肤，治头痛、目暗、齿痛、鼻渊"。《重订严氏济生方》中载有苍耳散，以苍耳通鼻窍，配伍辛夷、白芷、薄荷等治疗鼻渊，鼻流浊涕不止、前额疼痛，即现在的慢性鼻炎、副鼻窦炎；《肘后方》中的苍耳汤漱口可以治疗牙痛；《圣惠方》中的苍耳子粥可以治疗目眩耳鸣。

辛夷、苍耳也是目前治疗鼻炎、鼻窦炎的对儿药，我临床常用之。不过，苍耳子有毒，不能大量使用。苍耳中毒反应轻重不一，轻者头晕、头痛、懒动、食欲减退、恶心、呕吐、腹痛、腹泻，或发热、颜面潮红、结膜充血等；严重者可出现烦躁不安或终日昏沉嗜睡，进而出现昏迷、抽搐、心动过缓、血压升高、黄疸、肝肿大、肝功能损害、出血、尿常规改变或少尿、眼睑浮肿等，乃因中枢神经系统、心血管系统及肝脏、肾脏损害所致。因此，使用剂量需要特别注意。现在《中国药典》中规定的是3~10克，小儿用量更应适量减少。

研究也表明，苍耳子中的毒性在高温时可被破坏，所以，使用苍耳子时忌用生品，尤其不要拿郊游后采来新鲜的苍耳子直接入药。

知母

知母是百合科植物，入药的是其肥厚的根茎。其根茎横生，残留黄褐色纤维状旧叶残基，下部生有多数肉质须根，从其外形上讲，它的别名"蒜瓣子草"或"羊胡子根"都特别贴切。

知母与黄柏是一对儿药，《本草纲目》说："肾苦燥，宜食辛以润之；肺苦逆，宜食苦以泻之。知母之辛苦寒凉，下则润肾燥而滋阴，上则清肺金泻火，乃二经气分药也；黄柏则是肾经血分药，故二药必相须而行，昔人譬之虾与水母，必相依附"。知柏地黄丸中，二药就相须相使，完美地演绎了该药在补肾气之不足的同时兼清虚热与湿热的作用，使得知柏地黄丸可以做到补虚而不致邪盛，泻热而不使正虚。

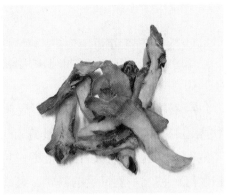

图5-12　知母

《神农本草经》中，知母"主消渴热中，除邪气肢体浮肿，下水，补不足，益气"。《名医别录》中说它可以"疗伤寒久疟烦热，胁下邪气，膈中恶及风汗内疸"。因此，后人都认为知母可治消渴。李杲总结了知母的用处，"泻无根之肾火，疗有汗之骨蒸，止虚劳之热，滋化源之阴"。治实热烦渴的代表是白虎汤，治骨蒸潮热的代表是知母鳖甲汤；有二母散，将知母与贝母同用止咳；补肾阴清虚热则以知柏地黄丸为最好。其实，李杲还少说了，知母还可清胎中热，可能是可以通过胎盘屏障的中药之一。《圣惠方》中有知母丸，可以"治妊娠月未足，似欲产，腹中痛。知母二两，研为末，蜜丸如梧子大。不计时候，粥饮下二十丸。"该药在《医方类聚》中名为一母丸，主治"妊娠日月未足而痛，如欲产者、难产及子烦。妊娠胎动不安，及产后小户痛不可忍"。

我一直在纳闷，古人为什么以"母"来命名知母，原来以为是该药可以治疗妇科的问题，跟益母草相仿。谁知查了资料，见《本草乘雅半偈》中有详细的解释，却不是这么回事："知母，天一所生，水德体用具备者也……盖益气者，亦母益子气；补不足者，亦母能令子实也。原夫金为水母，知母者，如子知有母也"。最后，卢之颐还感叹："知此则立名之义，或远取物，近取身，可深长思矣！"

芦根

芦苇是多年水生或湿生的高大禾草，多生长在沟渠、河堤及沼泽地里。秋风起的时候，正是芦苇荡最美的时节。芦苇荡绵延不断，倘是在夕阳西下的时候，远远望去，白茫茫的一片，连着江水、湖水、淀水，一同被落日映红，披上一层灿烂的霞衣，颇有半江瑟瑟半江红的意味。宋代三苏之一的苏辙写过一组诗《赋园中所有十首》。其中有一首关于芦根的诗：

芦生井栏上，萧骚大如竹。

移来种堂下，何尔短局促。

茎青甲未解，枯叶已可束。

芦根爱溪水，余润长鲜绿。

强移性不遂，灌水恼僮仆。

晴日下西山，汲者汗盈掬。

是说芦苇喜爱湿地，但移植园中则需要人为不断地浇灌，因为"芦根爱溪水"啊。

《新修本草》说芦根"生下湿地。茎叶似竹，花若荻花。二月、八月采根，日干用之"。芦苇入药的部位是其根茎，所以称芦根。但《备急千金要方》中有名方曰千金苇茎汤，药用薏苡仁、冬瓜子、桃仁、苇茎，用来治疗肺痈，病机为热毒壅滞、痰瘀互结，主要表现为身有微热、咳嗽痰多，甚则咳吐腥臭脓血，胸中隐隐作痛，舌红苔黄腻，脉滑数。西医学相对应的是肺脓肿、大叶性肺炎、支气管炎等属于肺热痰瘀互结者。那么，入药的究竟是芦根还是苇茎呢？《中国药典》解释说："苇茎汤原用芦苇的地上茎，不是芦苇的根茎，但因一般药店不备，故以芦根代替，临床使用已久，这说明苇茎和芦根的

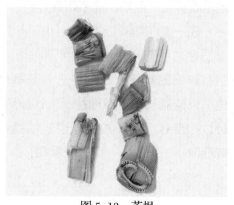

图 5-13　芦根

作用相同。故在农村合作医疗站中可以采集新鲜的芦根和苇茎同用，不但可节约挖掘芦根的人力，且可扩大药源"。对此解释，本人颇为诽腹。某年春日踏青，我特意挖取了一截芦根，发现原来芦苇这种植物水面上的茎外有厚皮如"甲"，是根本掰不动的。而水下的部分，有直立的也有横生的，一节节的，跟竹节差不多，可以算是芦苇的根，也可以算是它的茎。所以，植物学上才叫"根茎"，"地下茎粗壮，横走，节间中空，节上有芽。茎直立，中空"。张锡纯说："释者谓苇用茎不用根者，而愚则以为不然。根居于水底，是以其性凉而善升，患大头瘟者，愚常用之为引经要药（无苇根者，可代以荷叶），是其上升之力可至脑部而况于肺乎？且其性凉能清肺热，中空能理肺气，而又味甘多液，更善滋阴养肺，则用根实胜于用茎明矣。"

即使在北方地区，偏于干旱，有水的地方也都有芦苇。因此，每到春日，也会有药行的人来掘取新鲜的芦根，配伍白茅根、葛根煮取三根汤给小儿们饮用。其中，以芦根清热泻火，生津止渴；白茅根凉血止血，清热利尿；葛根解肌退热，生津止渴，用来缓解春日的干燥，预防流感等流行性传染病。这3种草根都有甜味，副作用均不大，既可以作药也可以食用，所以是老少咸宜的春日饮品。网上有资料说三根汤为仲景所传，证据稍嫌不足。不过，这是许多包括河南在内的地区常用的预防感冒或治疗感冒轻症的小方子，倒是不争的事实。网上还有其他三根汤配伍的版本，不在本文讨论之列。

早些年，药店里还有鲜芦根卖，但近年来可能是保存成本过高的缘故（需要冷藏保鲜），不复见新鲜芦根的踪迹。但治疗温病，最好还是用鲜品。如《温病条辨》中的五汁饮，就是用梨汁、荸荠汁、鲜苇根汁、麦冬汁、藕汁（或用蔗浆），来治"太阴温病，口渴甚，吐白沫黏滞不快者"。不是新鲜的，如何榨得出汁来？《肘后方》中的"芦根三斤，切，水煮浓汁"来治"呕哕不止厥逆者"，估计也是使用的新鲜品，否则晒干的芦根原本就是切好的，用不着再重复切一遍了。

不过，新鲜的芦根既然见不到，只好使用晒干的芦根了。《中国药典》上说，这种芦根"干根茎呈压扁的长圆柱形，表面有光泽，黄白色，节处较硬，红黄色，节间有纵皱纹，质轻而柔韧，无臭，味微甘"。如果泡水喝，也能稍带些甜味，且也可以起到滋润作用，颇有清热生津，除烦止呕，利尿透疹的功用。

在查阅《中华本草》时，我突然看见芦根的另一种功能，吓了一跳，它竟然还可以"解河豚鱼毒"。细细看了，原来在《备急千金要方》中就载有"芦根汁，多饮良，治食鱼中毒、面肿、烦乱，及食鲈鱼中毒欲死者，并解蟹毒"。但普通鱼蟹的毒与河豚鱼的毒是一回事吗？写书的人，要千万小心啊！

决明子

某次在野外，朋友摘了一支细细长长如豆荚样的东西递给我："猜猜看，这是哪种中药？"我接过，轻轻剥开，里面是一粒粒排列整齐如积木状的淡青色种子，居然是四棱形的。是决明子！

决明子又叫"草决明"，应当说属于豆科植物类的决明，"初夏生苗，茎高三四尺，叶如苜蓿，本小末大，昼开夜合，秋开淡黄花五出，结角如细豇豆，长二三寸，角中子数十粒，色青绿而光亮，状如马蹄"，所以还有个别称"马蹄决明"。中药里还有一种贝壳类的药物，叫石决明，其实就是那种昂贵的鲍鱼的壳。二者都有治疗眼病的作用，能拨开云雾见光明，所以都叫决明。

《神农本草经》中决明子"味咸平，生川泽。治青盲，目淫，肤赤，白膜，眼赤痛，泪出。久服益精光，轻身"。后世本草干脆直接说其"凡目病内外等证，无所不治"。

决明子可治的眼部疾病首先是青盲。青盲是什么样的疾病呢？《诸病源候论》中说："眼本无异，瞳子黑白分明，直不见物耳"。也就是说，病人的眼睛从外观看起来没有任何问题，既没有白内障那样的白

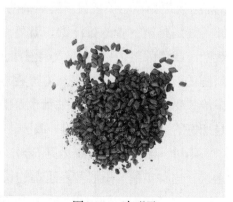

图 5-14　决明子

膜，也没有眼角膜上所生的阻挡视线的白斑（翳），但患者就是没有视力或者视力严重下降，眼睛看不见东西。相当于西医的眼底退行性病变，或是继发于多种眼病的视神经萎缩、黄斑变性，某些脑部肿瘤也可引起此病。无论对于中医还是西医来说，这都是临床上非常难治的疾病。中医认为，青盲的病因是"五脏六腑之精气皆上注于目，若脏虚有风邪痰饮乘之，有热则赤痛，无热但内生障，是腑脏血气不荣于睛，故外状不异，只不见物而已"。理论上，"决明子明目，乃滋益肝肾，以镇潜补阴为义，是培本之正治，非如温辛散风，寒凉降热之止为标病立法者可比，最为有利无弊"（《本草正义》）。《僧深集方》中载决明散一方："治失明，目中无他病，无所见，如绢中视"。这种病有可能相当于西医所说的中心性视网膜炎或称中心性浆液性视网膜脉络膜病变。书中记载了用药："马蹄决明二升，捣筛，以粥饮服方寸匕。忌鱼、蒜、猪肉、辛菜"。但是没有记载疗效。个人能力所限，我还是认为治疗这种病人太困难了。

不过，对于比较不那么困难的疾病，决明子还是很有用的。比方说，对于眼干涩、眼赤痛、眼痒等，使用决明子配伍蔓荆子、青葙子等清肝明目的药，效果还真是不错的。《本草求真》中说："决明子，除风散热。凡人目泪不收，眼痛不止，多属风热内淫，以致血不上行，治当即为驱逐；按此苦能泄热，咸能软坚，甘能补血，力薄气浮，又能升散风邪，故为治目收泪止痛要药。并可作枕以治头风，但此服之太过，搜风至甚，反招风害，故必合以蒺藜、甘菊、枸杞、生地、女贞实、槐实、谷精草相为补助，则功更胜。谓之决明，即是此意。"

现代研究表明，决明子还有通便、降血压、止头痛的功能，日常饮用炒过的决明子茶，微微带些焦香气息，可通便明目，降压止痛。决明子不仅内服有用，外用也有效。如《摘元方》中即用决明子炒后研末，以茶调后敷在两太阳穴，可以治疗因肝风内动引起的高血压头痛、目赤肿痛等。本草书中也有记载，以决明子、菊花做枕头，枕之可以治疗头风头痛，胜于黑豆多矣！

我自己也有一个决明子的枕头，是很多年前一位病人阿姨特意做的，夏日枕用，头目一片清凉。

地黄

地黄是玄参科植物地黄的块根，估计地黄以前也是先人们的食物之一，因为新鲜地黄的根茎跟现在常吃的蔓菁、萝卜什么的很相似。《礼记》中称"钘毛：牛藿，羊苄，豕薇"。苄（音变）就是地黄的古称，意思是煮羊肉羹的时候要加入地黄，这是一个相对固定的搭配，跟毛主席诗中所说的"土豆烧牛肉"有一拼。《本草纲目》中有个说法，把地黄的根放入水中，浮起来的叫天黄，半沉半浮的叫人黄，沉下去的才叫地黄。可见，只有饱满壮实的地黄根茎才堪使用。

新鲜地黄性寒凉，可滋润凉血，有滑大便的作用。黄元御认为，伤寒阳明气分病，"腑燥便结，多服地黄浓汁，滋胃滑肠，胜用承气（指承气汤，有泻热通便的作用。出《伤寒论》）"。

《神农本草经》中所载的是干地黄，属于上品，"治折跌绝筋，伤中，逐血痹，填骨髓，长肌肉，作汤，除寒热积聚，除痹，生者尤良。久服轻身不老。"

干地黄是在农历九月采来新鲜的地黄，选取根茎肥大者，去掉根部的须根，微微晒干，此时吃起来的口感像红薯干一样，非常甜。仲景在《伤寒论》所用的也是干地黄，肾气丸等诸方中均有地黄。黄元御总结仲景所用地黄之方，认为"仲景于地黄，无作君之方，无特加之法"。认为在使用

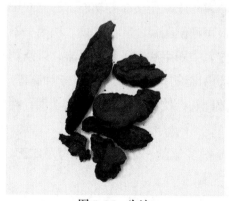

图 5-15　生地

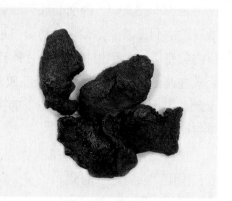

图 5-16　熟地黄

地黄时，但以地黄为臣为将，不以其为君。甚至于因六味地黄丸而闻名于后世的肾气丸（六味地黄丸即肾气丸去桂、附而成，见于钱乙《小儿药证直诀》）中，也只以附子为君，以温肾气；地黄为臣，以滋风木之枯燥，来治疗消渴淋沥。其他仲景方中用到地黄的还有薯蓣丸，用来治疗虚劳，以薯蓣为君以敛肾精，配伍地黄、阿胶、当归、芍药；炙甘草汤，用来治疗心脏疾患，脉结代，重用甘草为君以补中气，配伍地黄、阿胶、麻仁，来滋润经脉之燥涩；大黄䗪虫丸，用来治劳伤血枯，方中大黄、䗪虫为君，以破积化瘀，配伍地黄、芍药来滋润经脉之枯燥；黄土汤，用来治疗便血，以黄土为君收敛止脱，配伍地黄、阿胶，滋阴补虚；胶艾汤，用来治疗胎漏下血，方中以阿胶、艾叶为君以止血，配伍地黄、当归、芍药，清肝理血；百合地黄汤，用来治疗以精神恍惚、神志异常的百合病，以百合为君清心肺之热，配伍地黄以泄脏腑之瘀浊，其力"几比大黄"。

地黄最佳的产地是古怀庆府，包括了今河南省焦作市、济源市和新乡市的原阳县所辖地域。"古代的怀庆府，东至卫辉府二百里，南至河南府一百八十里，北至山西泽州府一百二十里，西北至山西平阳府五百二十里，东南距省治开封府三百里"。距离我出生地80公里，我从小也听惯了医院大院里那些叔叔阿姨们来自武陟、博爱县的奇怪口音。某个怀庆府四大怀药的宣传视频里，便是以这种我熟悉的声音介绍了生、熟地黄的正宗炮制方法。

生地的制法：50公斤鲜的地黄，选出根茎肥大的30公斤，去须根，洗净沥干水分，在太阳下晒两三日，使根皮微皱。将剩下不太肥壮的20公斤鲜地黄洗干净后，在柏木臼中捣烂，绞取汁。剩下的渣加些酒，继续捣，再绞出汁来，这就是明清医家们喜欢用的地黄浓汁。绞出的汁用来拌精选出的30公斤地黄，天阴的时候，摊开了晾晒。反复地拌、晒，这样做特别费力气，但是制作出来的却是精品。生地可清热滋阴，凉血止血，可用于治疗一些急性出血性的传染病，如猩红热、出血热等，常用的犀角地黄汤（出自《备急千金要方》）、清营汤（出自《温病条辨》）等，均以生地清热解毒，凉血止血。

熟地的制法大致与生地相同，但还需要把拌好的地黄放入笼中蒸，蒸后再晒。正宗的做法要九蒸九晒，熟地要黑油发亮，才是工夫做到了家。

制作好的熟地更长于补益肝肾，滋养精血。如地黄丸类方，包括肾气丸、杞菊地黄丸、麦味地黄丸、牛车丸等，均取熟地黄的滋补作用。

山东名老中医李克绍总结了历代使用地黄的经验：一是根据脉来选择（王好古）。如果脉洪而实，可用生地来治疗手足心热，以益肾水，凉心血；如果脉虚，则选用熟地。二是根据引经药物来选择（李时珍）。生地可生精血，则以天冬来生所生之处；熟地可补精血，则以麦冬来补所补之处。我在临床中遇到难择之症则生地、熟地同用，既可凉血活血，又能滋补肝肾。

金银花

金银花的正名是忍冬，三月开花，微香，蒂带红色，花初开则色白，经一二日则色黄，故名金银花。又因为一蒂二花，两条花蕊探在外，成双成对，形影不离，状如雄雌相伴，所以才有二花之名。每年金银花开的季节，我家乡附近的封丘县种植区上空便弥漫着浓郁的花香，成片的金银花为当地农民带来不菲的收入。而在北京，清华大学东北校门附近也有一条小径，遍植金银花，春来如果看厌繁花锦绣，这条小径清幽宜人，也是不错的散步约会之所。

各本草著作中有时将忍冬与金银花混而谈之。其实，现代中药学中金银花是忍冬的花蕾；而写忍冬或忍冬藤的，是其枝叶。二者均有清热解毒、凉散风热的作用，可用于痈肿疔疮、喉痹、丹毒、热毒血痢、风热感冒、温病发热等疾病。被认为可有效治疗甲流、新冠肺炎等瘟疫的中成药——连花清瘟胶囊（颗粒）便是从温病学的常用方剂银翘散变化而来的。银翘散的组成头一味便是金银花，又配伍连翘、桔梗、薄荷、牛蒡子、竹叶、芥穗、淡豆豉、甘草等。其中起主要作用的当然是金银花，据现代研究报告，本品有很

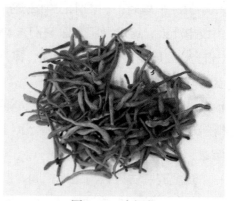

图 5-17　金银花

好的抗菌作用，在体外（注意是体外，培养皿中）对多种细菌（伤寒杆菌、副伤寒杆菌、大肠埃希菌、变形杆菌、铜绿假单细胞菌、百日咳杆菌、霍乱弧菌以及葡萄球菌、链球菌、肺炎双球菌、脑膜炎球菌等）均有抑制作用。其实，中医不太讲究抗菌或是抗病毒，但是，金银花却的确对这些病毒或细菌造成的呼吸道症状或发热症状有非常好的治疗作用。《本草正义》中说："今人多用其花，实则花性轻扬，力量甚薄，不如枝蔓之气味俱厚。古人只称忍冬，不言为花，则并不用花入药，自可于言外得之。观《纲目》所附诸方，尚是藤叶为多，更是明证"。是指连枝带叶的忍冬比金银花的作用更好，但临床证据尚不足。

我的内科老师高齐民教授是伤寒大家宋孝志的女婿，晚年时常来我处治疗腰痛。治疗之余，高老师喜欢给我和学生们讲些临床上的秘方和故事，其中"三两三"系列就是他岳父老泰山传给他的秘方。其中便有"疮疡三两三"，组方有生黄芪 30 克、忍冬藤 30 克、全当归 30 克、生甘草 9 克，其中川蜈蚣 0.1 克为不传之秘。方中 3 两生黄芪补气托里排脓，3 两忍冬藤清热解毒，3 两当归活血养血，3 钱甘草和中补虚，足以治疗各种痈疮疔疖，也就是西医学所说的各种细菌性皮肤感染、蜂窝织炎、骨髓炎等。

正如古人所说，金银花为轻扬之品，既可以制成金银花茶，供体热者时时饮用；又可制成金银花露，不仅清凉可口，更兼有清热解毒的作用，可用于小儿痱毒，暑热口渴。

连翘

春天来了，街道两边开满了小黄花。有人会说：看！迎春花开了，春天来了！

且慢！那些看起来一样的小黄花，可能并不都是迎春花。木樨科连翘属植物连翘也是在这个时节先叶开花，花开香气淡雅，满枝金黄，艳丽可爱。但与迎春花相较，连翘的花瓣略大；另外，迎春有 6 个花瓣，连翘则只有 4 个花瓣，花期也稍后。

连翘入药部分是它的果实，蒴果干燥后会开裂，空壳翘起，形似心脏，故中医认为它入心，这也是因形相求之意。

连翘在《神农本草经》中即有记载，说它味"苦，平"，《名医别录》确认其"无毒"。但归经问题各书不尽相同，除归心经外，还入肝胆经。《神农本草经》认为连翘"治寒热、鼠瘘、瘰疬、痈肿恶疮、瘿瘤、结热蛊毒"。凡肝气郁结或痰气郁结引

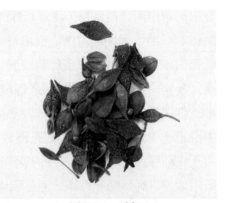

图 5-18　连翘

起的热性疾病，连翘均可治疗。看来，连翘应是治疗内热之主药。

但连翘入方最著名的当属《温病条辨》的银翘散，可治疗"太阴风温、温热、温疫、冬温，初起但热不恶寒而渴者。连翘一两，银花一两，苦桔梗六钱，薄荷六钱，竹叶四钱，生甘草五钱，芥穗四钱，淡豆豉五钱，牛蒡子六钱，上杵为散，每服六钱，鲜苇根汤煎，香气大出，即取服，勿过煮。病重者，约二时一服，日三服，夜一服；轻者三时一服，日三服，夜一服；病不解者，作再服"。银翘散最多的是用于治疗风热外感，原书中所载的煎药及服药方法颇可玩味。首先说煎药法，不是直接加水熬药，再是将药物杵成粉，以新鲜的芦根汤煎煮散剂；其次，注意煎药时间，不能过长，而是要等香气——即一些挥发性物质出来后就停止。书中还提醒，不要煎煮过度使得有作用的挥发性物质挥发殆尽了，否则效果会受到影响。银翘散的服用方法上也有讲究，首先根据病情的轻重选用不同的服药频率，或 4 小时服一次或 6 小时服一次，而不是刻板地一日两服；第二，白天与夜间服药的次数也有不同；第三，如果服药后没有得到完全治愈，还可以继续服药。

正是因为银翘散在治疗外感温热病或者瘟疫中的出色疗效，后世对该方的使用非常普遍。比如有名的中成药银翘解毒丸、连花清瘟颗粒，便是以银花与连翘为君，配合清热解毒的其他药物。由于此药深入我心，当年在大学时考试方剂学，试题要求写出银翘散的组成，可我答题时把银翘当成一味药列出，白白丢了两分。

《神农本草经》之中，连翘所主的疾病大多与结热有关。所谓结热者，热结也，也就是热气郁结于内。连翘清热之余，也能散结。所以，临床时

我喜用此药治疗肺风粉刺或者瘀血发热引起的痤疮。这在《伤寒论》中也得到印证，仲景亦爱使用连翘治疗皮肤病。《伤寒论》第262条说："伤寒瘀热在里，身必黄。麻黄连轺（翘）赤小豆汤主之。"方中的麻黄、杏仁、生姜意在辛温宣发，解表散邪；连翘、梓白皮、赤小豆旨在苦寒清热解毒；甘草、大枣甘平和中，共奏辛温解表散邪，解热祛湿之效。阳黄为湿热侵袭机体，兼有外感证时应用麻黄连翘赤小豆汤，既可散外邪又可内清湿热。

　　某年阳历3月底，二月二龙抬头的日子刚过，一位60多岁的老病友来诊，只见其面目俱肿，眼睛只剩下一条缝了。原来，他在理发时禁不住理发师撺掇，同意将花白的头发染黑。不料，因为染发剂过敏，头、面、眼睛俱肿，痒痛难忍，服抗过敏剂等亦不管用。见状，我急刺其耳尖放血，同时以麻黄连翘赤小豆汤投之，3剂即愈。

蒲公英

　　笔者曾参加过北京电视台的一期节目，介绍的就是蒲公英，节目中还给大家推荐了一道凉菜：凉拌婆婆丁。婆婆丁就是菊科植物蒲公英的小名，世界各地都有，就生长在田埂路边，开着小黄花，花谢了就变成一个毛茸茸的小球，发射出无数的小伞兵，飞向四面八方。记得小时候看一个伤痕电影，里面的主题歌就是蒲公英，寓意主人公像蒲公英的种子一样，被命运之风吹走，但在任何地方都能顽强地活下来。

　　蒲公英不仅是味常见的野菜，也是一味常用的中草药，鲜用或晒干用都行，可口服可外敷，味道很苦，但有清热解毒排脓的功效，像上火或身上长一些疮疖、青春痘什么的，效果都很好。凉拌蒲公英的做法很简单，采来新鲜的蒲公英，洗净后，用开水焯一下，去掉其苦味，然后放入适量盐、糖、味精、

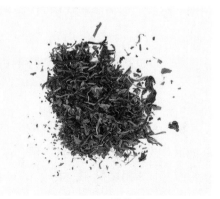

图5-19　蒲公英

醋、蒜泥拌一下即可。味道清香，略带苦味。记得当时介绍的时候，电视节目的主持人听得一脸的向往：什么时候自己也做来尝尝！

其实，很长时间以来，蒲公英并不是真正的蔬菜，而只能作为救荒时的野菜。《本草新编》中说"蒲公英亦泻胃火之药，但其气甚平，既能泻火，又不损土，可以长服、久服无碍。凡系阳明之火起者，俱可大剂服之，火退而胃气自生。试看北地妇女，当饥馑之时，三五成群，采蒲公英以充食，而人不伤者，正因其泻火以生土也。夫饥饿之人，未有不胃火沸腾者，用之实有相宜。不可以悟蒲公英之有益而无损乎。但其泻火之力甚微，必须多用一两，少亦五钱，始可散邪补正耳。"正是因为蒲公英可以泻热解毒，又不伤正，所以可以长服、久服，甚至可以在灾馑时以充饥。《药笼小品》说蒲公英可"化热毒，消肿核"，是治乳痈、乳积之圣药。

2010 年春，我赴奥地利格拉兹医科大学访学，在格拉兹医院的草坪里、路边及街心花园里，都能看到举着小黄花摇头晃脑的蒲公英，但异域的蒲公英比之国内格外高大肥壮，想是水土不同的原因吧。听说欧洲人也喜欢吃蒲公英，并且了解它的药用价值，甚至他们的奶牛场里也用蒲公英喂牛来代替抗生素治疗乳腺炎。所以，他们的许多超市里的牛奶都是低抗生素的。

刚到奥地利时，虽是初春，但天气尚冷，由于远途奔波加上水土不服，我的慢性鼻炎急性发作了，出现头痛、鼻塞、脓涕、咳嗽、黄痰等症状，特别痛苦。于是，我周末远足来到了一个森林公园里，采了几捧蒲公英。回到公寓洗净之后煮水喝，那味道是真苦啊！不过，清热消炎的效果倒是不错。我的呼吸道感染在没有抗生素治疗的情况下，渐渐好转了。

马齿苋

马齿苋是石竹目马齿苋科的一年生本草，"茎下部匍匐，四散分枝，上部略能直立或斜上，肥厚多汁，绿色或淡紫色，全体光滑无毛"。它的"叶片肉质肥厚，长方形或匙形，或倒卵形……先端圆，稍凹下或平截，基部宽楔形，形似马齿，故名"。我的家乡管这种药叫蚂蚁菜，有的地方管它叫马踏菜，是常见的田间杂草，在田间地头，甚至许多荒地上都能看见它的身影。古人说"此物至难死，燥了致之地犹活"。因此，民间也管它叫"死不了"。

小时候，家里养了一笼鸡，每日喂鸡、取蛋都是我的活儿。放学做完作业后，我就在医院的家属院里到处转悠，想着找些野食儿给我的宝贝鸡们增加营养。有一天，我在大院儿一幢民国时期建筑的后面发现了一大丛郁郁葱葱的马齿苋。原来，那座老楼的开水炉年久失修，长年沿着水管渗漏出水来，在楼后积成了一片不大不小的水洼，喜湿的马齿苋便在那周围茁壮地生长起来。大喜之下，我便隔几日去采一回，加入些粗粮充作鸡食，果然大受小鸡们欢迎。

后来知道，马齿苋不仅鸡吃得，人更吃得，是各个民族医药中公认的良药。现代研究认为，马齿苋含有丰富的维生素 A 样物质，故能促进上皮细胞的生理功能趋于正常，并能促进溃疡的愈合；对大肠埃希菌、痢疾杆菌、伤寒杆菌均有抑制作用；对常见致病性皮肤真菌亦有抑制作用；对血管有显著的收缩作用；对豚鼠、大鼠及兔离体子宫均有兴奋作用；对家兔有降压、利尿及加强肠蠕动作用。所以，在藏药中，它叫"灿格日"，可以治疗痢疾、疮疡；在布朗药中，它叫"宗新朵"，可以治疗头晕眼花；在傣药中，它叫"帕八良"（西傣）、"牙西码"或"芽席马"，可以治疗肺热咳嗽、痢疾；在哈尼药中，它叫"不泽"；苗药中叫"藋威"，也治疗痢疾、腹泻；在畲药中，叫"酸苋鲜"，可以治疗肝炎；在维药中叫"丝籽欧提"，可治疗内热炽盛，长期低热、中暑、便秘、痢疾、肠炎。

马齿苋有清热利湿、解毒消肿、消炎、止渴、利尿等作用，可鲜用外敷，也可内服入煎剂。《证类本草》中载马齿苋可"疗多年恶疮，百方不瘥，或痛走不已者，并烂捣马齿敷上，不过三两遍"，并讲述了武元衡相国的故事。武相国在西川的时候苦于胫上长疮，痒不堪忍受，请了许多医生都无效。后来有个小吏献上此方，没想到武相国用了便很快痊愈了。后来，武便逢人推荐马

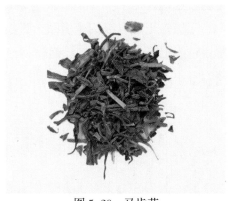

图 5-20　马齿苋

齿苋，也是用一个好一个。我父亲长年患有糖尿病，某年夏天，忽一日，右侧上肢皮肤红肿如棒槌，也不甚疼痛。我看了一下，发现他右手的大指甲侧边有个非常小的伤口，应该是从那个小伤口感染后引发的淋巴炎，中医称为丹毒。于是，我立刻跑到附近的农贸市场买了些新鲜的马齿苋，用蒜臼捣烂了，敷在其肿处。剩下的，煮了水令其代茶饮。不过一昼夜，居然肿消红退。无独有偶，次日门诊来了个非常类似的病人，是个老年女性，在海南旅游时突然发现左侧足部肿如面包，疼痛，而且痛势向上蔓延到下肢，色红如涂朱。当地医院给她输了好几天抗生素，也丝毫不见效，于是病人便急忙飞回北京就诊。病情诊断非常明确，就是丹毒，可能是由足癣引发的感染。因此，我一方面给病人开具处方，一面让她去弄些新鲜马齿苋来外敷。结果，她的病情也很快得到控制。

在没有抗生素、打虫药的古代，马齿苋应该是救命救急用的。《证类本草》中就记载，将新鲜马齿苋绞汁服，可以下"恶物""白虫"，这应该就是体内的寄生虫。

将马齿苋切碎煮粥或者跟鸡蛋清一起服用，可以治疗痢疾。如《滇南本草》中就说："赤白痢，用马齿苋捣汁和鸡白服"。

《开宝本草》中记载了个药浴的方子，可以治疗筋骨疼痛。马齿苋要用到数斤，加上五加皮、苍术煎汤，配合葱姜汤取汁内服，汗出后，痛止。

因为马齿苋叶青、梗赤、花黄、根白、子黑，五色俱全，所以又被称为"五行草"，可谓得尽天地日月精华。马齿苋的黑籽特别小，约是芝麻的百分之一到十分之一，不过却有明目的作用。《圣惠方》中有个熨眼方，其主药就是马齿苋子。"马齿苋子半两、人苋子半合。上药捣罗为散，入铜器中，于饭甑上蒸，以绵裹熨眼大眦头漏孔有脓水出处。凡熨眼之时，须药热熨透眼三五十度，脓水自绝"。因为我从小与马齿苋打交道，知道马齿苋子有多小，不难想象其加工使用时的难度。

黄芩

以我个人理解与临床经验，柴胡之良配莫过于黄芩。小柴胡汤的方解说柴胡苦平升散，黄芩降泄，二者配伍，为和解少阳的基本结构。但从黄芩本身的功效及属性来讲，它又是三味姓黄的苦寒中药——黄芩、黄连、黄柏中的老大。这3味中药均属于清热药，分别可清上、中、下焦的火热。

其实，黄芩的性味归经及功效等有多种说法，《神农本草经》说其"味苦平，生川谷。治诸热黄疸、肠澼、泄利，逐水，下血闭，（治）恶疮、疽蚀、火疡"。后世各本草中分别有其归肺、胆、脾、大肠、小肠经的记载。为什么一味黄芩，其药性归经各有不同？我亦想到初跟随老中医抄方时，老人家一会儿让写条芩，一会儿让写枯芩。当然现在是电子处方，只能写是生黄芩还是酒黄芩，没那么多选择。《药鉴》中说，黄芩"气寒，味苦平，气厚味薄，无毒，可升可降，阴也。主治诸经实热。中枯而飘者，泻肺火，清痰利气。细实而坚者，泻大肠火，养阴退阳。又枯者除寒湿，去热于肌表。坚者滋化源，退热于膀胱。见柴胡则寒，为少阳之妙剂。君白术则和，乃安胎之圣药。若以猪胆炒之，又能泻肝胆之火也。如以麦冬汁浸之，又能润肺家之燥也。酒炒则清头目，盐制则利肾邪"。

将这段话用现代的语言结合药理学研究表述出来，是这样的：黄芩是唇形科黄芩属多年生草本植物，入药用的是其肥厚的肉质根茎。黄芩的根茎为直根系，主根在前3年生长正常，长度、粗度、鲜重和干重均逐年增加，黄芩苷含量较高。如果这时候采收炮制，所得到的黄芩即为子芩或条芩，以根条质坚、色棕黄、光滑者为上品。其功效主要是清大肠火，用来治疗大肠有热的痢疾泄泻，以及湿热引起的黄疸、痈肿、疮毒等。第4年以后，黄芩根的生长速度开始变慢，部分主根开始出现中心性腐烂，即枯心。以后逐年加重。八年生的家种黄芩几乎所有主根及较粗的侧根全部枯心，而且其中黄芩苷的含量也大幅度降低。这时候采收的黄芩称为枯芩，因为切片时中心是空的。在古籍中，这阶段的黄芩也被称为"腐肠""空肠"，最有意思的，还有个别称叫"妒妇"。因为古人们认为妒妇的心肠跟黄芩的根一样，是黑

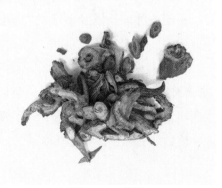

图 5-21 黄芩

的，而且还是腐烂的。但是，这时期采收的黄芩清肺热的药力较足，古人认为可以清热而不伤肾，因为"黄芩只清肺之邪火耳，邪火散而真水自生"（《本草新编》）。如果黄芩与柴胡相配伍，则可以起到清解少阳的作用；与白术相配伍，则可以安胎，止胎动不安；如果黄芩用猪胆汁炒过，则可以入肝胆，清肝胆之火；如果以麦冬汁浸泡后，则可以滋润肺金；如果以酒炒过，则可以引气上行，清利头目；如果以盐炮制，则下可引入肾经，以祛除肾邪。

仲景使用黄芩，除了柴胡汤类与柴胡同用，和解少阳外，还用于泻心汤类，以调和阴阳。如半夏泻心汤治呕而发热，心中痞满；生姜泻心汤治干呕食臭，心下痞硬；甘草泻心汤治水谷不化，心下痞硬；附子泻心汤治恶寒汗出，心下痞硬；大黄黄连泻心汤治关上脉浮，心下痞濡。《伤寒论》中还设有黄芩汤，配伍芍药、甘草、大枣，用来治"太阳少阳合病，自下利者"，其中黄芩、芍药清泻相火。

在《神农本草经》《名医别录》等早期本草文献中，根本就没有提到黄芩安胎的作用。只在《滇南本草》才提到黄芩"上行泻肺火，下行泻膀胱火，（治）男子五淋，女子暴崩，调经清热，胎有火热不安，清胎热，除六经实火实热"。现代研究也证实黄芩等药可以通过胎盘屏障。个人理解，相比较其他药物来讲，黄芩的药性应该比较和缓，也安全，所以才有止血安胎的作用。但是，胎动不安是指妊娠期出现腰酸腹痛、小腹下坠，或阴道少量出血，其原因可能是肾虚、血虚、血热、血瘀等。只有孕妇素体阳盛，或孕后过食辛辣之类助热生火食物，过服温热暖宫药物，或外感热邪，或七情内伤郁而化热，或因阴虚而内热，热伤冲任，冲任失固，血为热迫而妄行不能养胎，反离经下走发为胎漏，热扰胎元引发的胎动不安，才最宜用黄芩。

过去，人们采挖黄芩后，只使用其根茎。近来人们发现，其叶茎经过蒸制等传统工序而成的黄芩茶，茶色金黄明亮，茶味醇甘郁香，风味独特，含有丰富的黄芩苷、汉黄芩苷等元素，也具有清热解毒、降脂、降压、利尿、镇静、利胆、保肝等功效。

黄连

黄连是毛茛科黄连属的植物，入药的是其根。不知道黄连是不是世界上最苦的东西，但在中国文化中，它肯定是苦的代表，所谓"哑子吃黄连，有苦说不出"。黄连苦虽苦，却在《神农本草经》中被列为上品，"味苦寒，生川谷。治热气，目痛，眦伤，泣出，明目，肠澼，腹痛，下利，妇人阴中肿痛。久服，令人不忘"。

黄连是清热解毒、燥湿泻火药之一，入中焦，"古方以黄连为治痢之最"。在《伤寒论》中有葛根黄芩黄连汤，治疗太阳病误下后利不止；泻心汤类方中均有黄连，治疗热在心下的"心下满""心下痞"等症。所谓心下，与心脏无关，而是胃脘部，中焦所在。《伤寒论》中还专设有黄连汤，"伤寒胸中有热，胃中有邪气，腹中痛，欲呕吐者，黄连汤主之"。中国中医科学院仝小林院士曾用大剂量黄连来治疗糖尿病以中消表现为主者，其中，2型糖尿病中焦胃热的病机便是应用大剂量黄连的理论基础。《素问·阴阳别论》说："二阳结，谓之消。"《三消论》曰："消渴之患，常始于微而成于著，始于胃而极于肺肾。"说明中焦是消渴病的起病之所。胃肠以通降为顺，胃失和降，浊阴不降，才是糖尿病的发病之根本。而黄连苦寒，能入心、脾、胆、胃、大肠经，可清泄中焦胃热，及诸脏之热，热退则消谷减，火退则消渴愈，可防止热耗气阴，从而阻断糖尿病的进一步发展。仝院士的黄连用量往往以 30 克起步，最多时可达 120 克。

临床上有种商品药——盐酸小檗碱，亦称黄连素，是 1826 年 M.–E. 夏瓦利埃和 G. 佩尔坦从 Xanthoxylonclava 树皮中首次提取出的一种生物碱，也是黄连抗菌的主要有效成分。凡是吃东西不合适或者因感染而造成的腹泻肠炎，吃

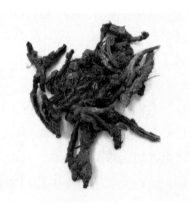

图 5–22　黄连

几片就能止泻。但近年来，这种原为治疗肠炎的植物性抗生素渐渐火热起来。先是科学家们从分子水平揭开了小檗碱（黄连素）降低血中胆固醇和甘油三酯的奥秘，研究成果近日发表在世界权威杂志《自然医学》（《Nature Medicine》）上；随后临床研究表明口服小檗碱（3个月，每日1克）可以使高血脂病人的胆固醇、低密度脂蛋白和甘油三酯下降20%~35%，使其有望取代他汀类药物来降低血脂。动物实验还表明小檗碱可以在不改变饮食的情况下改善肥胖和糖尿病小鼠的体重及葡萄糖耐量，显示出黄连素治疗糖尿病的前景。

黄连苦寒，许多眼病均是由于火热之毒炎上。《神农本草经》中才载黄连可以治疗目痛、眦伤、泣出等病症。古方中有"羊肝丸"，便是取黄连末一大两、白羊子肝一具，研成极细的末，合药成丸，"诸眼目疾及障翳青盲，皆主之"。这个方子非常神效，而且其来源也颇有传奇意味。据说，讲这个故事的人是刘禹锡，就是那个写"沉舟侧畔千帆过，病树前头万木春"的人。他还写过一篇《华佗论》，当是对医药也颇有心得。故事说有个叫崔承元的官员，曾经赦免过一个死囚，过了几年那人自己得病死了。后来，崔氏得了眼病，失明，眼睛看不见有些日子了。有天半夜独坐在门前叹息，听见台阶上悉悉索索有声音，崔氏便问是谁。那声音回答说：我是几年前蒙您活命的死囚犯，现在来报答您的恩德。于是就把一个方子告诉了崔承元。崔氏依着方法制药服用，没几个月，眼睛竟然复明了。这个方子也因此流传下来了。现在有个中成药叫黄连羊肝丸，主要成分除黄连、羊肝外，还有胡黄连、黄芩、黄柏、龙胆、柴胡、青皮（醋炒）、木贼、密蒙花、茺蔚子、决明子（炒）、石决明（煅）、夜明砂等清肝明目的药物，主要治疗肝火旺盛，症见目赤肿痛、视物昏暗、羞明流泪、胬肉攀睛的眼病。

亲戚家的一个孩子才4岁，因家中过于娇宠，常食薯片等香燥上火的零食，右眼下睑反复生麦粒肿，肿时患眼如红桃。孩子整夜哭闹不休，大人也心疼不已。在儿童医院手术治疗了两次都未能根除。第三次发作时，他母亲才想起求助于中医。我便开方以黄连、野菊、桑叶等药为主，加入冰糖，令孩子饮用一小半儿，余下的以干净纱布蘸洗患眼，并令家长一定要改变孩子的饮食习惯。自此再无发作。但本来清俊的男孩子右眼下方还是留下了不小的瘢痕，甚是令人可惜。

黄连的另一用途现在还没有进一步开发利用，就是"久服，令人不忘"。什么意思？是增强记忆力吗？是预防老年痴呆吗？目前我还没有发现相应的资料。不过，古人虽然没有开发利用这一功能，但解释却预先出来了："大凡苦寒之药，多在中品、下品，唯黄连列于上品者，阴中有阳，能济君火而养神也"。

黄柏

突然不知道怎么念这味中药了，因为我一直叫它黄柏（bǎi）。可是，正规的药典中却为黄柏（bò），是芸香科植物黄皮树 Phellodendron chinense Schneid. 或黄檗 Phellodendron amurense Rupr. 的干燥树皮，习称"川黄柏"或"关黄柏"。

《神农本草经》说黄柏"味苦寒，生川谷。治五脏肠胃中结热，黄疸，肠痔，止泄痢，女子漏下赤白，阴伤蚀疮"。黄柏的清热燥湿之力与黄芩、黄连相似，但以除下焦之湿热为佳，所以说黄柏是下焦之药。

因为黄柏有治疗黄疸的作用，栀子柏皮汤（所谓柏皮即黄柏）可用来"治太阴病，身黄发热者"；大黄硝石汤可治"黄疸腹满，小便不利者"。二者均可辨证用于治疗多种炎症性疾病，如湿疹、皮炎、脓疱疹、毛囊炎、急性肝炎、虹膜炎、鼻窦炎、膀胱炎、痛风等。前者长于治疗湿重于热，后者长于治疗热重于湿。

《丹溪心法》中载有一个非常简单但实用的清热燥湿妙方，我临床常用。药物组成只有两味。黄柏苦以燥湿，寒以清热，入下焦，配伍苍术健脾燥湿，共起清热燥湿的功效，是治疗湿热下注之基础方，名曰二妙散。所谓湿热下注，是指湿邪流于下肢，使筋脉弛缓，则两足

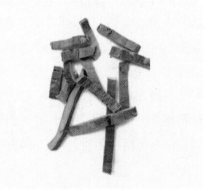

图 5-23　黄柏

痿软无力；湿热痹阻筋脉，以致筋骨疼痛、足膝红肿，或为脚气；湿热下注于带脉与前阴，则为带下臭秽或下部湿疮。本方若加入牛膝，就成了《医学正传》中的三妙丸，主要用来治疗下肢的痿痹，或下肢的湿疹、臁疮等。三妙散再加上炒薏仁则成为四妙丸，去湿的力量更胜一筹。

我曾在临床治疗一病人，其因下肢剧烈疼痛考虑为腰椎间盘突出坐骨神经痛而在神经科进行针灸治疗。治疗后，病人下肢出现沿坐骨神经而发的红疹，医生与病人都误以为是针灸损伤了皮肤。我会诊时才发现，其实病人患的是带状疱疹，而并非单纯的腰腿疼痛，是带状疱疹病毒侵袭了坐骨神经才引起下肢疼痛。虽然带状疱疹更多地发病于肋间神经，但发于三叉神经或是其他神经的也偶见。于是考虑使用汤药缓解症状。一开始病人听我的会诊意见，觉得非常有道理，但看到我给开的四妙散加延胡索，只有几味药时，又心生疑虑。因为辨证准确，病人用药内服外洗后，次日红疹水疱便不再蔓延，疼痛也有所减轻，一周后疼痛就基本消失了。此时，病人才真正心悦诚服中药的效果。

黄柏同知母是对儿药，有滋阴降火的作用。知柏地黄丸就是六味地黄丸加上知母、黄柏，但功效便从单纯的滋补肾阴变成滋阴清热，可用于治疗肾阴不足兼有湿热而引起的潮热盗汗、口干咽痛、耳鸣遗精、小便短赤等症状。其中，黄柏的作用即清肾中伏火，坚肾阴，助地黄以滋阴降火。

有一段时间我总在想，黄柏的入药部位是其树皮，那么剥取树皮后的树干做什么用呢？当柴烧了，或者做家具了吗？直到有一天，我去参观大葆台汉墓的时候，知道了"黄肠题凑"这个概念。"黄肠题凑"是帝王一级使用的椁室，等级最高。椁室为四周用柏木枋（即方形木）堆成的框型结构。所谓"黄肠"，颜师古注引苏林的说法，是黄心的柏木（就是去皮后的柏木）。即堆垒椁室所用的柏木枋木心色黄。从那时起，我就一直认为用来做题凑的黄心柏木就是剥了皮后的黄柏树。但老药工回答说，采黄柏的时候不会像想象的那样把树砍了再剥皮，而是采取轮流剥取部分树皮的办法，让树继续生长。也许那个黄肠题凑用的柏木跟中药的黄柏没有任何关系，或者根本是两种木材，所有的想法只是我自己的傻念头罢了。

青蒿

　　2015 年，对于中国人来说，最令人兴奋的事件莫过于中国中医科学院的屠呦呦研究员获得当年的诺贝尔生理或医学奖。她在获奖感言里说："今天我极为荣幸能在卡罗林斯卡学院讲演，我报告的题目是"青蒿素——中医药给世界的一份礼物"。屠先生获奖的原因就是她从传统中药青蒿中提炼出有抗疟作用的青蒿素和双氢青蒿素，挽救了数以百万计遭受疟疾折磨的非洲人民的生命，有效地降低了疟疾的死亡率。

　　有意思的是，植物学中的青蒿 *A. carvifolia* Buch.–Ham. ex Roxb. 与中药里的青蒿不完全是一回事。植物学中的青蒿并不含青蒿素，而提炼出青蒿素的是黄花蒿 *Artemisia annua* Linn.。为此，屠先生还专门写文章阐述这件事，后来中药植物学家们发现，早期的本草书中无论青蒿还是黄蒿，都属于中药的青蒿，而弄错了的人居然是中药学界的泰山级人物李时珍。他的《本草纲目》中，青蒿之外还列了黄花蒿，从而将黄花蒿另列为一药。其实，《神农本草经》中所说的青蒿名草蒿，就包含黄花蒿。

　　本草书中描述青蒿"春生苗，叶极细，嫩时人亦取杂诸香菜食之，至夏高三五尺；秋后开细淡黄花，花下便结子，如粟米大，八九月间采子，阴干。根、茎、子、叶并入药用，干者炙作饮香，尤佳"（《本草图经》）。《神农本草经》认为它"一名青蒿，一名方溃。味苦寒，生川泽。治疥瘙、痂痒、恶疮，杀虫，留热在骨节间，明目，生川泽。"本草书中生用青蒿之处颇多，如"生捣汁服，并敷之"，可治泻痢；"捣敷疮上，止血生肉"；"治蜂蜇人，青蒿捣敷之"（《肘后备急方》）。"葛氏治金刃初伤。取生青蒿捣敷上，以绵裹创，血止即愈"。葛氏，即葛洪，《肘后备急方》的作者。正是他在书中"治寒热诸疟方

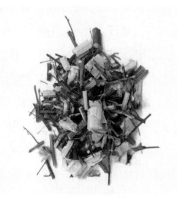

图 5-24　青蒿

第十六"中的"又方：青蒿一握，以水二升渍，绞取汁，尽服之"提醒了1971年正在为寻找抗疟药物而殚精竭虑的屠呦呦。她受此启发，改高温水煎为低温乙醚萃取，终于提炼出了青蒿素，20年后又创制了双氢青蒿素。所以，在获奖感言中，屠先生说："我还要感谢一个中国科学家——东晋时期有名的医生葛洪先生，他是世界预防医学的介导者……如果东晋时期就有诺贝尔奖的话，我想，葛洪先生应该是中国第一个获此殊荣的医者。"

至今还有人一直纠结于青蒿素是中药还是西药的问题，甚至纠结屠先生是中医还是西医。我个人觉得，这都实在可笑。想想民国名医张锡纯的胸怀，想想石膏阿司匹林汤的创设，如果一个医者心中所想是如何为百姓解除痛苦，那么他压根就不会考虑自己是西医还是中医，所用的是中药还是西药。所以，2015年，诺贝尔奖的颁奖词中所关注的只是青蒿素带给人类的福祉。"屠呦呦查阅了大量古代中医书籍，获得了指导其研发的线索和灵感，最终成功提取出了青蒿中的有效物质，之后命名为青蒿素……全世界每年感染疟疾的病人接近2亿。目前青蒿素已被广泛用于所有疟疾肆虐的地区。当青蒿素被用于综合疗法时，它能够降低20%疟疾总死亡率，降低30%儿童疟疾死亡率。仅在非洲，这就意味着每年超过10万人因此得救"。

回到中药青蒿，《证类本草》认为它"治骨蒸热劳为最"，是说青蒿清虚热的作用最好，煎汤使用也可以治疗结核、疟疾等感染性疾病。吴鞠通的《温病条辨》中，两次用到青蒿鳖甲汤。在治"少阳疟偏于热重者，暮热早凉，汗解渴饮，脉左弦"时，使用了青蒿、知母、桑叶、鳖甲、丹皮、花粉，而且注明是在疟发前服用。温病后期，热邪深伏阴分，出现"夜热早凉，热退无汗，能食消瘦"，舌红少苔，脉细数等阴虚火旺症状时，使用青蒿、鳖甲、细生地、知母、丹皮来滋阴清热。

读本草文献，我对古人讲的青蒿还有许多地方不甚明白。比如使用青蒿的时候"使子，勿使叶；使根，勿使茎；四件若同使，翻然成痼疾"（《证类本草》）。再比如，青蒿的炮制方法多样，屠先生只是注意到了使用青蒿治疗疟疾时需要生用以避免有效成分青蒿素被破坏，而古人对青蒿的炮制方法多样，南朝宋时《雷公炮炙论》有童便制，唐代《日华子本草》记载生捣汁，宋代《圣济总录》有焙、酒浸焙，清代还有捣汁、熬膏、蒸露、烧炭等，近代还有鳖血拌制、鳖血炒制、单炒、醋炙等。古书只稍加解释："治上焦血分结热，生捣汁服；治下焦阴虚骨热，用童便制"（《本草钩元》）；"治骨蒸取子，童便制；治痢去湿热，用叶，或捣汁更妙"（《得配本草》）。我只隐约记得有个说法，青蒿中含有某种脂溶性物质，非鳖血拌炒不能煎出，所以青蒿与鳖甲同用便是取此意。但究竟如何，我不做炮制学研究，也只是思考一下罢了。估计青蒿中除了青蒿素，还有许多有用的成分，待有心的科学家们来发现。

大黄

在中国，大黄是中医临床常用的药材，用的是蓼科大黄属马蹄大黄的根；但在欧洲或美国，大黄的茎却是一种普通的食物，和中药的大黄稍有不同，往往指另外几个可食用的大黄属品种，茎红色，气清香，味苦而微涩，嚼之黏牙，有砂粒感。据说，瑞典斯德哥尔摩大学的汉学家们根据中国的《二十五史》写出了《大黄史》，列出了它在各个朝代的故事。18 世纪六七十年代，大黄由中国和俄国传入欧洲，并成为食用植物。18 世纪末，缅因州的一名种菜农民把大黄的种子从欧洲带去北美，因此我才有机会在一位美国朋友家里吃到大黄馅饼。那个馅饼是用大黄的粗茎做的，味道酸甜可口，吃完根本没拉肚子。

在许多中药古籍里，大黄被称为将军，吃后大便通泄，颇令人"荡气回肠"。《神农本草经》可能因此将其列为下品，认为大黄性味苦寒，可推陈致新，其效最神，故古方下积滞多用之。在《西游记》中，唐僧一行人西行取经路过朱紫国，遇到受到惊吓而又相思成疾的国王张榜招医。孙行者施出妙医圣手，以大黄、巴豆以及百草霜合药为丸，通过泻下，治好了朱紫国王的宿疾。

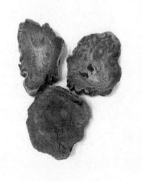

图 5-25　生大黄

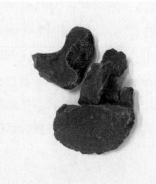

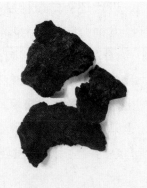

图 5-26　酒大黄　　　　　　　　　　　　图 5-27　熟大黄

《伤寒论》以及后世发展衍化产生的承气汤类方，如大承气汤（大黄、枳实、厚朴、芒硝）就有峻下热结之功效，用以治疗阳明腑实证，主要表现为大便不通，频转矢气，脘腹痞满，腹痛拒按，按之则硬，甚或潮热谵语，手足濈然汗出，舌苔黄燥起刺，或焦黑燥裂，脉沉实，热结旁流，下利清谷，色纯青，其气臭秽，脐腹疼痛，按之坚硬有块，口舌干燥，脉滑实，以及里热实证之热厥、痉病或发狂等。临床常用于治疗急性单纯性肠梗阻、急性胆囊炎、呼吸窘迫综合征、挤压综合征、急性阑尾炎等。小承气汤（大黄、枳实、厚朴）以及由其化裁的调胃承气汤、桃仁承气汤、增液承气汤等，取的都是大黄的泻下作用。

　　大黄的泻下作用既可体现在承气汤证的胃热肠结，腑气不通，也可以体现在寒气凝结引起的便秘。仲景的大黄附子汤（《金匮要略》）是以性寒之大黄配极热之附子、细辛，用以治疗阳虚寒结，症见腹痛便秘、胁下偏痛、发热、手足厥冷等，辨证要点在于舌苔白腻，脉弦紧。方中以大黄开闭泄结，通便攻积；以附子之大热，使大黄本身的寒性去而走泄之性存，得以荡涤胃肠，攻下寒积。因此，能够通大便成了大黄最好的名片，其所含的蒽醌和大黄素类物质是能够通肠泻下的药理学基础。在 20 世纪八九十年代，上海有位名医焦东海，擅用大黄减肥，人送外号"焦大黄"。一时间，肥胖的"宿便说"为人追捧，各种各样的减肥产品都打着通便的噱头大行其道。不过，长期或者过度地使用泻下药物可能会使人患上大肠黑变病。动物实验也证实，大黄素和蒽醌过量使用会产生一定的肾毒性和致癌性。所以，中医学上使用大黄泻下往往提倡中病则止，不允许长期使用。

《神农本草经》中记载大黄"下瘀血、血闭、寒热，破癥瘕积聚、留饮、宿食，荡涤肠胃，推陈致新，通利水道，调中化食，安和五脏"。其中"荡涤肠胃""推陈致新"等泻下作用并未排在前列。古人认识大黄，更主要的是看中其在荡涤肠胃、通利水道的同时可以祛除瘀血、破癥化积。

比如，张仲景的大黄甘遂汤就用来治疗妇人产后水与血结于血室所造成的少腹满、癃闭、淋毒、小腹满痛的症状。方中一方面用大黄配合甘遂增强泻下功能；同时，也用阿胶去瘀浊而兼安养。这是制方者"胡萝卜加大棒"的思维模式，虽然使用了大黄、甘遂这样的峻猛之剂，但也有阿胶这样的保险带以防不虞。曾有一位久违的女病人跟我哭诉。她先是在例行体检中查出 HPV 阳性，继而查出子宫内膜癌变。在我安慰并强烈建议下，病人终于接受了子宫全切手术，并在术后第一时间来中医调理。果然，在经历手术后，病人出现了严重的术后尿潴留，而且小腹剧痛，大便不畅，属于典型的水与血结的大黄甘遂汤证。不过，她在许多中医院和普通药店中都买不到甘遂，无奈之下，只能用大黄配合针灸为其治疗。还好，在治疗一周之后，病人可脱离尿袋；三周之后，终于可以自行排下小便了。

《金匮要略》中的大黄牡丹汤使用大黄、牡丹皮、桃仁、冬瓜子、芒硝来治肠痈初起，症见少腹疼痛拒按，小便自调，或善屈右足，牵引则痛剧；或时时发热，身汗恶寒，舌苔薄腻而黄，中医辨证属于湿热瘀滞，相当于西医学的急性阑尾炎、急性盆腔炎、附件炎等类的疾病。方中以大黄为君，苦寒降泄，其泻火解毒，荡涤肠中热毒之力尤强，且能活血化瘀以通滞，最宜于热结瘀滞的内痈证。

大黄品质佳者，上有绵纹，当年我跟随老先生抄方，先生们常用的药就是"绵纹大黄"，甚至有些老先生直接在方中写"纹军"（军指大黄）。现在使用电脑开方需要注意的只有生大黄、熟大黄、酒大黄的区别，以及先煎、后下的不同了。

熟大黄也称制大黄，是将生大黄炒熟，如果加了酒蒸熟就称为酒大黄。与生大黄专重泻下相比，熟大黄的泻下作用比较和缓，可以攻下积滞、泻火凉血、利胆退黄；酒大黄通经活血、泻瘀止痛的作用更强。如果想要泻下积滞，在方中要注明生大黄后下，即在药快要好的 10 分钟前将药放入；如果想要活血祛瘀，则不必后下，可与他药同煎，甚或可以将酒大黄先煎

10分钟，以减弱其泻下之力。上大学时，暑期我在家乡的药房和煎药房实习，给自己抓了一剂大柴胡汤，其中用了10克大黄，想赶个时髦减减肥。因为忘记在煎药时后下大黄，结果喝下汤药后不但没有拉肚子，反而连正常的大便都没有。我没意识到自己的失误，反而以为是方中10克大黄不够，跑到药房又抓了10克。第二次煎药时，煎药的师傅提醒我大黄应后下，我才恍然大悟。那次事故导致的后果是我肚子绞痛了3天，拉得起不了床，从此再不敢乱吃药减肥了。

其实，大黄外用也是佳品。中成药中治烧伤的名药——京万红膏的主要成分之一便是大黄。治疗烫伤效果可是杠杠的，而且不太重的伤根本不留瘢痕。大黄烧炭之后称为大黄炭，泻下作用很小，但止血效果很好，内服外用均可。

牵牛子

牵牛子是旋花科牵牛属植物的种子，有许多非常形象的别名。花形似喇叭，所以叫喇叭花；种子有的黑、有的白，所以称黑白二丑；晨起开花，午时即谢，所以称朝颜。电视剧《甄嬛传》说它叫夕颜其实是种文学手法，夜里开花，太阳出来即落，用来暗喻男女主人公的感情只能在黑暗里发展，而不能光明正大于人前。

小时候，院墙边总是爬满牵牛花，各种颜色的都有，迎着朝阳，吹着

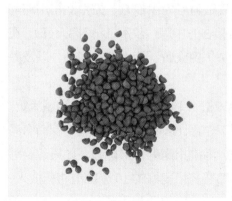

图5-28　黑丑

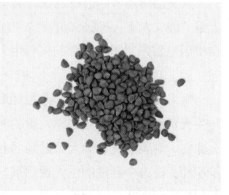

图5-29　白丑

喇叭。化学课上老师拿喇叭花做过实验，把花朵放在酸性溶液里呈现红色，放在碱性溶液里则呈蓝色，跟试纸一样好用。

书中描写牵牛"二月种子，三月生苗，作藤蔓绕篱墙，高者或三二丈。其叶青，有三尖角。七月生花，微红带碧色，似鼓子花而大。八月结实，外有白皮里作球。每球内有子四五枚，如荞麦大，有三棱，有黑白二种"（《本草图经》）。陆游的《夜雨》诗中就描述了牵牛蔓生的景象：

藩篱处处蔓牵牛，薏苡丛深稗穗抽。

只道物生常茂遂，一宵风雨又成秋。

牵牛看似温柔，功力却比较霸道。《名医别录》称其"主下气，疗脚满水肿，除风毒，利小便"。《中国药典》总结为它可以泻水、下气、杀虫，是常用的峻下逐水剂。

李时珍在《本草纲目》中就记载了一则以牵牛治疗顽固性便秘的验案。病人为某宗室夫人，形体肥胖，情志素不畅，大便往往十日一行，每次大便困难程度堪比生孩子。以前的医生给她使用养血润燥药，服药后她胸腹胀满却更重。使用大黄、芒硝类的通便药也如泥牛入海，丝毫不见效果。李时珍观察到病人"日吐酸痰碗许乃宽"从而认定病人的便秘是"三焦之气壅滞，有升无降，津液皆化为痰饮，不能下滋肠腑"导致的，所以给予病人"牵牛末，皂荚膏丸"才解决了问题。"盖牵牛能走气分，通三焦，气顺则痰逐饮消，上下通快矣"。

李时珍还说李东垣在临床中常喜用牵牛子，"东垣治脾湿太过，通身浮肿，喘不得卧，腹如鼓，海金沙散。亦以牵牛为君，则东垣未尽弃牵牛不用，但贵施之得道耳"。为更好地使用牵牛子，东垣还不惜自己亲自尝药，从而认为《名医别录》中所载的牵牛的性味是错的，"凡药中用牵牛者，少则动大便，多则下水，此乃泄气之药，试取尝之，即得辛辣之味，久而嚼之，猛烈雄壮，渐渐不绝，非辛如何"。他认为牵牛子辛烈，易伤人元气，不主张常用："今用药者不问有湿无湿，但伤食，或欲动大便，或有热服，或作常服，克化之药俱用牵牛，岂不惧哉？殊不知牵牛辛烈，泻人元气，比诸辛药泄气尤甚，以其辛之雄烈故也。今重为备言之，若病湿胜，湿气不得施化，致大小便不通，则宜用之耳，湿去则气得周流，所谓五脏有邪，更相平也"。

我的家乡管牵牛子叫姜姜子。对于小儿食欲不佳，夜卧流涎，大便不畅等病症，老人们有个独家秘方。不用去医院，只去墙边的牵牛架旁采些新鲜的牵牛子，回来以擀面杖擀碎，加白糖入油锅翻炒，炒成糖饼，放凉后让小儿自食。这可能就是李东垣比较气愤的地方。但往往小孩子们吃过后，痛痛快快地拉两天肚子，身体便恢复，胃口尤佳。我小时候也吃过姜姜子糖饼，似乎有些辣味，但那时候物质匮乏，家家都缺糖，能吃上一小块儿就了不得了，哪有条件经常吃。所以，一般来说都能做到中病即止，而不会出现李东垣所担心的伤人元气的情况。

茯苓

晚唐诗人李商隐有句诗说茯苓：

因汝华阳求药物，碧松根下茯苓多。

茯苓是多孔菌科真菌茯苓的干燥菌核，寄生在松树根下，所以才说是"碧松根下"出茯苓。野生的茯苓形状不一，外皮是黑色的，但内里却大多数是白色的。因此，《红楼梦》的柳儿自舅家得了茯苓霜后，因瞧着那霜怪白俊的，心下便要赠予芳官，后来还惹出一场官司。

《神农本草经》中说茯苓"味甘平，生山谷。治胸胁逆气（《太平御览》作疝气），忧恚，惊邪，恐悸，心下结痛，寒热烦满，咳逆，口焦舌干，利小便。久服安魂养神，不饥延年"。茯苓味甘、淡，性平。归心、肺、脾、肾经。有利水渗湿、健脾、宁心等功效，可用于治疗水肿尿少、痰饮眩悸、脾虚食少、便溏泄泻、心神不安、惊悸失眠等病症，是中药学中非常常用的一种药食两用的药物。

最基本的补气方四君子汤中便有茯苓，与人参、白术、甘草共同成方。以人参甘温，健脾补气，为主药；以白术甘苦微温，燥脾补气，

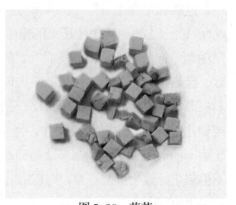

图 5-30　茯苓

培益中焦，为辅药。其中茯苓甘淡而平，渗湿健脾，兼能泻热，以防参、术生热，为佐；甘草甘平，和中益脾，为使。全方药性柔和，功效可靠，补而不烈，培本扶中，具有不偏不倚、谦正冲和之德，故以君子名之。

《伤寒论》及《金匮要略》中含茯苓的方有不少，每用此药，仲景都在药后注明药性甘平。如猪苓汤治疗"若浮发热，渴欲饮水，小便不利者"。药用猪苓（去皮，甘平）、茯苓（甘平）、阿胶（甘平）、滑石（碎，甘寒）、泽泻（甘咸寒）各一两。其他用茯苓的方子不胜枚举，如五苓散治"太阳中风，内有水气，渴欲饮水，水入则吐者"；小半夏加茯苓汤治"饮家水停心下，先渴后呕"；茯苓泽泻汤治"反胃呕吐，渴欲饮水者"；苓桂术甘汤治"太阳伤寒，吐下之后，心下逆满，气上冲胸，起则头眩，又复发汗动经，身为振振摇者"，真武汤治"少阴病，内有水气，腹痛下利，小便不利，四肢沉重疼痛，或呕者"，都取茯苓可淡渗利水，祛除水邪。

茯苓一物，在古人看来是很神奇的东西。《神农本草经》说多食致神仙，"神仙方多单饵之"。传说慈禧老太后就很喜欢茯苓制作的点心。现在被当成北京特产名小吃的茯苓夹饼就是当初深受老佛爷赏识的糕点。《本草图经》中就记载有两个所谓的神仙方，拿今天的话来讲，就是以茯苓制成的药膳了。其一是牛奶茯苓膏（名字是我自取的）。具体的制作方法是取白茯苓 2.5公斤，研末，和大米 6.25 公斤一起蒸熟，米熟后晒干，干后再蒸，如此 3次后再放入牛奶 12.5 升。在铜器内小火煮成膏便可以经常服用了。其二是茯苓酥（书中自带方）。具体制作方法是取白茯苓 15 公斤，最好选在大山阳面采挖的，因为味道比较甘美。同样将茯苓研成细末，用酒约 130 公斤，蜜 3 升相和，放进大瓮中不停地搅拌，要求"百匝"，然后将瓮密封好。冬天的时候放置 50 天，夏天缩短至 25 天，自然就会有酥酪样的东西从酒上渗出来。这东西的味道极甘美，将其制作成手掌大小的饼子，放在空室中阴干后颜色变成枣红色。饥饿的时候就着酒吃一个饼，一天就不需要再吃别的东西了。瞧瞧！这东西完全可以媲美网上所介绍的数不清的茯苓小点心了。如果再伴上些果仁或蜜饯，估计会更受人欢迎。不过，能不能成神仙不敢保证，只能说吃了之后心情大好，可以快乐似神仙！

车前草

大千世界中万物本没有贵贱之分，但是在人们的心中却藏着一把贵贱的尺子。我们就拿中药来说，人参是珍贵的药材，用人参用得不当往往会造成上火，出现口鼻干燥、大便秘结等症状，但人们不会觉得是人参的问题；用大黄用对了，大便通畅，浑身轻松，但人们总觉得大黄是个泻下药，对此并无好感。

这是因为人们觉得人参和大黄之间是有着贵贱之分的，正如《神农本草经》把药物分成上、中、下三品一样。但对于医生来说，药物是不分贵贱的。只要药物切合病机，即便是一抔黄土，也可能是贵逾千金的良药；如果药不对症，即便是上好的野山参，价格不菲，也丝毫无用武之地。

但是有一种野草，生于路边及田野，甚至随处可见，人马车轮，越是践踏，越是繁茂，生命力极其旺盛。完全没有金枝玉叶的娇气，只有山野路旁的粗犷。它就是车前草，属车前科植物。车前初以种子入药，始载于《神农本草经》，可"治气癃，止痛，利水道小便，除湿痹"。后来在《名医别录》等其他本草书中，车前的全草及根也可入药。《证类本草》中载："其叶，今医家生研水解饮之，治衄血甚善。"《本草图经》说它"春初生苗，叶布地如匙面，累年者长及尺余，如鼠尾，花甚细，青色微赤；结实如葶苈，赤黑色。"《本草崇原》说"车前好生道旁，虽牛马践踏不死，盖得土气之用，动而不静者也"。

虽然车前生于道边，被人马踩踏，实际上，车前草却极富有诗情画意。早在《诗经》中就有记载，"采采芣苢，薄言采之。采采芣苢，薄言有之"。 芣苢就是车前草的古称，诗中表现的是人们一边采摘车前草，一边唱着歌儿跳着舞的情景。

无论是车前草和车前子，都是

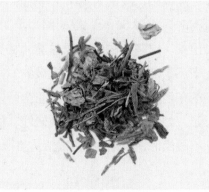

图 5-31　车前草

极好用的药材，可清热利尿、渗湿止泻、明目、祛痰。《肘后备急方》中记载，用车前可以治疗小便不通，有很好的利尿作用。在中医名方八正散中，车前子便是主药之一，用于治疗小便不利、水肿等病症，疗效颇佳。《神仙服食经》提到，车前子"善疗孕妇难产及令人有子"。中药名方驻景丸，"用车前、菟丝二物，蜜丸，食下服，古今为奇方"可治疗因肝肾俱虚导致的"眼常昏暗，多见黑花，或生障翳，视物不明，迎风流泪"。许多人用此来治疗白内障早期、年龄相关的视力衰退、飞蚊症等。

有意思的是，美食家兼作家汪曾祺的作品中提到车前草，故事令人忍俊不禁。说的是某地一位唱老生的演员，很有名气，下乡镇演出，却不受农民的欢迎。于是观众们送给他一个雅号"车前草"。什么意思呢? 车前草可以利水通淋，利小便，意思是说他一开唱场下的观众便纷纷离场小便去了。

茵陈

早春二月，春芽萌发，郊野公园里长着大片的绿草，细嗅之下有股奇异的香味，这正是茵陈的味道。茵陈是菊科多年生木状草本蒿属植物，秋冬之时，叶落尽，仅余老根，春风一吹便有新叶自陈根上生发，茵茵绿草，转眼铺满一地，茵陈之名便由此得来。茵陈是菊科植物滨蒿或茵陈蒿的地上部分，陶弘景说茵陈"今处处有之，似蓬蒿而叶紧细，秋后茎枯，经冬不死，至春又生"。其春天生的嫩苗可以生食，也可晒干后入药。北方的许多山坡、河岸、砂砾地都有其生长，民谚说"三月茵陈四月蒿，五月六月当柴烧"，说的就是茵陈入药要注意采收的时间。

河南、湖北等地的人们，喜食蒸菜。春来采挖茵陈，洗净控干水分，以玉米面裹匀，上屉蒸熟，食

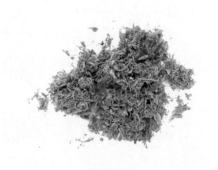

图 5-32　茵陈

时蘸以蒜汁，着实美味，且有清热去湿的功效。凉拌也可以，只是要以开水焯一下，以去其苦味，然后以酱油、醋、麻油和蒜汁调匀。中国南方的人们则以茵陈煲汤，如广东人便爱以茵陈和油煎过的鲫鱼同煮，以疏肝气，清肝火。

《神农本草经》中载有茵陈，认为其味苦平，"治风湿寒热，邪气，热结黄疸。久服轻身，益气耐老"。但《中国药典》认为其味苦，辛，微寒，归脾、胃、肝、胆经，有清热利湿、祛黄的功效。《伤寒论》中的茵陈蒿汤便以茵陈为君，配合栀子、大黄治疗"阳明病，但头汗出，身无汗，剂颈而还，小便不利，渴引水浆，瘀热在里，身发黄"的黄疸病人。此种黄疸应为阳黄，证属湿热，其黄色明亮。服药后，病人"小便当利，尿如皂角汁状"，估计其尿中胆红素等含量非常高。如果病人患阴黄，即因受寒湿或素体阳虚而发生黄疸，其肤色发黄且晦暗者，可以配合温阳除湿的附子、干姜同用。除此之外，茵陈对于湿热下注引起的泌尿系统感染、湿疹、瘙痒，亦有效果。

现代名医冯兴华有个著名的减肥代茶饮方，即以茵陈与荷叶同用，主要就是看中茵陈有降血脂的作用。冯老解释说《神农本草经》认为茵陈可以"轻身""耐老"。为什么人会老呢？是因为机体老化后，代谢功能差，体内的代谢垃圾增多。而茵陈有降低血脂的功效，可以达到类似排除废物，清除血管垃圾的作用。但是，个人观点，此方不宜久服。现代药理学说茵陈有保护肝脏的作用，可利胆，促进胆汁分泌，增加胆汁中胆酸和胆红素排出；能增加心脏冠脉血流量，改善微循环；亦能降血压，降血脂，抗凝血，利尿，解热，平喘，驱除蛔虫及抑制多种致病性皮肤真菌与细菌。但同时也指出其毒性表现为中枢抑制。茵陈用量过大可引起头晕、恶心、腹泻、上腹部不适、急性肝胆损伤，文献中亦有心律不齐的临床报道。这是因为茵陈为苦寒之品，不宜长期服用。

藿香

唇形科植物藿香也是地域性的药，《中国药典》规定只有广藿香才可入药。此药原产于菲律宾等亚热带地区，在我国主产地为广东、海南等地区。因此，如果开处方，药房里给的藿香就是广藿香。至于其他地方的藿香，则可以当菜吃。藿香为野味之佳品，食用部位一般为嫩茎叶，可凉拌、炒食、炸食，也可做粥。

藿香的主要功能是芳香化浊、和中止呕、发表解暑，可用于治疗湿浊中阻引起的脘痞呕吐，以及暑湿表证，湿温初起，发热倦怠，胸闷不舒，寒湿闭暑，腹痛吐泻，鼻渊头痛等。据说藿香有杀菌功能，口含一叶不仅可除口臭，还能预防传染病。藿香亦可做防腐剂。不过，藿香最让世界人民知道的，是以其为主药制作的中成药——藿香正气水、散、片、胶囊，各种剂型都有，简直成了弘扬正气的代名词。

藿香正气制品以达仁堂生产的为最优。达仁堂是同仁堂的"兄弟"，也是乐家在天津的一支。作为乐家的传人，达仁堂也制售安宫牛黄丸等药，但总归是卖不过同仁堂的。但藿香正气系列药达仁堂却是一枝独秀，同仁堂的也比不上它。该方出自宋代的《太平惠民和剂局方》，由大腹皮、白芷、紫苏、茯苓、半夏曲、白术、陈皮、厚朴、苦桔梗、藿香、甘草等13味药组成，有芳香辟秽、升清降浊、散寒除湿、解表和里的功效，可以治疗外感风寒、内伤湿滞引起的胃肠型感冒，其表现为恶寒发热，头身重痛，胸膈痞满，恶心呕吐，腹痛腹泻。不过，现代的中药胶囊里用的是广藿香的油、紫苏叶的油，效用发挥得更快更彻底。

相比胶囊的便于服用，藿香正气水是由水和酒精制成的，其味道真的令人不敢恭维。不过让人想起武侠小说里写的，凡是毒药，大多没什么味道，有的可能还甜丝丝的，好吃，可要起命来却不含糊；而解药往往难喝得紧，就跟这个藿香正气水差不多。不过，藿香正气水疗效却是藿香正气诸剂型中最快也是最好的。某次夏日中暑，自觉头晕恶心，呕吐不止，我便打开一支喝了一小口，顿时感觉一股辛辣之气从口腔直放射到胸腹部，药气当真霸道得紧，

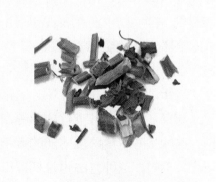

图 5-33 藿香

但头晕恶心等症状却登时缓解。临床中不仅使用它治疗中暑、感冒，还外用治疗皮肤疾病，如真菌感染、小儿痱毒等。夏天，在洗澡盆里滴几滴，孩子洗后痱子便消了，不痒不痛。把藿香正气水滴到棉球里，塞到肚脐上，可以预防晕车。有些孩子发烧却不肯打针吃药，在肚脐敷上滴了藿香正气水的棉花球，居然也能退热。可谓神效。不过，对酒精过敏的人来说，由于藿香正气水中含有酒精，喝上一支就容易脸红心跳，皮肤起红疹，据说还容易被误判为酒驾呢。

苍术

不知道大家有没有注意到这个细节，在当时红极一时的热播宫斗剧《甄嬛传》中，京城瘟疫流行，宫中太医给各宫嫔妃们分发药材防疫。那些贵人、小主们因为药材而争斗起来，其中一个小主颐指气使道："把那些苍'树'全都送到我宫里去！"苍术的术是多音字，饶是该剧导演和演员们足够大牌，但在我们学中医的听来，这只是个不该发生的笑话！说明剧组成员的中国文化素养有待提高。

《神农本草经》中只记载了术，并没有说明白是白术还是苍术，因为白术也是苍术属的植物。陶弘景的《神农本草经集注》中才区分了苍、白二术，苍术的气味更为辛香浓烈，《本草经注》中有"除恶气，弥灾疹"的记载。《本草品汇精要》说它"臭香，无毒"。这个描述够有意思的！又臭又香才能祛除邪气，也就是古人所说的恶气。宫斗剧中没有表现如何用苍术驱邪防疫，但我查了资料知道，古人在有大疫时会燃烧艾叶、苍术，在室内熏烟。现代研究表明，其烟可杀灭结核杆菌、肺炎双球菌等病菌。这才是苍术可防疫驱邪的真相所在，不过，这种方法也是柄双刃剑，当权其利弊择善从之。

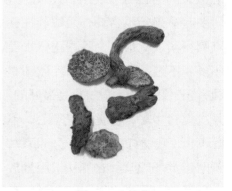

图 5-34　苍术

《本草纲目》说苍术可以燥湿健脾，祛风湿而明目，"甘而辛烈，性温而燥，阴中阳也，可升可降。入足太阴、阳明，手太阴、太阳之经"。

因为苍术的气味浓烈，性温燥，所以可以治疗湿困脾胃所造成的倦怠嗜卧、脘痞腹胀、食欲不振、呕吐泄泻。虽然和白术一样都是术，都有健脾除湿的作用，但它们一个像文质彬彬的白衣秀士，一个则如同行走江湖的侠义豪客。有医生比喻，论到健脾，可能白术更胜；论及除湿，苍术则胜过十倍。苍术不仅可祛脾胃之湿，也能治痰饮之湿、表邪之湿、湿邪流注关节造成的关节酸重、变形等。有时候，我在临床上常常二术同用，一术安内，一术攘外，不必再操心什么"攘外必先安内"。

令我比较困惑也比较感兴趣的点在于苍术能明目，治疗夜盲症。夜盲分先天性夜盲、获得性夜盲和暂时性夜盲。要知道，在古代夜盲症是无解的，但古人居然发现了苍术能明目的秘密。

个人理解，苍术能明目治疗夜盲的原因有二。一是现代药理研究表明，苍术的化学成分含有以苍术醇和苍术酮为主的挥发油、胡萝卜素、维生素 B 等。苍术中富含的胡萝卜素，在人体肠内经胆汁酸盐的帮助，可转化为维生素 A。因此，对于由于缺乏维生素 A 而导致的短暂性夜盲症效果当然是肯定的。其二，暂时性的夜盲是由于饮食中缺乏维生素 A 或某些消化系统疾病，如慢性腹泻、痢疾、胃炎、胃溃疡、十二指肠溃疡等影响机体对维生素 A 的吸收，致使视网膜杆状细胞没有合成视紫红质的原料而造成的。而这些西医所谓的消化系统疾病，如腹泻、脘胀、胃痛等，在中医看来，相当一部分可以归结为脾胃湿困。这恰是苍术的适应证。苍术通过健脾燥湿，治愈了影响机体吸收维生素 A 的消化系统疾病，自然也就达到了治疗夜盲的效果。

不过，好像苍术治疗眼疾的作用并不仅限于夜盲，我在临床上还将此药试用于许多糖尿病晚期出现白内障或视网膜病变的一些病人。曾治一 70 多岁的女性病人，因为久患糖尿病，继而造成视网膜病变，视物不清，出门时撞伤了腿而来针灸。因其舌苔白而厚腻，口中黏，是湿困脾胃之证。在针灸之余，也为其开汤药，方中重用苍术 30 克。结果，治疗数日后，老人反映，药后口中清爽，视力也有所改善，居然可连续读报半小时，感觉甚为惊奇。不过，如果病人无湿证，而有阴虚，甚至火旺，则当为苍术的禁忌证。后来过了年余，那老人因视力下降明显又来，还要求前方。但我见她舌红而苔光如镜，说明阴分已伤，便不能再施前方。

旋覆花

旋覆花是菊科的植物，样子很一般，就是黄色的小菊花样的花瓣，跟夏日草地上见到的野花没什么不同。但叫旋覆这个名字，却听上去很高深，没有它的全草名金沸草那么直观。《本草崇原》解释说因为其"茎柔细，叶似柳，六月至七八月开花，状如金钱菊，浅黄色，中心细白茸作丛，花圆而复下，故名旋覆"。可是哪种花不复下呢？这说不通。《本草乘雅半偈》中的解释，非常异想天开："旋者周旋，旌旗之指麾；覆者伏兵，奉旌旗之指麾者也"。《本草新编》则从其功能来解释："此物有旋转乾坤之象，凡气逆者，可使之重安，但只可一用，而不可再用。至虚弱之人，尤不宜轻用也"。这个解释听上去有些道理，我深表赞同，所谓旋覆者，应该就是"旋转，回还"之意。

在中药的使用中，有个一般性的规律，凡是质轻的草、花、叶等，均有轻清上扬之性；凡是质重的根或金石类的中药，大凡都有重浊下降之质。众花皆浮，唯旋覆独降，这是中药界的共识，但反对质疑之声也不绝于耳。

《神农本草经》中，上品中有旋华，一名金沸，味甘温，功能"益气，去面皯黑，色媚好"。在下品中，载有旋覆花，后世本草皆认可后者"治结气，胁下满，惊悸，除水，去五脏间寒热，补中下气。一名金沸草，一名盛椹"。二者名称相近，异名相同，但功能主治却颇有不同。说"旋覆独降"，盖从其功能"补中下气"而言吧。

能降逆气的方子莫过于仲景的

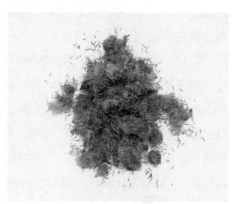

图 5-35　旋覆花

旋覆代赭汤，"治伤寒，汗吐下后，表证已解，心下痞硬，噫气不除者"。拿今天临床的话来说，这是胃食管反流的表现，中医称胃气上逆。《长沙药解》认为，降逆的不是旋覆花，而是"参、甘、大枣，补其中脘，半夏、姜、赭，降其逆气，旋覆花行其瘀浊也"。仲景使用的另一张含有旋覆花的方子是旋覆花汤，治疗肝着，也治妇人半产漏下。肝着是仲景给出的病名，《金匮要略》说"肝着，其人常欲蹈其胸上，先未苦时，但欲饮热，旋覆花汤主之"。无论肝着还是妇人血证，其病机都是血瘀，因此用药以"旋覆行血脉之瘀，葱白通经气之滞，新绛止崩而除漏也"。由此看来，以方测药并不能支持"旋覆独降"的说法。重磅的支持者是张锡纯，他在《医学衷中参西录》中单论旋覆代赭汤，"此中原有痰涎与气相凝滞，故用旋覆花之逐痰水除胁满者，降胃兼以平肝，又辅以赭石、半夏降胃即以镇冲"。而且，他还提出，旋覆味咸，咸能润下，且"敝邑（盐山）武帝台所产旋覆花，其味咸而且辛，用以平肝、降胃、开痰、利气诚有殊效"。武帝台在河北沧州盐山县，据说是汉武帝为望海求仙而建的。那个地区所产的旋覆花气味特殊，是咸辛味，但大部分的本草书还是认为旋覆花是苦味的。

如果不是咸味的旋覆花，还有没有降气的作用呢？这个问题恐怕需要资深的药理专家来解答。我还是支持旋覆是旋转、复位之意的说法，认为其起到的是双向作用。《新修本草》中说"凡逆气而不能旋转者，必须用之，下喉而气即转矣"。《本草求真》也说"旋覆花旋转阴中阻格之阳升而上达"。

有了理论，需要以实践来验证。

在临床中，凡遇食管炎、食管癌、胃及食管反流、久咳、哮喘等类病人，我多在方中单独使用旋覆花而无代赭石等其他药物配伍，均取得良好的效果。这类病人属胃气或肺气上逆，使用旋覆则可以降逆气，使上逆之气转而下降，使呃逆止，咳喘平。好转病例数不胜数，但因说的是使气下降，与旧说意同，故不再赘述。

反向的例子，我举一则某网红医生所举的例子，他是"旋覆主降"的支持者。

苏×英，48岁，女，近半年因工作劳累，熬夜通宵，月经周期紊乱，经期延长，量多，色黑有血块，近3个月，月经发展到崩漏不止，在医院看过西医不效，又先后在各诊所中医开过补中益气汤、固经汤、温经汤、胶艾汤等，效果不佳，病情加重。

刻下月经点点滴滴三月不止，血块多色如黑膏，面色苍白，头晕疲乏，奄奄一息，口干喜热饮，口唇发绀，腰痛如折，二便可，纳眠稍差，手脚冰凉，诊脉弦大而中空，脉硬而革。

审诸症，病在厥阴血分。中空为失血，弦为有寒，革为有瘀，但以其辨脉为革脉为方眼，决定以圣人旋覆花汤主之。方药如下：

旋覆花30克，新绛1克，葱14茎，杜仲10克，续断10克，艾叶10克。

服用二剂血少，五剂血止。

上述病症方药均完全依作者所述，无一字更改。他自己的解释是"用旋覆花三两，天三生木，即肝主行气。诸花皆升，旋覆独降，故其作用在于通过下气把瘀血向下排出"（《旋覆花汤王者归来——一条失传了两千年的神方》）。但我认为，病人下血不止，气下而不能摄，用旋覆花使其旋转，使漏下之气得以固摄升提，才恰是旋覆花"旋覆"获效的精妙之处。

川芎

其实这味药叫芎，是伞形科的植物，古称芎䓖。称川芎，是标明其产地。"古人因其根节状如马衔，谓之马衔芎。后世因其状如雀脑，谓之雀脑芎。其出关中者呼为京芎，出蜀中者为川芎，出天台者为台芎，出江南者为抚芎"。因为四川及云贵所产的质量好，便加上川字。"芎"与"穹"颇有关联，"人头穹窿高，天之象也。此药上行专治头痛诸疾，故名芎䓖"。

《神农本草经》说川芎"味辛温，生川谷。治中风入脑，头痛，寒痹，筋挛，缓急，金创，妇人血闭，无子。"在扬雄的《甘泉赋》中有"排玉户而飏金铺兮，发兰惠与穹䓖"，说明川芎香气挺重的。在四物汤中，

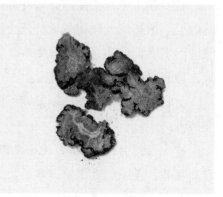

图5-36　川芎

芎就占一席之地，可活血行气，祛风止痛。"昔人谓川芎为血中之气药，殆言其寓辛散、解郁、通达、止痛等功能"。因此，我在临床中，凡使用阴血药时必配用川芎，哪怕只用 3~5 克，也能起到疏散的作用。针灸学阴中隐阳、阳中隐阴的原则在中药学中也适用。如果用药一派阴寒，则需要少量的阳药以防滋腻；如果用药一派辛燥，则需要少量的阴药以防破气。从这个角度来说，川芎是很好的兼顾阴阳的药物。因为川芎辛温香燥，走而不守，既能行散，上行可达巅顶；又入血分，下行可达血海。《本草求真》引用张元素的观点："川芎其用有四。为少阳引经，一也；诸经头痛，二也；助清阳之气，三也；去湿气在头，四也"。其实就是对川芎上通下达的最好解释。

现常用的中成药芎菊上清丸来源于《太平惠民和剂局方》中的川芎茶调散，用来治疗外感或上火引起的头痛。其主要成分为川芎、菊花、黄芩、栀子、蔓荆子、黄连、薄荷、连翘、荆芥穗、羌活、藁本、桔梗、防风、甘草、白芷等，具有清热解表，散风止痛的功效，用于外感风邪引起的恶风身热、偏正头痛、鼻流清涕、牙疼喉痛。李杲对此有加减，"头痛必用川芎。如不愈，加各引经药。太阳羌活、阳明白芷、少阳柴胡、太阴苍术、厥阴吴茱萸、少阴细辛是也"。日本所制的汉方药中有一款葛根汤加川芎辛夷，对于过敏性、慢性鼻炎及鼻炎引起的头痛有非常不错的效果，其中起主要作用的也是川芎。

《金匮要略》中有胶艾汤，可治妊娠腹中痛（胞阻），其中用到川芎配伍阿胶、艾叶等药；有当归芍药散，可治疗妇人妊娠期腹痛，其中也用到川芎与当归、芍药等。说明川芎有治妇人妊娠期诸病的作用。《普济本事方》中记载，如果孕期因"事筑磕着胎，或子死腹中，恶露下，疼痛不止"，便可以用本药试探胎的生死，并下死胎，"若不损则痛止，子母俱安，若胎损立便逐下……如人行五七里再进，不过三服便生。"另外，古代没有 B 超和验孕棒，《本草求真》载有一个挺有意思的验胎法。"妇人过经三月，用芎数钱为末，空心热汤调一匙服。腹中微动者是胎，不动者是经闭"。我觉得这方法颇可信，因为有月经三月未来的前提，在川芎的刺激下子宫收缩，故有轻微的胎动。比之电视剧或小说里表现的神话——单凭号脉，不行望闻问诊便可断言已怀孕几月可靠多了。

丹参

本药是唇形科植物丹参的干燥根和根茎。李时珍说："五参五色配五脏。故人参入脾，曰黄参；沙参入肺，曰白参；玄参入肾，曰黑参；牡蒙入肝，曰紫参；丹参入心，曰赤参"。顾名思义，丹参肯定是红色的。《证类本草》描述，丹参"叶似紫苏有细毛；花紫亦似苏花；根赤，大者如指，长尺余，一苗数根"。其功效《神农本草经》认为"治心腹邪气，肠鸣幽幽如走水，寒热积聚，破癥除瘕，止烦满，益气"。丹参为参的一种，本经又谓可益气。本草中也有"一味丹参，功兼四物。谓其亦能补血"的说法。

那么，丹参到底是补气还是补血呢？

除《神农本草经》外，后世的诸家本草都有丹参"味苦色赤，入心与包络"的记载。因此，功能"破宿血，生新血（瘀去然后新生），安生胎（养血），堕死胎（去瘀），调经脉（风寒湿热，袭伤营血，则经水不调。先期属热，后期属寒，又有血虚、血瘀、气滞、痰阻之不同。大抵妇人之病，首重调经，经调则百病散），除烦热，功兼四物（一味丹参散，功同四物汤），为女科要药"（《本草备要》）。《本草便读》也说"丹参虽有参名，但补血之力不足，活血之功有余，为调理血分之首药。其所以疗风痹去结积者，亦血行风自灭，血行则积自行耳"。

因此，丹参入血分，活血调血是无疑的，但是能补气则非常可疑。

现代研究证实，丹参对心血管疾病有独特的作用。如丹参对心肌缺血和重新灌流的心脏具有保护作用，能减轻缺氧引起的心肌损伤，可舒张冠脉和抗血小板聚集等。因此，临床上开发出了许多丹参制品，如复方丹参片、复方丹参滴丸、丹参注射液等，其中丹参滴丸还进入了美国 FDA 的临床研究。FDA 三期

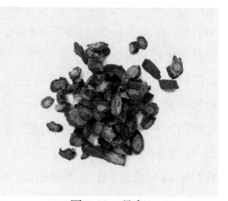

图 5-37　丹参

临床试验结果显示，该药目前尚无法满足上市条件，正在进行补充的临床试验。无独有偶，2019 年，北京某心血管专科医院在影响因子较高的国外刊物上发表了一篇论述心血管病人使用了以丹参为主的中成药后死亡率上升的论文，当即受到中药界的广泛批评。虽然后来该作者主动撤稿，但也在中西医界都引起了不小的波澜。

这让我想起了一次病案讨论的经历。有一次，我参加某骨科病房的病例讨论，某女性病人，60 多岁，因腰椎间盘突出腰痛入院治疗。住院后病人接受了针灸推拿按摩、远红外照射、静脉注射等多项治疗，还服用了大量活血化瘀、通络止痛的汤药，当然包括丹参在内。结果，入院一周后，病人夜间突然发生不典型的心绞痛，心律失常，周身乏力。值班医生害怕出事，连忙将病人转至心血管科室。针对这一病案，大家纷纷发言，讨论其诊断是胸痹、一过性的问题，还是由于活血化瘀太过而致的心的气血不足。因为方中一味地活血化瘀通络，丹参、桃仁、赤芍等药均用到 30 克以上，而竟无一味参、芪等补益之品保护心气。研究资料表明，长期或大量使用丹参会导致失钾。人体缺钾后会出现疲劳、肌肉痉挛、恶心、便秘、心律失常等，和中医所认为的心气不足尤为相似。所以，丹参在活血之同时兼有破气作用，使用时一定要注意顾护心气。大量地使用活血化瘀、通络去痛的药物是骨科常态，通常情况下效果很好，能够治疗许多顽固性的关节疼痛，久服甚至关节变形也可以改善。

其实，古人早就提醒过，如《本草害利》就说丹参"虽能补血，长于行血。设经早期，或无血经阻，及血少不能养胎，而胎不安，与产后血已畅者，皆不可犯，犯之，则成崩漏之患"。这提示我们一定要警惕中草药的毒副作用，正确合理地使用。

红花

红花是桔梗目菊科植物，有活血通经，散瘀止痛的功用。由于在临床上妇科病人较多，每遇月经失调，我比较喜欢用红花。其实，不仅妇科疾病，这味药对于心血管疾病、疼痛性疾病等也都有良效。

在前段时间热播的电视剧《甄嬛传》中，红花蒙受了许多不白之冤。剧中说喝了红花会不孕、流产，甚至还演绎了一段臆想出来的故事：不可一世的华妃灌了端妃一壶红花，从此端妃便不能再生育。偏偏这故事还特别切中现代人的心思，稍有问题便想到是红花作怪。电视剧热播那些日子，每当我为病人开具了红花，她们便"弱弱"地问一句："我来看中医是想要孩子的，您怎么给我开红花？"大多数病人不明白，药是为人所用的，只有用的当与不当，没有药必伤人之说。即使是毒药，用得得当，也是起死回生的良药。如果人心怀不良，再好的良药也是害人的利器。《本草再新》上说红花可以"利水消肿，安生胎，堕死胎"。红花有活血破瘀的作用，如果病人旧血不去，新血也就不能生。从这个意义上说，红花也有生血安胎的作用，是《内经》所说的"有故无殒，亦无殒也"。

　　与百合目鸢尾科红花属植物的藏红花相比，红花俗称为草红花，是桔梗目红花属的一年生草本植物。红花其实色黄，原来最大的用处是做染料，"红花颜色掩千花，任是猩猩血未加"，黄花汁液，浸染出来的便是鲜艳的红色。古人所用的胭脂也可以用红花制成，点染美人面唇，如花娇艳。中药学的理论之一是同气相求。中药植物中的头入人的头部，植物的枝干便入人体的躯干，而红花的汁液似血，故应入血，治疗血病。

　　早在仲景时期，红花便用来治疗妇科疾病，《金匮要略》中的红蓝花酒方便是以红花泡酒制成，具有活血行瘀、利气止痛之功。

　　因为红花的这种功能，它通常与桃仁、当归、川芎、生地、芍药等同用，以桃红四物汤为底方的配伍，可用于治疗各种因瘀血而引起的疾病。清人王清任的《医林改错》发展丰富了气血理论，其所创制的逐瘀汤系列方便以红花为主药，治疗头痛、头昏、神志异常、周身疼痛等诸症。

　　我曾以红花为主治疗一闭经潮热近3个月的病人。病人一年前结婚，婚检时才发现子宫卵巢发育欠佳，不能怀孕。在其他医院服中药及针灸治疗，效果不尽人意。病人

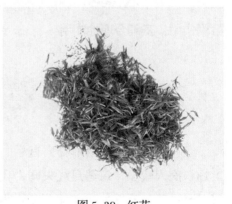

图5-38　红花

初潮 16 岁，每次月经周期 28~30 天，行经时间 8~10 天，经量尚可，血色鲜红，无痛经。末次月经为 7 月初，来诊时已 69 日未行经。刻下潮热之外未诉明显不适。经询问得知多梦、早醒，手凉，大便偏干。左脉关滑，寸尺皆弱，右脉细滑。西医诊断为卵巢早衰。我以桃红四物合六味地黄为主方，其服药一月后，四诊时汗出明显好转，五诊时潮热已除，阴道开始有分泌物。六诊时，即治疗 4 个月后，月经来潮，头 2 日量尚可，小腹微痛，无血块，面部烘热好转，每日发作一次。月经结束后，阴道有正常分泌物。后随访得知，其月经正常来潮。

还有一例输卵管阻塞不孕的病人，服用以红花为主的中药后，终于怀孕。某女，33 岁，痛经 4 年，每次发作则腰腹疼痛，冷汗出，重则恶心昏厥，疼痛指数为 9。每次来月经时都需服止痛剂。协和医院诊断为子宫腺肌病、双侧输卵管阻塞。诊其脉细弦，重按则软，舌淡苔薄白。经前予温阳散寒通络之剂，以黑附子与半夏同用，相反相成，散其寒兼去其痰阻；配合生黄芪补气，连翘清内热，小柴胡汤疏理肝气，桃仁、红花活血通络。月经后则以泻水祛湿为主，以泽泻、泽兰为首，配合路路通、丝瓜络、橘叶、鸡血藤等通其阻塞之管道。治疗一个月后，再行经时，疼痛程度有所减轻，疼痛指数降至 5，但痛处分散，疼痛时间延长。三个月后，疼痛指数继续下降为 3 或 4，疼痛时间也缩短。次年夏，病人意外怀孕，说明输卵管已通，红花之功不可没也。

只是一点，草红花味道闻起来颇不雅，有点臭鞋子的味道，与其美丽的外形颇不相符。

藏红花 与红花不同，其香味令人久不能忘。

藏红花是鸢尾科多年生宿根草本植物，没有地上茎，其根似球状，药用部位是花柱的上部及柱头。藏红花虽名为藏，但其实与西藏、青海并无多大关系。它原产于欧洲及中亚地区，多由印度经西藏传入中国，是西方舶来之物，故也称西红

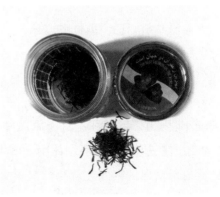

图 5-39 藏红花

171

花。因此，许多朋友去藏区旅游时便常买回来藏红花。不过，听说有人买回来的药材一经浸泡便掉色，水呈鲜红，这种红花就一定要小心了。因为草红花色黄，遇水呈红色；而藏红花色红，遇水后现黄色才是正确的。藏红花多产自波斯，也就是现在的伊朗。据说伊朗出产全世界最好的藏红花，在那里，人们只是把它当成香料或食材，放在米饭或菜里可以把米饭染成淡黄色，吃起来有独特的香味。我教过的一位留学生，后来担任伊朗卫生部副部长的侯赛因曾经告诉我，他们国家的学者发现，长年食用藏红花有抗抑郁的作用——居然与我们中药学的知识如此英雄相惜。

藏红花对妇科疾病的治疗效果非常好，对月经不调、不孕、黄褐斑，甚至抑郁症都有奇效。根据《中国药典》，一般藏红花用量为 3~9 克。后来惊闻藏红花的零售价居然达到几十元 1 克，所以我也被迫只敢开 1 克了。否则，开出的中药处方总价岂非天价！

不过，换个角度想，藏红花是从每朵番红花里摘取的 3 根花蕊烤干而成的，0.45 公斤番红花即来自 75000 朵花。想想那些从花中一根根摘蕊加工的辛劳的双手，贵些又何足为奇？

对我个人来说，藏红花的香味特别美妙，闻之可清心安神。枕边放上一袋，便可一晚安睡。在喜爱的红茶中加入几根，茶色就更漂亮，呈出琥珀般的色彩，还有一股难以言表的茶香。

益母草

益母草是唇形科植物的全草，《神农本草经》中只载有茺蔚子，益母是它的别名。所以，本草书中说先人药用其子，后人药用全草。全草指的就是益母草。老先生写方子时，也写坤草。坤，《说文》释为"地也，《易》之卦也"。《易经》中有"地势坤，君子以厚德载物"。益母草春天生长，夏日便半枯，必须得采收了。《本草乘雅半偈》的解释很有意思，说益母草"生成止在三春，具备肝木体用，诚生荣之物，益母之珍也"。

益母昔日的字面之意当然是对女性有益。而妇人之疾，不外乎经带胎产之类。诸如月经周期不谐、痛经之类的疾病，均可使用益母草。晢殷的

《产宝》中载有数十个产后的方子，均以益母草制成的药丸为主，配合他药，如产后腹部刺痛，配合当归煎汤；产后胎盘不下，或死胎不下，腹部胀满，心闷心痛，配合炒盐煎汤；产后脐腹疼痛，时发寒热，出冷汗，五心烦热，配合薄荷汁；产后痢疾，配合米汤；产后阴道大出血，崩漏，配合糯米汤；产后阴道感染，赤白带下，配合胶艾汤等。其中，产后以童子尿配合黄酒送服益母草丸，可以治疗因瘀血凝滞胞宫而引起的诸般病症，如产后血晕，魂魄不安，口渴烦闷，如见鬼神，狂言不省人事；产后恶露不尽，腹部疼痛；产后中风，牙关紧急，失音不语；产后气喘咳嗽，胸膈不利，恶心吐酸，面目浮肿，两胁疼痛，举动失力；产后月内咳嗽，自汗发热；产后鼻衄，舌黑口干。所以，《中国药典》中有成药益母草膏，在普通医院里举凡痛经、产后、人流术后或者其他宫腔手术之后，都常规给予此药。古籍中载有以益母草汁为主治疗产后血晕，恍惚如见鬼神的方子，"生益母草方：生益母草汁（半盏，如无以土瓜根汁代）、生地黄汁（半盏）、生藕汁"（《圣济总录》）。现代研究显示，益母草碱或叶的水煎剂能使子宫收缩，水浸剂能引起动物血压下降，使动物尿量增加，冠脉流量增加；可以抑制血小板聚集，防止凝血和血栓形成等。其实，根据药理作用，益母草还能治疗急性肾炎引起的水肿。

《新唐书》说武则天美容有秘方，"虽春秋高，善自涂泽，令左右不悟其衰"。王焘的《外台秘要》中记载一首"近效武则天大圣皇后炼益母草留颜方"，《本草拾遗》中详记了这则美容方的制法："唐天后炼益母草入面法：农历五月五日采根苗，曝干，勿着火，捣罗，以面水和成如鸡子大，

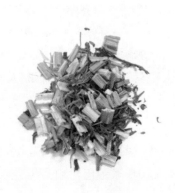

图 5-40　益母草

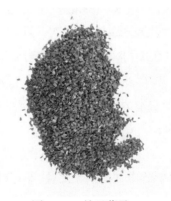

图 5-41　益母草子

再曝干。仍作一炉，四旁开窍，上下置火，安药中央。大火一炊久，即去大火，留小火养之，勿令火绝。经一伏时出之。瓷器中研制，三日收用，每十两加滑石一两，胭脂三钱"。这大概就是古人的护肤品吧，不仅美容养颜，还是名人使用过的，有品牌效应的。上次去四川广元，当地便把四川人常吃的一款小吃命名为"女皇凉粉"，卖得特别火。这个，该叫"女皇美容霜"吧！

茺蔚子 李时珍说益母"草及子皆充盛密蔚，故名茺蔚"。按植物学分类，益母草属唇形科，叶子长得跟艾叶、白苏很像，但没有艾叶那么浓烈的芳香味。

和全草相比，生茺蔚子长于清肝明目，多用于治疗目赤肿痛或目生翳膜；炒用后，寒性减弱，有效成分易于煎出，才长于活血调经，可用于治疗月经不调、经闭、痛经等病症。

茺蔚子配合川芎、桃仁、红花等药，可用于治疗眼内出血、久瘀不散、瞳孔缩小等疾病。在眼科门诊，因眼底出血来就诊的病者日益增多。在故宫博物院工作的某位女士带着母亲来就诊，老太太久患高血压，半年前开始出现眼前黑影，视物如隔纱布。去各家医院看了，诊断是一致的，眼底动脉出血，玻璃体混浊。但治疗效果不佳，老太太极不耐烦，整日在家发脾气，折磨得女儿无可奈何。来门诊后，我发现老太太不仅有眼睛问题，还有手抖、胸闷、头晕等症状。整个一个肝火上炎再加上瘀血阻滞的临床表现。于是，我一边给病人开具镇肝息风、活血开郁的有茺蔚子的汤药，一边为她针灸，再加上心理疏导。一听到要病人调整心理，女儿立刻面色大变，一个劲儿地给我使眼色。我心领神会，回眼色令她安心，开始给老太太讲起笑话："有一次，我们几个大夫在一起吃饭，聊起大家都知道的俗话'金眼科，银外科，吃苦受累的小儿科'"。大家都羡慕眼科大夫工作轻闲，挣得多。谁知道，眼科大夫说：做医生哪有轻闲的？得眼病的人，有几个心眼大的？天天跟一群小心眼儿的病人打交道，你们怎么知道我们的累？"

旁边的实习生和候诊的其他病人听了都笑，老太太居然没恼，反而有些不好意思地说："是，我是有些小心眼儿。天天在家跟自己和女儿过不去。不过，这个居然跟眼病有关系？"

哈哈，当然有关系。中医理论说肝开窍于目，如果肝气郁滞，肝血不能濡养，当然会出现眼疾。而益母草作为三春之草，当然具有肝木之性。所以，本草都认为茺蔚子入肝经，可以活血祛瘀，凉肝明目。治疗当然很有效。不仅如此，那位女儿也很感激，因为家中的气氛随着老太太的病情好转，也变得颇为和谐。

临床中视力疲劳或者干眼症者，属于肝经热盛的，可以用茺蔚子配伍决明子、青葙子等；属于肝肾阴虚的，可配伍枸杞子、菟丝子等。

不过，李东垣曾提出过，茺蔚子有散大瞳神的作用。所以，临床上绿风内障、青风内障等病人要慎用。由于茺蔚子或者益母草中含有益母草素，小量用可兴奋神经系统，用量过大有可能抑制神经系统，导致下肢麻痹，因此临床一定要注意用量。

王不留行

王不留行是石竹科植物麦蓝菜的干燥成熟种子。刚看到这个药名时，我还觉得奇怪：中药还有姓王的？后来才发觉，中药中不仅有"王"开头的，也有金、黄、柏、白、牛等，百家姓的姓氏大都有。不过，王不留行真实的意思不是"王不留"，而是"不留王"。河北安国的药王庙里供奉的不是药王孙思邈，而是东汉的邳彤。西汉末年王莽篡汉，王郎在邯郸称帝，大肆追杀刘秀。当他们来到邳彤的家乡时，村民们不肯留他们住宿。传说邳彤发现了该药之后，联想到村民不留王一行人的旧事，便将此药命名为王不留行。后来邳彤投靠刘秀，建功立业，成为了东汉二十八名臣之一而名列云台。这故事挺曲折，说法也非常牵强，感觉李时珍的解释还比较靠谱。李时珍解释说是因为王不留行的药性以流窜为主，"走而不住"，连王命都留不住，故曰

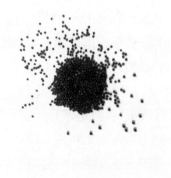

图5-42　王不留行

"王不留行"。其功能活血通经，下乳消肿，可用于治疗乳汁不下、经闭、痛经、乳痈肿痛。民间还有谚语："穿山甲，王不留，妇人吃了乳长流"。可知今时今日，王不留行的主要作用是下乳。

我承担国家中医药管理局产后缺乳课题研究的时候，一年中曾治疗过几百例产后需要下奶的妈妈，王不留行煮猪蹄汤不知用了多少。用来下奶的王不留行需要炒过才能用，而且要炒爆开花才好入药，才能煎出有效物质。

不过，《神农本草经》中却不见这一功用，只说王不留行"味苦平，生山谷。治金创，止血逐痛，出刺，除风痹内寒。久服，轻身耐老，增寿"。王不留行可用来治疗外伤，有止血止痛的作用，可以治疗风寒引起的关节痛。《金匮要略》中便有王不留行散，用来治疗金疮。《金匮要略方论本义》解释方义，该方以王不留行为君，专走血分，止血止痛，而且除风散痹，是收而兼行之药；佐以蒴藋叶，也称接骨木，与王不留行一样，性味甘平，入血分，用来清火毒，祛恶气；方中倍用甘草，益胃解毒；更加芍药、黄芩，以助君药清血分中热；反佐川椒、干姜助行血瘀；厚朴行中带破，下气消胀；桑根白皮同王不留行、蒴藋细叶一起烧灰存性，入血分止血。仲景《金匮要略》中多设内伤病方，王不留行散是为数不多的治疗骨外伤的方子。陶弘景也说："王不留行，今处处有。人言是蓼子，亦不尔。叶似酸浆，子似松子，而多入痈瘘方用之"。可见，在早期，王不留行主要是外科用药，来除脓血，止疼痛。现代药理学研究表明，王不留行对小鼠有抗早孕以及抑制人前列腺癌 C4-2 细胞增殖的作用，并未见有提高泌乳素的报告。

那么，为什么大家都认为王不留行可以通乳呢？

李时珍在《本草纲目》中提出王不留行可治气郁引起的妇人乳少，并收载涌泉散方，用"王不留行、穿山甲（炮）、龙骨、瞿麦穗、麦门冬，等分为末，每服一钱，热酒调下，服药后再吃猪蹄汤，并一日数次用木梳乳，助乳汁流出"。方是好方，现下许多通乳师采用的就是这招，喝汤梳乳来下奶。网上流传一则传说，民间早有以王不留行来下奶的实践，并举出了西晋左思的一首打油诗来说明王不留行的作用，"产后乳少听吾言，山甲留行不用煎。研细为末甜酒服，畅通乳道如井泉"。诗着实令人不敢恭维，这分明是乡下说书人的风格，却被硬裁到写出"弱冠弄柔翰，卓荦观群书。著论准过秦，作赋拟子虚"，以"洛阳纸贵"而闻名于世的文学家左思身上。就是动脚趾也应该想到，西晋的文风怎么可能有明清话本小说的风格呢？所以，在早期，尤其是晋以前的文献中，是不可能出现王不留行通乳的记载的。不仅《神农本草经》中没有写王不留行通乳，就连晚一些的《名医别录》中也只描述王不留行"味甘，平，无毒。止心烦、鼻衄、痈疽、恶疮、瘘乳、妇人难产"。能与通乳下奶沾上边的就是"瘘乳"一词了。瘘乳者，乳漏也，指发生于乳房部或乳晕部的慢性炎性管道，以疮口有脓液或乳汁流出，久漏不收口为临床特点，相当于西医学的乳房部窦道或乳管瘘，多继发于急性乳腺炎等。《本草纲目》中记载："元素曰王不留行下乳引导用之，取其利血脉也"。说明自张元素开始，王不留行才用于通乳。李时珍转载了《针灸资生经》作者王执中用王不留行的叶子煎汤治好一妇人淋证的病例："剪金花十余叶煎汤，遂令服之，明早来云病减八分矣，再服而愈"。剪金花即王不留行的别名，说明本药有一定的抗菌抑菌作用。《备急千金要方》中有王不留行汤（王不留行、桃枝、茱萸根皮、蛇床子、牡荆子、苦竹叶、蒺藜子、大麻子）外洗，治疗痈疽诸疮，包括妒乳。妒乳是指现在的乳腺炎，乳汁不通。从上述记载可看出，王不留行所治疗的，应该是哺乳期间乳房的痈肿疼痛。通过该药的抗菌消炎作用，炎症消失，当然乳汁也就通了。

能验证这个逻辑的，还有其他本草著作中对王不留行作用的注释。《本草求真》说："王不留行，性走而不守……何书又言止血定痛，能治金疮"。《本草新编》说："王不留行，其性甚急，下行而不上行者也……或问：王不留行之可下乳，是亦可上行之物也。不知乳不能下而下之，毕竟是下行，而非上行也。上中焦有可下者，皆可下通，非止行于下焦而不行于上焦也"。《本草纲目》曰："王不留行能走血分，乃阳明冲任之药……可见其性行而不住也"。想想，王不留行能下奶，恐是其走而不守的作用加上胶原蛋白满满的猪蹄汤吧！如果只喝水煮王不留行，怕是无用的。

我个人在临床针灸之时也经常用到王不留行，不过，是用未炒过的小黑籽儿。小小的胶布上粘上一粒，贴到耳朵的穴位上，使劲儿压一压，能产生各种效用。这是临床上耳穴压的治疗方法。

牛膝

据说牛膝是因长得像膝盖骨而得名。

因产地不同，牛膝分为怀牛膝与川牛膝两种。怀牛膝是苋科植物牛膝的根，川牛膝是苋科植物川牛膝或头花蒽草的根。一般来说，前者偏于补肝肾，后者偏于逐瘀血。其实，还有种叫土牛膝的，为苋科植物野生牛膝或柳叶、粗毛牛膝等的根，有活血散瘀、祛湿利尿、清热解毒的作用。怀牛膝是四大怀药之一，是怀庆府的名产。古代所说的怀庆府就是现在的焦作一带，当年学习中药学时，焦作尚属我的家乡新乡地区，所以我对四大怀药有种自豪感。可能由于我们中原地带土质肥厚，所出产的菊花、山药、地黄、牛膝均有滋补作用，因此与四川出产的牛膝相比，怀牛膝更偏补肝肾。怀牛膝多以酒来炮制，《本草纲目》说牛膝"生用能去恶血，得酒则补肝肾"。因此，酒制后的怀牛膝补肝肾、强腰脊的功能更强。《全幼心鉴》中载了治疗小儿行迟的方子："五加皮五钱，牛膝、木瓜二钱半，为末，每服五分"。其疗效是"三岁不能行者，用此便走"。该方使用的应该就是怀牛膝。现在临床中患儿童发育障碍的患儿越来越多，这是医学发达的结果——倘是在古代，这些早产儿或新生儿时期重病的孩子早就夭折了。对于这类患儿，使用钱乙的肾气丸加上该方，效果达不到"用此便走"，但的确也能改善症状。

《神农本草经》中牛膝的功用为"治寒湿痿痹，四肢拘挛，膝痛不可屈，逐血气，伤热火烂，堕胎"。《备急千金要方》及《太平圣惠方》中，以牛膝治疗"胞衣不下"，体现出的就是牛膝"引血下行"之性。民国时的名医张锡纯不太强调怀牛膝与川牛膝的区别，只是说"此药怀产者佳，川产者有紫、白两种色，紫

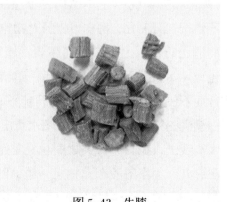

图 5-43　牛膝

者佳"。他在《医学衷中参西录》中载了一则医案，也未明言是怀牛膝还是川牛膝："在辽宁时，曾治一女子，月信期年未见，方中重用牛膝一两，后复来诊，言服药三剂月信犹未见，然从前曾有脑中作疼病，今服此药脑中清爽异常，分毫不觉疼矣。愚闻此言，乃知其脑中所以作疼者，血之上升者多也。今因服药而不疼，想其血已随牛膝之引血下行，遂于方中加䗪虫五枚，连服数剂，月信果通"。看案中有"引血下行"语，使用的当是川牛膝。药用得当，才会助生长而祛疾病。

不过，目前临床中对腰痛、坐骨神经痛，甚至妇科疾病，临证时还是多用川牛膝与众多滋补药相配，便是用其能引诸药下行，到达下焦的作用。这与《名医别录》中记载的"疗伤中少气、男肾阴消、老人失溺，补中续绝，填骨髓，除脑中痛及腰脊痛、妇人月水不通、血结，益精，利阴气，止发白"相符若合。

目前许多学习中医的人多推崇黄元御的医书，其实黄氏的理论精髓无他，唯在"气机"二字。中医治病，讲究气机运化。《易经》里说过"天行健，君子自强不息"。人之生机，便在于气，气机运转，生生不息。而调理气机，大要在升降，使人体中气机斡旋，去瘀生新。人体五脏六腑之气机，肝左升而肺右降，脾升清而胃降浊，还有肺主呼吸，也是气的一出一入，一升一降，宣清气上升头面全身，降水液下注膀胱。所以《内经》才说"出入废则神机化灭，升降息则气立孤危。非出入，则无以生长壮老已；非升降，则无以生长化收藏"。所以，在临床用药中，必须考虑升降出入的问题。临床常用的对药杏仁、桔梗便是一升一降，可止咳而平喘；柴胡、桂枝等药与川牛膝同用，也能形成升降之势，使气息流转，生机勃发。

白及

传统相声里有个著名的段子，讲的是开药铺的事，令人印象深刻。主人公"满不懂"遇上了掌柜"假行家"，两人合伙开药铺，从而闹出了一系列笑话。客人来买白及，假行家让伙计买了一只二斤重的大白鸡给病人。殊不知，此白鸡非彼白及。作为中药的白及，是兰科白及属的一种，药用的是它地下粗厚的根状茎，形如鸡头，富黏性，含有白及甘露聚糖，有止血补肺、生肌止痛之效。

白及味辛苦甘，微寒，归肺、肝、胃经。关于白及的作用，还有个故事，说古代有个侠客，常常因劫富济贫而被捕入狱。每次入狱，别的犯人都被狱卒的棍棒打得口吐鲜血，气息奄奄，而他往往在很短

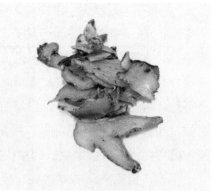

图 5-44　白及

时间就能恢复。有一次，他为了救一位狱友，公布了自己的秘密。原来，他每次被打之后都偷偷地吞服自己配制的跌打伤药，这种伤药能迅速地治愈内在的出血或外在的棒疮。后来，侠客死前将秘方公之于世，原来就是单味的白及研粉，以糯米汤送服，可以治疗咳血或吐血，也能外用愈合伤口。这就是《医方集解》中"独圣散"的由来。书中解释说，白及"此手太阴药也。人之五脏，唯肺叶坏烂者可以复生。白及苦辛收涩，得秋金之令，能补肺止血，故治肺损红痰。又能蚀败疽死肌，为去腐生新之圣药"。说白及可治疗肺结核等引起的肺空洞损伤。世人常诟病许多中药方子没有经过小白鼠的毒理药理实验。其实，很多年以前，古人早就以自己的身体为我们后人当了小白鼠。

早在《神农本草经》中就载有此药，不过名为"甘根"，在稍后的《吴普本草》中又称"白根"，到了《名医别录》中，此药又称"白给"。此处的给发"几"音，已与现在的发音一致了。白及的正名到《证治准绳》中才正式出现。可见，白及作为药用的历史已逾千年。除了药用，白及的花还很美，在江南等地广有生长，为园林观赏的必备景观之一。

我在临证中也多次用到白及。白及被打成粉后黏性极强，可以作为治疗皮肤疾患的面膜的黏合剂。换言之，以白及为赋形剂，掺入他药后，可以糊在病人脸上，不易脱落，用来治疗痤疮、黄褐斑，甚至皱纹，效果都相当不错。

除了外用，白及粉也可内服。当今的社会，不再有刑讯之事，因而也不再多见刀枪棍棒之伤。但内在的，如支气管扩张引起的咳血，胃溃疡引

起的胃壁糜烂、疼痛，甚至内出血、黑便等病症，还是屡见不鲜的。曾有一位病友，男性，35岁，因长年在外应酬、饮酒、生活不规律，造成胃炎、胃溃疡，虽经西医诊断治疗，但症状仍未见好转，每至夜半即发后背疼痛，在床上辗转两个小时后疼痛才会稍缓解，但基本已到天亮。天亮之后，病人既无胃痛，也不背痛。如此折腾一月之后，病人形销骨立，痛苦异常。因为病人发病总在夜间，属阴，从中医考虑是瘀血而致，从西医考虑当是夜半时胃液分泌，刺激胃壁，造成脊柱的神经源性反应，因此后背疼痛难忍。为此，我给病人开具白及、丹参、延胡索、厚朴等药，研末，令其睡前吞服一大匙，以牛奶送下。果然，当天夜里，病人的疼痛未再发作。效不更方，病人又持续服用两周，胃病基本痊愈。

另有一例64岁的男性病人，也是因长年饮酒，造成左肋部灼热疼痛，经久不愈。烟台毓皇顶医院诊断为结肠肿瘤，建议手术治疗，但病人及家属均不同意，来京进行保守治疗。接诊后，我发现病人除了有腹部的肿块外，还脾气暴躁，大便秘结，饮食不下。于是考虑既要给病人通便，又要使药物能黏附在肠黏膜上一段时间，以慢慢清除肿块。于是，白及再次进入我的思路中。我以白及配上酒制大黄、枳实等药，研磨成粉，令病人吞服。服用20天后，病人复诊，肿块虽然还在，但有所缩小，临床症状也明显减轻。首先大便通畅了，饮食正常了，家属反映脾气也好多了。

某年春节前，有位病人家属带着自制的牛轧糖来看我，感谢我让她父亲多活了一年多的时间。原来，几年前，她70多岁的父亲被确诊结肠癌转移，失去手术治疗的可能，并被断定没几天生存时间了。于是老人放弃治疗，回到乡间。但每天的便血腹痛令他痛苦不堪。病人女儿在北京打工，其雇主是我的病人，求我给个方子，减缓些病人的痛苦。我还是想到了白及，配合其他益气止血的药物，研磨成粉，让病人每日吞服。结果，病人坚持服用了3个月，居然能够生活自理，稍微干些农活了。不过，病人嫌药苦不肯再服，一年后过世，这是后话。

查看现代科学的研究资料发现，白及果然有止血、保护胃黏膜与抗癌防癌的作用，这在小白鼠实验上都有体现。其实，白及可能还有更多的临床功用等待我们去验证与发现。

三七

三七是五加科人参属多年生直立草本植物的根，有显著的活血化瘀、消肿定痛功效。有位身患多种疾病的病人来求诊，脑梗过五六次，又因长期服用法华令造成凝血机制异常。所以，我建议他改变思路，服些三七粉。病人疑惑：西医说三七是活血的，我本来就有出血倾向，再吃三七，不是更容易出血了吗？这是不了解三七的人常有的疑问。

三七是云南文山的特产，也称文三七。《本草纲目拾遗》中记载："人参补气第一，三七补血第一，味同而功亦等，故称人参三七，为中药中之最珍贵者。"说明三七功比人参，既有五加科植物的补气功效，又有活血化瘀的功效。

查阅文献后发现，《本草纲目》果然记载三七"味微甘而苦，颇似人参之味""凡杖扑伤损、瘀血淋漓者，随即嚼烂罨之即止，青肿者即消散。若受杖时，先服一二钱，则血不冲心，杖后尤宜服之，产后服亦良。大抵此药气温，味甘微苦，及阳明、厥阴血分之药，故能治一切血病"。《玉揪药解》记载三七能"和营止血，通脉行瘀，行瘀血而剑新血。凡产后、经期、跌打、痛肿，一切瘀血皆破；凡吐衄、崩漏、刀伤、箭伤，一切新血皆止"。是说三七是治一切跌打损伤的良药。

大约一切与血有关的疾病均可以用三七。三七既可以活血，又可以止血。因此，我告诉那位病人千万不要庸人自扰。结果服药之后，病人真的没有出现出血问题，而且原来的血液指标也日渐正常。

三七是伤科圣药，也是云南白药的主要成分。我常在有疼痛或骨伤的病人身上使用。曾有病人不幸被车撞倒，造成中重度颅脑损伤，蛛网膜下腔出血。住院后第一时间

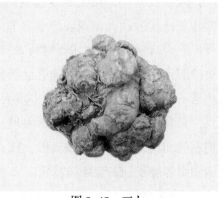

图 5-45　三七

便开始服用中药，配合针灸按摩，并坚持服用云南白药代替医院给的止痛剂。出院时，虽然伤情严重，头痛剧烈，但总共才服了2粒半止痛片。

1912年版《中国医药大辞典》记载："三七功用补血，去瘀损，止血衄，能通能补，功效最良，是方药中之最珍贵者。三七生吃去瘀生新，消肿定痛，并有止血不留瘀血，行血不伤新的优点；熟服可补益健体。"因此，名药血塞通也是以三七为主药，功能活血祛瘀，通脉活络，抑制血小板聚集，增加脑血流量。用于脑路瘀阻、中风偏瘫、心脉瘀阻、胸痹等。目前在同类药品中的销量排第一。基于同样的思路，我给许多年纪偏大，血脂高，有心脑血管疾病病史的病人推荐西洋参与三七以1∶2的比例研磨成粉，每日服用3克，可以起到益气活血、祛瘀通络的作用。包括我自己家人在内的多位病人试用过，均有比较好的效果。

但三七的妙用还不止于此。有位朋友是南方人，家族中均是矮个子，唯有她在兄弟姐妹中最高（1.60米左右），她自己回顾原因，认为可能是儿时因上肢骨折而长期服用三七粉。因此，到了儿子青春期时，便也让他服用三七粉。结果，虽然父母身高普通，她儿子竟长到了1.93米。三七粉能促长个儿，只是个例，而且影响身高的原因多种多样，不可全信。不过，笔者并没有广为验证，有兴趣的朋友不妨一试。

山楂

有了山楂，三仙就凑齐了！

山楂是蔷薇科山楂属乔木的果实。昔日曹操"望梅"，令三军止渴，写这节的时候，想到山楂的酸味，我也禁不住口中含涎。实在是因为山楂太酸了！正是因为山楂酸，才有具有消食化积、行气散瘀的功效。《滇南本草》上说山楂"味甜酸，性寒。消肉积滞、下气、吞酸、积块"。可知，与神曲消麦面之积不同，山楂所消之食积主要是肉积。《医学衷中参西录》说，因为山楂"味酸而微甘，能补助胃中酸汁，故能消化饮食积聚，以治肉积尤效"。有过厨房经验的都知道，在炖肉的锅里加些山楂，肉就很容易炖烂。

山楂入药的可以是果实，也可以是核。

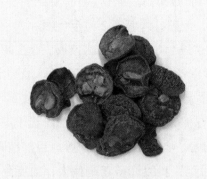

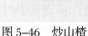

图 5-46　炒山楂

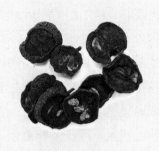

图 5-47　焦山楂

　　山楂核偏硬，形状呈橘瓣状椭圆形或卵形，入药多炒黄研末。《滇南本草》上记载了个方子，用炒山楂核、沙苑子、鸡内金和建曲共同研末，来治疗饮食结滞、呕吐酸水、胸膈饱闷、不思饮食、倒饱嘈杂、吞吐酸水等症状，这些症状均可见于浅表性或萎缩性胃炎。

　　山楂果实其实有两种，一种是山里红，稍大些，味道酸中带甜，性平。一种果实稍小些，味道酸涩，是山楂。两种均是中药里的山楂，同属植物学的山楂属。

　　张锡纯认为，其"皮赤肉红黄，故善入血分，为化瘀血之要药"，所以可以治疗妇科的疾病，如"癥瘕、女子月闭、产后瘀血作疼（俗名儿枕疼）。其化瘀之力，更能蠲除肠中瘀滞，下痢脓血，且兼入气分以开气郁痰结，疗心腹疼痛。若以甘药佐之（甘草、蔗糖之类，酸甘相合，有甲己化土之义），化瘀血而不伤新血，开郁气而不伤正气，其性尤和平也"。《医学衷中参西录》中还记载了 1 个小方子，药味不多，喝起来味道颇可口，我在临床中也屡试屡效。"女子至期，月信不来，用山楂两许煎汤，冲化红蔗糖七八钱服之即通"。后来张氏还说，"若月信数月不通者，多服几次亦通下"。这个就不敢苟同了。因为闭经一病从西医学角度来说，在排除了正常妊娠可能外，由多种因素导致，如卵巢功能衰退、多囊卵巢综合征、垂体瘤引起的内分泌异常等。倘若试后还是月事不来，我会嘱病人做进一步的检查，明确诊断后再行治疗。因为山楂所通的闭经多半是由于瘀血阻滞导致的，对于气血虚极，生化无源的闭经，当不适合。

　　古书中多有山楂能治"儿枕痛"一说。该病名出自《古今医鉴》，是指妇人产后仍有小腹疼痛，多因产后恶露未尽，或风寒乘虚侵袭胞脉，瘀血内停所致。现在产后病症未必多发，但有一病与儿枕痛颇为相似，可以借鉴使用。目前西医学技术发达，做妇科手术可以不必开膛破腹，用腹腔镜便可进行子宫全切等手术，创口小，出血量少，为西医妇科手术的首选。但往往瘀血不能出尽，手术后会小腹疼痛，甚至影响排尿。此时，使用山楂，配合活血止痛的药物，往往可奏奇功。

和前面二仙一样，山楂切片晒干后直接使用是生山楂，活血化瘀的作用较强；炒过称为炒山楂；炒焦则称为焦山楂。因为山楂味酸，故被认为入肝经，经过炒制后，不仅可以行气散结止痛，还能止泻止痢，取其收敛之意。

不过，山楂最令人难以抗拒的，还是由它制成的冰糖葫芦。每年冬天的庙会上，鲜红的山楂蘸上晶莹的冰糖，在漫天飞舞的雪花中，显得多么娇艳，多么令人垂涎欲滴啊！

半夏

有个谜语，谜面是"转眼来到五月中"，谜底就是半夏。半夏，生于夏至日前后。此时一阴生，天地间不再是纯阳之气，夏天也过半，故名半夏。

半夏是天南星目天南星科半夏属的植物，入药用其圆球形块茎。当年上学时带领我们上百花山采药的中药学老师告诉过我们哪些植物是中药，哪些好吃，哪些不能尝。实在压抑不住好奇，在采挖到一株半夏后，我切开一颗圆圆的球茎，看着里面颜色雪白，于是便轻轻地，真的只是轻轻地尝了一小口。只这一下，我的舌头、舌根儿、喉咙连下唇整个都变得麻涩无比。由于害怕，我当时居然也没敢告诉老师，悄悄地忍着，整整麻木了一个下午才慢慢缓过来。

这个教训深刻：鲜的半夏是有毒的！后来查书本，陶弘景说"半

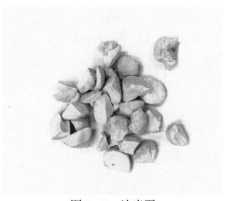

图 5-48　法半夏

夏，用之皆先汤洗十许过，令滑尽，不尔戟人咽喉"。所以，半夏的炮制特别重要，而且解半夏毒最直接有效的药物就是生姜。二者是相杀的关系。因为炮制方法的不同，半夏入药的处方名及功效也各不相同。

法半夏　取干燥后的半夏，用凉水浸漂 10 日后，再换白矾水，继续泡洗，至口尝稍有麻辣感为度，取出略晾。再将甘草石灰汤倒入半夏缸中浸泡，每日搅拌，使其颜色均匀，至黄色已浸透，内无白心为度。再捞出，阴干。每半夏 50 公斤，用白矾 1 公斤，甘草 8 公斤，石灰块 10 公斤。法半夏燥湿化痰，用于痰多咳喘，痰饮眩悸，风痰眩晕，痰厥头痛。

清半夏　将生半夏用 8% 白矾溶液浸泡至内无干心，口尝微有麻舌感，取出，洗净，切厚片，干燥。每 100 千克半夏，用白矾 20 千克。清半夏燥湿化痰，降逆止呕，消痞散结，治湿痰冷饮、呕吐、反胃、咳喘痰多、胸膈胀满、痰厥头痛、头晕不眠，外消痈肿。

姜半夏　将白矾水泡过微有麻舌感的半夏片以生姜白矾水继续泡，每半夏 50 公斤，用生姜 12.5 公斤，白矾 6.5 公斤。姜半夏降逆止呕，用于痰多咳喘、痰饮眩悸、风痰眩晕、痰厥头痛、呕吐反胃、胸脘痞闷、梅核气。

半夏曲　半夏加面粉、姜汁等制成的曲剂是半夏曲，功用化痰止咳、消食宽中，治泄泻、咳嗽。

能力越强，责任就越大。放在中药上也是适用的，半夏的毒副作用越强，其治疗的功效其实也越大。

仲景方中使用半夏的非常多。首当其冲的就是半夏泻心汤，"治少阳伤寒，下后心下痞满而不痛者"。半夏可以降逆气，消痞满。半夏汤可以"治

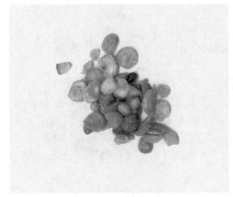

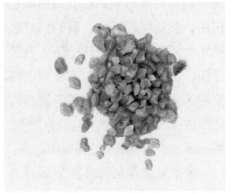

图 5-49　清半夏　　　　　　　图 5-50　姜半夏

胃反呕吐者",也是取半夏可以降逆止呕的作用。其余的还有半夏干姜散、小半夏汤、苓甘五味姜辛加半夏汤及越婢加半夏汤等。

临床上使用比较多的,是半夏厚朴汤,半夏一升、厚朴三两、茯苓四两、生姜五两、苏叶二两,"治妇人咽中如有炙脔",也就是梅核气。虽然仲景说该病是"妇人"咽中如有炙脔,但其实患病者中男性也较常见。我曾接诊过一位机关干部,中年男性,因为长期肝区疼痛到北京各大医院就诊,均未查出明确病因。曾有位医生建议他去看心理门诊,气得病人还当场跟那位医生大吵了一通。交流至此,我心中大概明了,这可能是一位肝气郁滞的病人,这种病人所谓的肝病用西医的 B 超或血液检查是查不出来的。于是,我问他:"您是否还总觉得咽部不舒服,总像卡着个东西似的?"病人立刻回复:"是的,我一直有慢性咽炎。"中医所谓的梅核气,也是西医的喉镜或食管镜查不出来的,是由于气机郁滞,痰气交阻于肺而形成的,与病人主诉的肝区不适相互印证。于是,我按梅核气为病人施以半夏厚朴汤。果然,病人不仅感觉咽中舒爽,肝区的不适也基本消失了。

《伤寒论》中的半夏散及汤也是针对咽喉的,可能就是因为其毒副作用中有"戟人咽喉",所以才真的可以作用到咽喉部,起到祛痰散结的作用。方中使用半夏、甘草、桂枝等分为散,治"少阴病,咽痛者",有降逆止痛的作用。个人理解,这种情况适合于胃食管反流造成的咽喉不适。现在临床上,我常以此配伍加味,配合针灸治疗胃食管反流性疾病,无不取得良效。

《灵枢·邪客》载有一个半夏秫米汤,可以治疗失眠,但治疗的目不能瞑是因为痰湿重,胃气不得和而致的,与甘麦大枣汤、酸枣仁汤等所治疗的失眠有本质上的不同。

桔梗

我吃过韩国泡菜,听过《桔梗谣》这首歌,甚至看过阿里郎的表演。但是,一直不能把那个"一两棵就能装满我的小筐"的桔梗跟中药的桔梗联系在一起。直到有一天,看到一本中药书中说桔梗的别名就叫"道拉吉"，才意识到歌里的"倒垃圾"说的就是中药桔梗，是桔梗科桔梗属植物的根。

中国中医科学院小花园里就有桔梗，夏日开着蓝色如铃铛般的小花儿，它的根粗大，呈纺锤样，紧实，洁白，味道苦中带些甜。韩国泡菜中的泡桔梗就是用它制成的。

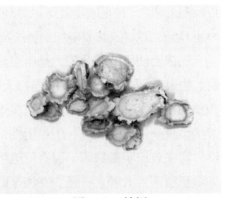

图 5-51　桔梗

虽然现在的文献都认为桔梗可以治咳嗽，但《神农本草经》中根本就没有提这个作用，只说它"治胸胁痛如刀刺、腹满、肠鸣幽幽、惊恐悸气"。在《名医别录》的最后，才提了一句与肺相关的治疗作用："利五脏肠胃，补血气，除寒热、风痹，温中消谷，疗喉咽痛"。直到《珍珠囊》中才明确了桔梗治疗肺病的作用，"疗咽喉痛，利肺气，治鼻塞"。

那为什么桔梗的功用会落在肺病的治疗上呢？与《神农本草经》差不多同时间的《伤寒论》中载有桔梗汤，其主治疾病就是咽痛。原文是"少阴病，二三日咽痛者，可与甘草汤；不差者，与桔梗汤"。《金匮要略》中，桔梗则可以治疗肺痈，"咳而胸满，振寒脉数，咽干不渴，时出浊唾腥臭，久久吐脓如米粥者，为肺痈，桔梗汤主之"。由结果反推，大概桔梗治疗肺病的功效便是这么来的。古人这么解释："桔梗苦泻辛通，疏利排决，长于降逆而开结，消瘀而化凝，故能清咽喉而止肿痛，疗疮疽而排脓血"（《长沙药解》）。其实不必解释，越解释越糊涂。因为临床上桔梗与杏仁是一对儿药，杏仁主降，桔梗主升，这是常识。而且，《本草新编》中说"桔梗乃舟楫之需，毋论攻补之药，俱宜载之而上行矣"，以桔梗为载他药上行之器，何来桔梗降逆之说呢？

北宋的变法丞相王安石曾写有一首《北窗》：

病与衰期每强扶，鸡壅桔梗亦时须。

空花根蒂难寻摘，梦境烟尘费扫除。

耆域药囊真妄有，轩辕经匮或元无。

北窗枕上春风暖，漫读毗耶数卷书。

王安石是唐宋八大家中唯一一位一生未遭贬谪的，遍查资料我也没有发现这首诗的写作时间与背景。此诗既然是生病时所写，而且心境如此闲适，应该是其晚年变法失败后退居江宁时所写。诗意大概是说他生病衰老已经有一段时间了，每天都强撑着起来，时刻也离不了药物。以前的各种往事恍若烟尘，还得费力将其忘却，所有的政绩也如同枝头无花的空蒂一样难以追寻了。天竺僧人耆域的神奇本领可能只是传说，而祖先《黄帝内经》的医术对我的病可能也没什么办法了。春风拂来，倚在枕上觉得暖洋洋的，随手拿过《维摩经》数卷翻看。

王诗中的耆域是个神话般的存在，《梁高僧传》中载有他的事迹。他是天竺人，晋惠帝时到处云游，居无定所，其性"倜傥神奇，任性忽俗迹行不恒，时人莫之能测"。他的许多神迹，有人有事有过程。如当时的衡阳太守滕永文在洛阳时寄住在满水寺，患病两脚挛屈不能起行。耆域去看了病人说：你若想要病好，为什么不去取一杯净水，一枝杨柳呢？待东西取到后，这个僧人就举起树枝蘸水点向病人的双腿，一边念咒。念了 3 遍后，就拎着病人的双腿让他站起来，结果，奇迹就真的发生了。想来王安石闲卧病榻，翻着毗耶佛经时，也渴望那样的奇迹发生在自己身上吧。

不过，中医传统中有以药测症之说，我们来推测一下王安石的病症是什么吧。鸡壅是中药芡实的别称，功可益肾固精，补脾止泻，除湿止带。芡实和桔梗须臾不能离，估计是肺脾同病，主要症状可能是咳嗽、痰喘、腹泻等，也符合王安石当时年老体衰的表现。

贝母

川贝也姓川，是百合科贝母属植物的鳞茎，以主产于四川阿坝松潘的松贝为最优。称其为贝，是因为其外形似贝壳。《本草经集注》说其"形似聚贝子"。贝母是百合科的植物，入药的是它的鳞茎。以最优的松贝为样本，其外形呈类圆锥形或近球形，表面类白色。外层鳞叶 2 瓣，大小悬殊，大瓣紧抱小瓣，未抱部分呈新月形，又称"怀中抱月"，这也是该药名中"母"的来源。

川贝的主要作用是润肺散结、止嗽化痰。《神农本草经》中称其"治伤寒烦热，淋沥邪气，疝瘕，喉痹，乳难，金疮风痉"。现代可用来治疗虚劳咳嗽，吐痰咯血，心胸郁结，肺痿，肺痈，瘿瘤，喉痹，乳痈等疾病，突出了其治疗肺病咳嗽的作用。目前药店里有专门研磨成粉的川贝粉，每支2克。我常常在处方

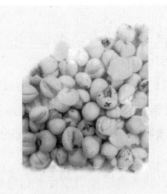

图 5-52　川贝母

中开 1~2 支，加入汤药中令病人服用。对于不喜欢或者不愿意喝汤药的儿童，则令家长煮川贝梨汤给患儿喝。具体做法是取一枚梨（鸭梨或红梨均可），在柄处削去上盖，用小匙挖去梨核，将一支川贝粉放入其中，再放入适量冰糖，将带柄的上盖盖上，用牙签固定好。将带药的梨放入碗中，隔水蒸 15 分钟左右，以筷子戳一下，待梨子软烂，即可关火。令儿童吃梨喝汤，冰糖加上梨汤的鲜甜，完全可以掩盖川贝粉轻微的苦味。这种好喝又能治病的水比苦汤子好喝太多了，所以深受小朋友们的欢迎。

还有种川贝制成的好喝的药——蜜炼川贝枇杷膏，早在清代就已畅销北京城，这两年不仅名扬全国，还在大洋彼岸闯出了名头。连老外都喜欢这种药凉凉甜甜的味道，凡是咳嗽，不分三七二十一便买来喝，据说最火的时候，1 瓶卖到几十美金呢。其实，这药只适合于久咳气阴两虚的病人，对于急性外感性的咳嗽，并不特别适合。这个药的方子可大有来头，是清代的名医叶天士所拟的。当时有位名叫杨谨的县令侍母至孝，其母久病未愈，缠绵数载。为救母亲，杨县令跋山涉水、千里微躬求医，迎叶天士过府诊病。叶天士便以川贝、桔梗、枇杷及纯正蜂蜜等炼制成川贝枇杷膏，令杨母每晚服用一匙。后来杨母不仅痼疾得除，而且还以 84 岁高龄仙逝，临终前嘱咐儿子广制此膏，布施世人。后因求药者日增，其后人便设肆于北京，"念慈庵川贝枇杷膏"也因此冠上"京都"二字。现在，这家公司总部设在香港，所用川贝均是正宗的好货，因而价高货也真，治疗咳嗽效果也杠杠的。

之所以说起川贝的真伪，实在是因为市场上的贝母品种太多、太乱了。

除了川贝外，还有种贝母，药性作用也强，名浙贝，也叫象贝。在《神农本草经》等本草典籍中，只提到贝母而不提川贝、浙贝等的区别。从明代开始二药才有所分别，处方中书川贝、浙贝，药店便给不同的药物。浙贝母治疗效果上和川贝母有许多相似之处，一般来说，浙贝母苦寒之性略强，常用于清热化痰止咳、解毒散结消痈，治疗乳痈、疔肿之类的效果比较好。由于浙贝开泻的功能更强一些，少了川贝母的润肺之功，所以不适合长时间或者日常使用。在川贝枇杷膏这样需要久服的滋阴润肺药中，一定要用川贝而不能用浙贝。而如今市场上川贝母和浙贝母的价格差别巨大，好的川贝母已经达到数千元每公斤，而浙贝一般才百元左右，面对巨大的利润差异，难保没有厂家为利所困而鱼目混珠。

附子

附子是毛茛科植物乌头子根的加工品，由于非常强烈的迷走神经兴奋作用，在许多国家都曾被用作杀人的毒药。

比如在韩国电视剧《大长今》中，长今的母亲明伊因揭发崔尚宫用草乌害人，而被迫灌下了附子汤，生命垂危。在英国作家阿加莎的系列侦探小说中，由附子中提炼出来的乌头碱也屡次作为杀人的工具。在中国，清末扬州有件奇案，猎人射兔子时，箭头误擦伤他人皮肤，不料伤者却立刻死去了。后经查明，原来是箭上淬有毒药"射罔"。本草书中有"草乌系野所生……熬膏名射罔，敷箭，兽见血立死"之记载。猎人原本要猎兽，却伤人致毒发而死。

附子、草乌、川乌、天雄其实同出于一种植物，即乌头。《神农本草经》说附子"治风寒咳逆邪气，温中，金创，破癥坚积聚，血瘕，寒温，痿躄拘挛，脚痛，不能行步"。乌头"治中风，恶风，洗洗

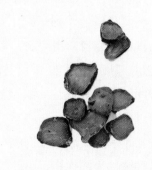

图5-53　附子

出汗，除寒湿痹，咳逆上气，破积聚，寒热"。天雄"治大风，寒湿痹，历节痛，拘挛，缓急，破积聚，邪气，金创，强筋骨，轻身健行"。其中主要的有毒成分是乌头碱，这也是我国最早提炼出来的植物碱，其主要使迷走神经兴奋，从而产生对周围神经的损害。乌头碱中毒主要以神经系统和循环系统的症状为主，其次是消化系统症状。表现为口腔灼热，发麻（从指头开始渐达全身）、流涎、恶心，可能伴有呕吐、疲倦、呼吸困难、瞳孔散大、脉搏不规则（弱而缓）、皮肤冷而黏、面色发白，也可能突然死亡。现代抢救乌头碱中毒的药物主要是阿托品，而古代预防、治疗中毒主要使用甘草、绿豆这些常用解毒药，或者对症给药。

不过，虽然附子有这么厉害的毒性，在中医学中却是味非常了不得的良药，被誉为"百药之长"。《淮南子》缪称训云："天雄、乌喙，药之凶毒也，良医以活人。"凶猛的药物，在高明的医生手里恰当地使用，不仅不会杀人，反而可以救人。"用之当，则立刻重生；用之不当，则片时可死"（《本草新编》）。

仲景用附子的方子很多。

四逆汤可救急。四逆是指四肢厥逆，四肢从指尖开始一直向心性地发凉，这是临床上休克的征象之一，中医称为阳虚欲脱。四逆汤用附子来温肾壮阳以祛寒救逆，振奋一身之阳；干姜辛温，可增强附子的回阳之功；配伍甘草缓和姜、附燥热之性，补中益气，来回阳救脱。四逆汤的加减方，在《伤寒论》《金匮要略》中还有很多，如四逆加人参汤、四逆加吴茱萸生姜汤、四逆加猪胆汁汤、当归四逆汤、通脉四逆汤、干姜附子汤、茯苓四逆汤、白通汤等，分别用于各种危急情况。

附子汤可止痛。用附子配伍参、苓、术、芍，"少阴病，得之一二日，口中和，其背恶寒者，当灸之，附子汤主之"，治"少阴病，身体疼，骨节疼，手足寒，脉沉者""妊娠六七月，子脏开，脉弦发热，其胎愈胀，腹痛恶寒，少腹如扇"等病症。扩展到今天，许多顽固性的疼痛以及癌性的疼痛，均可以此药止之。

桂枝加附子汤可治四肢拘挛。中医认为寒性收引凝滞、湿性黏滞，"因于湿，首如裹，大筋软短，小筋弛长"，合而作用可使筋脉挛缩。而附子性味辛热，辛可散湿，热可祛寒，寒湿散则拘挛之症均可舒缓。许多风湿性、类风湿关节炎的病人，长年关节疼痛，以至于关节拘挛变形，也可以此加减治之。同时，也可以川乌、草乌等力大的药物，煎汤外用，熏洗关节，有止痛消关节肿胀变形之用。正如虞抟所言："附子禀雄壮之质，有斩关夺将之气，能引补气药行十二经，以追复散失之元阳；引补血药入血分，以滋养不足之真阴；引发散药开腠理，以驱逐在表之风寒；引温暖药达下焦，以祛除在里之冷湿"。

古人认为，附子在治疗内伤疾病方面也是多面手，配伍不同的药物可治疗不同的病症。如"附子佐人参、肉桂、五味，补肾真阳；佐白术，除寒湿；同人参、白芍、甘草、砂仁、陈皮，治慢惊；同白术、肉桂、牛膝、木瓜、青皮，治寒疝；同人参、陈皮，治久病呕哕；同人参、白芍、甘草、桂枝、北味，治伤寒误汗下、真阳虚脱证"（《本草经解》）。附子同人参一起使用，则是参附汤，《删补名医方论》说："补后天之气，无如人参；补先天之气，无如附子，此参附汤之所由立也……二药相须，用之得当，则能瞬息化气于乌有之乡，顷刻生阳于命门之内，方之最神捷者也。"现在临床上也多以参附汤急救重症。不仅如此，还开发出参附注射液、口服液等成方制剂以供抢救必备。现代研究表明，参附汤具有延长动物耐缺氧时间、保护心肌、增加冠脉流量、抗心律失常、抗休克、抗脂质过氧化、调节免疫功能、改善血液流变学、兴奋垂体－肾上腺皮质功能等作用。在中医急症搞得比较好的中医院里，凡 ICU 内、重症手术后，均常规备有此药。

有位病人，患心脏疾病，心率缓慢不足 30 次每分钟，安装心脏起搏器后虽胸闷、眼前黑蒙等症状不再发作。但每至夏日周身乏力，汗出如注，几乎不能起床，其脉沉极欲绝。每每住院或医药调治到入秋症状才稍缓。这是因为夏日火气当令，耗气伤津，令病人阳气更虚，不能固摄，气津几欲脱去，故以附子配伍党参、黄芪等峻补阳气，治疗有效。观察到他的发病规律后，我便以中医治未病的思路，每年在春季时即开始使用附子之类药物，提前为其固护阳气。果然等夏日来临，他的病情发作轻微，只偶有乏力而已。

近年来，扶阳派或火神派非常时兴，使用附子动则几十克、上百克，有些甚至以斤来论。个人体会，对于某些地区或某些病人来说，大剂附子的确是必然。如《琐碎录》言"滑台风土极寒，民啖附子如啖芋、栗，此则地气使然尔"。查文献得知，滑台在今天河南滑县，地处中州，地气并不寒冷，不知古人何以谓此。又或者，文中的此滑台不是彼滑台，只以某处地气寒极来理解就好了，这是地域造成的用量差异。有位女病人，母亲在怀她时就喜食寒凉之物，螃蟹、冰棍、冷饮之类的，孕期丝毫不忌不说，每每吃得尽情才罢。因此，病人自初潮起，每逢经期，便如生大病。她初次来就诊时便引得诊室里所有的病人及实习生们围观——她是被抬进来的。原本以为她是什么急症，原来却是月经将至。我见过痛经的病人不少，大多也就是月经来的头一二日痛重罢了。但她却是在月经来之前一周、月经期一周、月经后一周均有剧烈的腹痛。一个月只有四周而已！西医诊断为"子宫腺肌病"，止痛药对她根本无效。十多年来，她如集邮般，凡是在京的中西医名家几乎都去寻诊过，但效果都不尽人意。初诊时，因见她面色惨白带青，冷汗淋淋，我给予重灸加针刺，足足折腾了两个小时，问病人是否好些了，她躺在床上的时候回答好多了，于是便给她起针。谁知刚给她起完针，一回头，病人竟然不见了。四处一找，原来病人腹痛难忍，站不住，重新又蹲到地上了。对于这样的病人，我在给药时便直接上附子，第一次用 10 克，跟挠痒痒似的，压根儿没用；用到 20 克，病人稍有感觉；用到 30 克时，病人反映疼痛有所减轻。现在病人已持续治疗 2 年，当然现在一个月还有几日腹痛，但使用艾灸或服止痛药已可控制，也能正常工作了。该病人就是极寒的体质，所以可以经受住大剂的附子，这是体质不同所造成的用量不同。查古人资料，果然也有类似的以附子来养生却病的记载，"荆府都昌王，体瘦而冷，无他病，日以附子煎汤饮，兼嚼硫黄，如此数岁。蕲州卫张百户，平生服鹿茸，附子药，至八十余，康健倍常。若此数人，皆其脏腑禀赋之偏，服之有益无害，不可以常理概论也"。说明古人也认识到了体质特殊者不可以常理来论之。

十八反歌诀中有"半蒌贝敛及攻乌"的说法，但许多医家也提出质疑。在《普济方》和《全国中药成药处方集》中，半夏、附子相配伍的方子有163 个，在《金匮要略》中，仲景也使用了附子半夏的配伍来温阳散寒、化浊燥湿、降逆和胃。"腹中寒气，雷鸣切痛，胸胁逆满，呕吐，附子粳米汤主之"。本人在治疗肝气郁结兼有寒痰凝滞的病人时，也往往将附子与半夏同用（小柴胡汤中有半夏），至今治疗过数百例病人，获效者多，也未曾见有任何异常不适发生。

肉桂

樟科肉桂树上的嫩枝是中药的桂枝，而其树皮就是肉桂，香气浓烈，也是我们厨房里不可缺少的调味料。只不过，中药中用的肉桂更加纯粹些；而市场上售卖的桂皮可能只是肉桂同科的其他桂树上的皮罢了，不如药用的严格而讲究。

虽然与桂枝同根而生，肉桂的药性要比桂枝要炽烈得多。肉桂味辛、甘、香、辣，气大热，中药学认为它可以补元阳、暖脾胃、除积冷、通血脉，用来治疗中医认为的急危重症，如命门火衰，肢冷脉微，亡阳虚脱，腹痛泄泻，寒疝奔豚，腰膝冷痛，经闭癥瘕，阴疽，流注，及虚阳浮越，上热下寒等，是到了非常严重的时候才用的药物。

现代研究表明，肉桂对神经系统具有镇静作用，可降温降压，可以治疗中医认为的命门火衰、亡阳虚脱的危证；有杀菌、祛痰镇咳作用，可以治疗一些感染性的疾病；还有健胃兴奋肠运动的作用，可以治疗腹痛泻泄等消化系统问题。肉桂亦能使子宫内膜充血，所以对经闭痛经之类的妇科病也有作用。古书也认识到了这一点，认为肉桂有堕胎作用，因此要求孕妇禁用。

仲景的肾气丸中，以附子、肉桂加上其他补脾肾的药物来治"肾气虚乏，下元惫冷，脐腹疼痛，夜多旋溺，脚膝缓弱，肢体倦怠，面色黧黑，不思饮食，脚气上冲，少腹不仁，虚劳不足，渴欲饮水，腰重疼痛，少腹拘急，小便不利；男子消渴，小便反多；妇人转胞，小便不通等"。

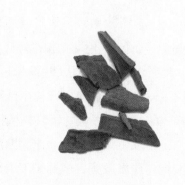

图 5-54　肉桂

不过，也正是因为肉桂的辛热之性，历代本草都认为其有"小毒"，用量不宜过大。现代药典推荐煎汤，0.5~1.5克；或入丸、散。曾有报道，顿服肉桂末1.2两后，病人发生头晕、眼花、眼胀、眼涩、咳嗽、尿少、干渴、脉数大等毒性反应。其实用不了这么多，以我个人为例，某次和朋友去一高档西餐厅，因好奇西餐中的肉桂茶是否与中药的肉桂是同一种东西，便点了此物。结果只喝了几口，次日开始便咽痛、咳嗽、流脓涕、大便干燥，各种上火表现全部出来，后来不得已喝了几天清火的汤药才算消停。

这件事固然跟个人体质有关系，也告诉大家，没病别找药吃！

茱萸

大家都很熟悉王维的诗："遥知兄弟登高处，遍插茱萸少一人"。学习中医后才发觉，中药中有两味药都称茱萸，一个是山茱萸，是名方六味地黄丸中的组成部分；一个便是吴茱萸，是吴茱萸汤的主药。

究竟诗中所写是哪个茱萸呢？一本叫《续齐谐记》的书中记载，汝南的桓景随费长房学道。这位费长房可是《神仙传》中的人物，跟随他的老师壶公学会了缩地之术。费长房对自己的学生桓景说："九月九日汝家有灾厄，宜令急去，各作绛囊盛茱萸以系臂上，登高饮菊花酒，此祸可消。"桓景听了师傅的话，领着全家登上高山躲了一天，晚上回家时看到自家的鸡、犬、牛、羊全都暴死。后来费长房解释说，正是这些家畜替人死了。因此，才留下了九月九日重阳节登高赏菊、饮酒、插茱萸的风俗。

但是，这个故事只是讲了遍插茱萸风俗来历，并不能说明风俗中的茱萸是哪个。在各个不同版本的浏览器中，对于不同的茱萸都引用了同样的故事，但都没有明白地讲明重阳所插的是哪种茱萸。

山茱萸是山茱萸科落叶灌木或小乔木的成熟果实，别名山萸肉、药枣等，其味酸涩，中医认为可以补益肝肾、收敛固涩、固精缩尿、止带止崩、止汗，还可以生津止渴，治疗腰膝酸痛、头晕耳鸣、健忘等症，同时对于遗精滑精、遗尿尿频、崩漏带下、月经不调、大汗虚脱等有疗效。而吴茱萸则是芸香科吴茱萸属植物的果实，从其别名茶辣、漆辣子来看，其味辛辣，中医认为其有散热止痛、降逆止呕之功，用于治疗肝胃虚寒、阴浊上逆所致的头痛或胃脘疼痛等症。

二者相比较，一个酸涩收敛，兼有滋补之效；一个辛温发散，兼有降逆之功。

山茱萸　山茱萸气平，微温，味酸涩，无毒，古人认为可入足厥阴肝经与足少阴肾经，因此可"温胆补肾，而兴阳道；固精暖腰，而助水脏（《药鉴》）"。因此，有人便认为张仲景的肾气丸中以山茱萸为君，取其酸涩收敛之效来补肾益精。因为临证中我比较喜欢用六味地黄汤或加味地黄汤，山茱萸的使用必不可免。

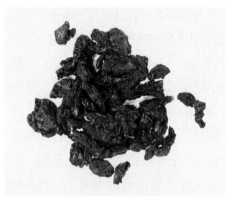

图 5-55　山茱萸

山茱萸闻起来气味并不强烈，但入药使药汤酸味明显，有时用量不敢过 10 克，往往 6~8 克而已。但遇到急救重症，则需大量山茱萸配合人参、附子等重剂，以收敛正气，以防气脱。对于脱证的治疗，民国名医张锡纯深有体会："萸肉既能敛汗，又善补肝，是以肝虚极而元气将脱者服之最效"，对其救逆固脱之功最为推崇，认为其救脱之功"较参、术、芪不更胜哉"，而且"盖萸肉之性，不独补肝也，凡人身之阴阳气血将散者，皆能敛之。故救脱之药，当以萸肉为第一"。不惟如此，张氏在临证时多重用山茱萸以挽脱势，甚至仅用山茱萸一味，浓煎顿服以敛肝固脱，其剂量多在二两以上，折合现在的用量为 60 克左右。在《医学衷中参西录》中还载有一则验案，一位不良少年为医误治后突发危症，张氏用山茱萸后转危为安。为什么称"不良"呢？因为这位少年平素既吸鸦片又沉溺于女色，这说明病人体质为阴虚而有内热，兼感冒风寒之后，一位医生用辛温解表药治好了。但是，外感虽然解除，但由于病人本身阴虚，解表的温热之药引致病人阴气骤耗，阴阳之气离决，出现虚脱的表现，"间日忽变身冷汗，心怔忡异常，自言气息将断。诊其脉浮弱无根，左右皆然"。张氏接诊后认为病人病情虽然危急，但还是有救的。当时天下大雨，张氏让人骑马冒雨"急取萸肉四两、人参五钱，先用萸肉二两，煎数沸急服之，心定汗止，气亦接续，又将人参切做小块，用所余萸肉，煎浓汤送下，病若失"。由此，张锡纯还下结论说："山萸肉救脱之功，实远胜人参。"但实际上，我个人理解，人参与山茱萸一补一敛，是缺一不可的。

吴茱萸　与山茱萸的酸敛不同，王好古的书中描述吴茱萸性味"辛、苦，热。气味俱厚，阳中阴也"。甄权认为它"辛苦大热，有毒"。《淮南万毕术》云："井上宜种茱萸，叶落井中，人饮其水，无瘟疫。"由此看，此处的茱萸应当是吴茱萸。因此，《周处风土记》才说"俗尚九月九日谓之上九，茱萸到此日气烈熟

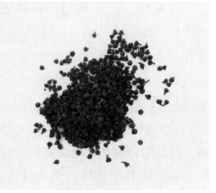

图 5-56　吴茱萸

色赤，可折其房以插头，云辟恶气御冬"。从上述比较可以看出，重阳节中要插的茱萸应当是吴茱萸。

李时珍在《本草纲目》中说："茱萸辛热，能散能温；苦热，能燥能坚。故其所治之症，皆取其散寒温中、燥湿解郁之功而已。"并且列举了《朱氏集验方》中的一则医案，说某位病人苦痰饮，每当吃饱或天气变化时就会加重，病情差不多10日发作一次，发作时头疼背寒，呕吐酸汁，一连几天趴在枕头上，食不下咽，服药罔效。后来在某个官员的聚会上得到了一个偏方，取名吴仙丹方，每次饮食过多，病情发作时，服用几十丸病情便得到控制。不过，病人吃药后排出的小便有吴茱萸特有的辛辣气味，因此猜想药中可能会用吴茱萸。病人患病那么久，服过的药不计其数，但只有这个含有吴茱萸的药方真正对症有效。

我个人用吴茱萸多以仲景的吴茱萸汤为主要配伍，选吴茱萸、党参、干姜、大枣配合其他药物治疗寒性腹泻或肝经寒逆的病症，如反流性食管炎、巅顶头痛等，也每获良效。如曾治疗一男性病人，年方四旬，但性极畏冷，稍有寒风则腹泻不已，兼有阳事不举。本来病人属肾阳虚损，但是由于又是知识分子，素性多思，所以便考虑益肾阳之外兼要顾及肝寒。在方中用重用吴茱萸，从15克起，方始获效。令人烦恼的是，《中国药典》

的规定，吴茱萸在处方中超过 6 克便需要医生双签字。该病人治疗 4 个月后，效果显著。

临床上吴茱萸还有一种用法，即研末醋调敷足心的涌泉穴，治疗复发性口腔溃疡，即廉且验，不少医生钟爱此法。但许多人可能未必知道其出处。其实也是出自《朱氏集验方》，《本草纲目》转载："又咽喉口舌生疮者，以茱萸末醋调贴两足心，移夜便愈。其性虽热，而能引热下行，盖亦从治之义。"是说对于阴虚有热的口腔溃疡病人，用热性的吴茱萸外敷足心，反而能够将计就计，因势利导，使上部口舌咽喉之热下行，达到治疗目的。

艾

艾是一种菊科的多年生草本植物，在我国的许多地区都有生长。周末到北京的郊区转转，到处都能见到它的踪影。老百姓叫它艾蒿，或艾虎子。它特别好活，一棵艾用不了多久就会发成一片，长得蓬蓬勃勃的。

新鲜的艾叶味道挺大，农村用它来熏蚊子。把采来的艾叶编成草辫子，傍晚的时候点燃放进屋子里，浓烟会把屋里的蚊子、苍蝇等外来物全部熏跑或熏倒。等浓烟散尽，人们就可以进屋睡觉，再不用担心外来物的骚扰了。端午的时候，南方的许多地方都会把新鲜的艾叶和菖蒲叶插在门上，并在门外洒雄黄酒，用以抵挡五毒的侵扰。现在虽然北京这样的城市里五毒并不多见，但过节的时候，稻香村等传统的糕饼店会卖五毒饼，饼上印上蛇、蝎子、蜈蚣、壁虎、蛤蟆的图样。这种做法，文化传承的意味远远大于实际防虫害的意义。

艾叶味苦、辛，性温，归肝、脾、肾经。苦燥辛散，能理气血，温经脉，逐寒湿，止冷痛，为妇科要药。用治脘腹冷痛，经寒不调，宫冷不孕等，如艾附暖宫丸。炒炭止血，可用治虚寒性月经过多，崩

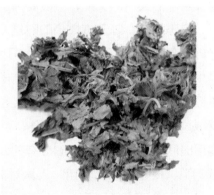

图 5-57　艾叶

漏带下，妊娠胎漏，如胶艾汤。本品捣绒，制成艾条、艾炷，外灸能散寒止痛，温煦气血。煎汤外洗可治湿疮疥癣，祛湿止痒。

艾叶晒干后可以入药，如胶艾四物汤就是将干艾叶入煎剂，治疗许多妇科疾病，比如严重的痛经、宫寒不孕等；干艾叶煎汤外洗，对许多皮肤病、肢体关节痛有帮助，艾叶泡脚对许多女性疾病也有不错的辅助疗效。

艾叶炭则有收涩止血的作用。将艾叶在锅内炒至大部分呈焦黑色，喷米醋晾干就成为了艾叶炭，性味虽然没有大变，但功能与生艾叶已有不同，增加了止血的作用。艾叶炭可散寒止痛、温经止血，用于少腹冷痛、经寒不调、宫冷不孕、吐血、衄血、崩漏经多、妊娠下血。我对于40余岁妇人常见的子宫功能性出血，常用艾叶炭加阿胶珠、当归尾、益母草等，以胶艾四物之意进行治疗，收到不错的效果。有位旅居欧洲的大姐，她原是个颇有成就的西医大夫，是我在哈佛医学院访学时的同事。更年期时，她常常月经过多，淋漓十数日不绝，以致贫血，疲惫，腰酸腿软。当地的西医同仁给予她雌激素治疗，但一旦停药，便又复出血。无奈之下，她通过微信语音向我求助，问中医有无什么好办法。我回答：中医治疗该病比较有优势，而且我手里也有几例治疗效果不错的病例。因为她的原话是："你们中医能治疗这种病吗？"我便从自己的笔记上截取了不带患者私人信息的一位复诊病人治疗情况，通过微信发给她，以证明中医的确能治疗，而且有疗效。没想到，她居然让同样在欧洲的某位中医看了方子，然后照原方吃药。血居然立刻止住了，比她打西医的止血针还快。当收到她报告的微信，我真是有些哭笑不得。当然了，方中的君药就是艾叶炭。

至于艾灸用的艾叶，一般要存放到3年以上才能用。而且艾叶用来灸疗，愈陈愈好，陈艾绒燃烧的时候才充分、均匀。李时珍的家乡湖北蕲州产的艾条质量最好，仲景家乡南阳也盛产艾条。日本灸法用的艾炷偏小，与中国目前临床常用的有所不同，质量也各异。现在有人认为艾绒的质地越细越好，称之为黄金艾绒，其实也是个误区。按照中国常用的灸法，细艾绒，比较适合麦粒灸或细线灸，因为普通艾炷灸或艾盒灸等，燃烧过快，作用时间过短，反而起不到应有的效果。艾灸有温通经脉、调和气血、协调阴阳、扶正祛邪的作用。人体对灸法的直接感受就是温热，其有温阳、益气、救逆、祛寒、通络、止痛的作用。血脉得温则行，得寒则凝。因此，灸之后，施灸部位及经络相关区域的血流都会相应加快，气血循环得以改善。

我在临床上用艾叶治疗过的疾病包括哮喘、慢性支气管炎、胃炎、痛经、子宫内膜异位症、子宫肌瘤、骨性关节炎、肩周炎、腕管综合征、心脏病（安放起搏器、搭桥术后）、小儿反复感冒、小儿发育不良、颈腰椎间盘突出、脑卒中后遗症、伤口久不愈合、阴性疮疡等，疗效都不错。

随着《舌尖上的中国》等节目的热播我才知道，艾叶还能制作成美食。在浙江等地，春天的时候人们会做艾草粑粑等食物。方法是将艾草用清水洗净后入大锅里煮开，捞出然后挤干水分。将糯米粉与处理过的艾草一起搓揉，以便艾草能充分地和糯米粉搅拌均匀，形成绿色的糯米面团。再根据各种口味加入馅芯，上屉蒸熟。这就是著名的美食——青团。由于加了艾草，其外观碧绿，入口糯韧绵软，清香爽口，细腻香甜，是江南民间清明与寒食节吃的一道历史悠久的传统点心。

菖蒲

和艾叶一起在端午节时插在门上的，还有菖蒲。有对联曰：

手执艾旗招百福，门悬蒲剑斩千邪。

菖蒲有香气，可以提取芳香油，是中国传统文化中可防疫驱邪的灵草，也是《神农本草经》中草部的第一味药。《神农本草经》说它"治风寒湿痹，咳逆上气，开心孔，补五脏，通九窍，明耳目，出音声"。现代中药学认为它可以开窍，豁痰，理气，活血，散风，去湿，把本经中"开心孔""通九窍""明耳目""出音声"的功效以开窍来概括了。其原因是"菖蒲能于水石中横行四达，辛烈芳香，则其气之盛可知，故入于人身，亦能不为湿滞痰涎所阻"。芳香化湿

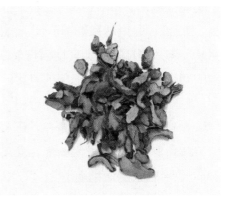

图 5-58　菖蒲

祛痰之后，"故走达诸窍而和通之，耳目喉咙皆窍也"（《神农本草经百种录》）。所以，菖蒲入汤药，应该后下，以防香气耗散影响药效。而且，我个人理解，以外用入药做香囊或者做成香氛剂更为恰当。

菖蒲郁金汤是《温病全书》中的名方，具有清营透热之功效，用来治疗伏邪风温，辛凉发汗后，表邪虽解，暂时热退身凉，而胸腹之热不除，继则灼热自汗，烦躁不寐，神识时昏时清，夜多谵语，脉数舌绛，四肢厥而脉陷，症情较轻者。方中以石菖蒲、郁金、紫金片（玉枢丹）开窍避秽；丹皮清血分之热，连翘、栀子、灯心草、竹叶清气分之热，同用有透营转气之功；竹沥清热化痰，以助菖蒲、郁金化痰开窍之力。流行性乙型脑炎、流行性脑脊髓膜炎、流行性感冒、中暑等病症均可以用此汤。

因为《神农本草经》中还有一句"久服轻身，不忘不迷或延年"，所以菖蒲对老年痴呆作用的研究日渐成为显学。其实，《医心方》卷三引《深师方》载有定志丸，用人参、茯苓、菖蒲、远志、防风、独活等药，治疗恍惚健忘，怔忡恐悸，神志不定。《备急千金要方》中也有菖蒲益智丸，以菖蒲、远志、人参、桔梗、牛膝、桂心、茯苓、附子等药制成丸，治疗喜忘恍惚。现代药理研究认为石菖蒲具有镇静、抗惊厥、保护神经、益智等作用，可用于治疗癫痫、健忘、老年痴呆等多种疑难病。临床上，遇到需要益智增忆预防老年痴呆的病人时，我常常使用菖蒲、远志。门诊曾来过一家三代人，最初的病人是小姑娘，母亲、外祖父也寸步不离地跟着。孩子妈妈说因为孩子的外祖母刚刚过世，外祖父近来经常神情恍惚，已经走丢了3回了。结果到医院一检查，确诊患上了阿尔茨海默病。所以，现在孩子妈妈去哪儿都带着老父亲，生怕出什么意外。后来，我尝试着给老人针灸，配合补肾祛痰开窍的汤药，当然也使用了菖蒲、远志。没想到，一个月后，老人居然神采奕奕地自行前来，说病情大为好转。还给我行了个标准的军礼。因为他是个退伍的老兵。

写到这里，我不禁想起陆游的《菖蒲》：

古涧生菖蒲，根瘦节蹙密。仙人教我服，刀匕蠲百疾。

阳狂华阴市，颜朱发如漆。岁久功当成，寿与天地毕。

大诗人陆游虽生逢乱世，又报国无门，爱情失意，但他还是活了85岁。老的时候还是颜如朱，发如漆，面色红润，头发乌黑，可能真的服用了仙药也没准儿。目前，中国的老龄化已是不争的事实，面对越来越多的老人与随之而来的各种难题，中医人当从古涧所生的菖蒲中求得"仙药"，来满足更多更高的需求。

酸枣仁

倘若你秋日去京郊山里，定能看到满山坡长着棘刺的小灌木丛，上面缀着一颗颗红宝石样的小果子，那就是酸枣了。河北、北京这一带，是酸枣的主要产区，人们耳熟能详的一个广告语就是："野酸枣，滴溜儿圆。×××，纯天然"。这是用河北方言播的一段助眠药的广告，深入人心。民间治疗睡不着觉，便服用酸枣仁面。

酸枣仁是鼠李科植物酸枣的种子，有助眠的功效，随着广告人人皆知。但酸枣与枣仁、生用与炒用的功效各有不同，这在历代本草中均有体现。如《本草思辨录》说："酸枣丛生而气薄，气薄则发泄，味酸亦泄，啖之使阳不得入于阴，故醒睡。仁则甘平，甘平由酸而来，性故微敛而微守。酸枣肝药，仁不能大戾乎枣，亦必入肝。皮赤则入心，内黄则入脾。酸枣仁自当为心肝脾三经之药。心得之则神安，肝得之则魂藏，脾得之则思靖，其治不得眠，尚有何疑。"酸枣本身是酸的，可让睡不醒的人清醒；而酸枣仁则可安神，让睡不着的人入眠。而《本经逢原》则认为"酸枣仁熟则收敛精液，故疗胆虚不得眠、烦渴虚汗之症；生则导虚热，故疗胆热好眠、神昏倦怠之症"。生的酸枣仁治疗的是多眠，炒熟的才有安眠作用。但现代研究却表明，酸枣仁所起到的镇静安眠作用生、熟并无太大的区别，而且使用酸枣仁一周后会产生耐药性，停药后这种耐药性会消失。也就是说，如果在临床中使用酸枣仁，不能一直用药，而要时不时停用一段时间，以避免耐药性的产生。

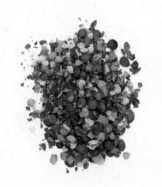

图 5-59 炒酸枣仁

使用酸枣仁最著名的成方酸枣仁汤出自仲景的《金匮要略》，用来治疗肝血虚、虚热内扰引发的虚劳虚烦不得眠。《太平圣惠方》也载有酸枣仁散（以竹叶汤调下），治疗胆虚睡卧不安，心多惊悸；酸枣仁粥，加入地黄汁，来治疗骨蒸潮热、虚烦不眠。这些失眠均是因气虚或血虚引起的，所以用酸枣仁有效。但虚热或阴虚火旺等引起的失眠应该用栀子豉汤或柏子仁丸才更为确切。

一般来说，酸枣仁是比较安全的药物或者保健品，毒性极低，但也并不是所有人都适合服用。对酸枣仁过敏的人群不能服用。孕妇要慎用，因为动物实验表明酸枣仁对子宫有兴奋作用。虽然不能证明它会引起流产或有其他不良反应，但还是小心为上。另外，患有心血管疾病者也要小心使用。动物实验表明，酸枣仁可引起血压持续下降，并导致传导阻滞。酸枣仁"性多润"，故经常腹泻的人最好也不要用此药。

合欢

我念书的时候，从家门出来，过两条街就是学校了。横着的那条路上都是高大的法国梧桐，竖的那条小街却长满了榕树。每天上学从这两条街上走过，夏天基本不用担心挨太阳的晒。榕树开花的时候，整条小街都是香的。从三楼教室的窗户里向外望，可以看见一条街的红云，美极了。榕树的花叫合欢花，也叫马樱花，有着无数根细细的红丝绒，散发出好闻的

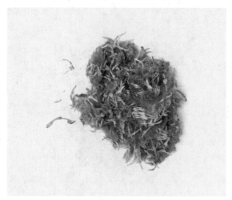

图 5-60　合欢花

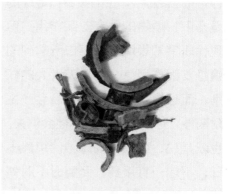

图 5-61　合欢皮

香味，的确像极了拴在马脖子上的红樱球。至于是不是因为这个而得名，我就不知道了。后来看张铁生的《合欢树》才知道，老家的榕树其实是豆科的植物合欢。少年的记忆里，合欢带来的便是那满树如云如霞的美丽和飘散在一条街里的甜香。夏末，树上生了虫子，垂了丝下来，吊在半空，荡呀荡的，往往会把一群女生吓得四散奔逃。

学了中医才知道合欢居然也是药。作为药用的合欢花小小的，皱缩成一团，不复有在树上的鲜妍明丽，更没有丝毫的甜香之气。用手一触，败絮状的花蕊便碎成一抽屉的片片。但是，书上说合欢花可以安五脏，和心态，令人欢乐无忧。寇宗奭在药书中说："合欢花，其色如今之醮晕线，上半白，下半肉红，散垂如丝，为花之异，其绿叶至夜则合也"。至夜叶合是合欢之名的另一个来处。还有一个说法则是《本草蒙筌》认为的，合欢"叶如槐叶甚繁密，木似梧桐但枝软。其枝互相交合，风来辄自解开，故因名曰合欢，俗又呼为交枝树也"。它象征爱人之间的婉约缠绵。

竹林七贤之一的嵇康说："合欢蠲忿，萱草忘忧。"因此，萱草就有了忘忧草的别名，而合欢则寓意岁月静好的平安喜乐。这种记载也在前段时间热播的电视剧《甄嬛传》里有所体现。男主人公喜爱合欢，剧中的小主便冒雨收集凋落的合欢花，名曰入药。大概合欢不仅医身，更能医心。饮下合欢花制成的药茶，心中爱意便有所寄托，夜来也可安眠。

合欢作药用更多的是树皮。夏秋时采剥树皮，晒干，便成了合欢皮。药书上记载，它性味甘平，有解郁、和血、宁心、消痈肿之功，可治疗心神不安、忧郁、失眠、肺痈、痈肿、瘰疬、筋骨折伤等症。合欢伤科的用途我还没有试过，但治疗神志疾病它倒的确是把好手。

读书时我有一位女同伴，我们曾常常一起在合欢树下结伴放学回家。她个子高高的，身材挺拔，个性爽朗，容貌虽然不是闭月羞花，也称得上眉目清秀，难得的，也是才女，以高分入学南京某985院校。从此大家一南一北，甚少有音讯。某次回家乡，在街头偶遇，却见她容色憔悴，交流数语，便发觉她文不对题，思维混乱。当下我们匆匆辞别。后来跟其他同学打听，才知道她因为遇人不淑，身心受伤，现在已辞职回家休养。主要症状是白天尚可，每入夜则难眠，喃喃自语，原来病重时会离开家在外面乱走，经精神科医生治疗后，基本不再需要人看护。同学们都为之扼腕叹息，让我给她开个方子治疗。思索良久，遂以合欢皮与夜交藤、黄连、肉桂打成粉末，装入胶囊，每日睡前让其用桂花蜜冲水服用。这样做，药味简单，费用低廉。她失了工作，没有收入，便宜的方法也易于坚持。用桂花蜜的意味也深远。她曾在那个秋季满城桂花香的地方学习生活了4年，闻香思情，久之可使其解郁。后来听说她的病慢慢减轻了许多，起码，可以正常生活了。

后来，我在临证中遇到类似病例，若是寻常的酸枣仁等安神药物不效，而病人又证属心神受损，郁郁寡欢，我都会在方中加入合欢。有时还特意告诉病人，我为你使用了一味叫作合欢的药物，服后会令你心情愉悦，睡眠香甜，这是以合欢这样美好的名字来医心。

医者，意也，以医与药之美好心意来疗神之伤，再恰当不过。

人参

人参是五加科植物人参的根，参的象形文字是 🌿 ，上面是3朵花或3片叶子，亦像人参所结的3个籽儿，下面则是像人形的根须，这是人参最主要的植物学特征。在3500年前我国就已经创造出生动形象的"参"字，说明当时的人们已对这种植物的形态、功能等有了很详细的了解。

中药中叫参的不胜枚举，有人参、高丽参、西洋参、太子参、党参、沙参、玄参、拳参等。西方人说，在中国人参被神化了，成了包治百病的良药。所以，西方人给人参起名为 *Panax ginseng* C. A. Mey，其中 Panax 就是包治百病的意思，geinsen 是人参的音译。原来外国人是不认可人参的，但现在除了东亚文化圈，许多国家和地区也开始使用人参。欧洲、美国的许多研究团队都做了有关人参单用或配方治疗感染、提高记忆力、抗衰老等的临床研究。虽

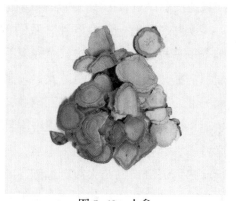

图 5-62　人参

然文献质量及研究结论都存在许多问题，但也说明他们开始重视人参的作用了。

东汉许慎在《说文解字》中说："参，人参，药草，出上党。"这是中国古文献中对人参产地的最早记载。现在上党地区仍有参出产，但已不再叫人参了，而叫党参。随着气候、环境的变化和历代采挖，野生的山参已几乎不存在了。现在人参多生长在北纬 40°~45°，东经 117.5°~134° 之间，分布于中国东北的东部，俄罗斯、朝鲜和日本等国家的同纬度地区也多有栽培。而在同纬度地球对侧的落基山脉生长着另一种参，被称为西洋参。相传多年的人参可成精，东北到处都可闻人参娃娃的传说。未掘取时，其茎叶在夜中隐隐有光。"其年发深久者，根结成人形，头面四肢毕具，谓之孩儿参，故又有神草之名"（《本草崇原》）。

人参根据生长环境及炮制方法不同，可分为不同的种类。

最好的参是野生的，但现在真正的野山参基本上不存在。能有个移山参已经很不错了。不过，据说现在有些公司曾承包某些适宜长参的山头，以飞机播撒人参的种子，然后将山林封闭，过 10 年甚至 20 年以上才开始采挖。这种山参价格已是非常昂贵了。我见过年份较高，标明为"野山参"的商品，当然价格不菲，仅指头粗细，价格便达 5~6 位数。不过，那山参虽细，但形体灵动，上端有细而深的横环纹，即"雁脖芦"，芦头纹路清晰可见，参须疏散飘逸。因为此物贵重，每根细细的须子也被仔细地包装固定好，郑重地装在木制的匣子里。

一般的栽培参称为园参。若是将参连须根一起挖出，直接洗净晒干，叫生晒参；洗净蒸后再晒干，叫红参；洗净后浸于浓糖汁中进行炮制，称为糖参。

《神农本草经》中说人参"味甘，微寒，生山谷，补五脏，安精神，定魂魄，止惊悸，除邪气，明目，开心益智，久服轻身延年"。

人参可单独使用，名曰独参汤，是救命用的。当然得要品质高些的参，如山参，最起码也得是红参或生晒参。根据焦树德老先生的经验，独参汤的用量轻者 30~40 克，重者 50~80 克，最重可用到 100 克左右。因病情危急，焦老的经验是将人参轧为粗末，急煎 15~20 分钟即取一勺灌服，边煎边服，待 1 小时后药已煎浓，再大量服下。适应证为元气大虚，神昏气弱，脉微欲绝，或大出血，或生产后脱血气晕的危象，或突然昏倒，身无邪热等情况。人参也可配伍附子一起使用，名参附汤。临床上对于过敏性休克，血压降低或测不到的病人，焦老也用麻黄附子细辛汤加人参、肉桂；对于大量呕血属于气不摄血者，则用归脾汤，重用人参50克，加生地炭收敛止血。在《红楼梦》里有一节，贾瑞因调戏凤姐，被凤姐毒设相思局戏弄而病，在病情危重的时候，医生给开了独参汤。贾瑞父母俱无，祖父贾代儒是个教书先生，哪有能力买好的人参呢。于是还得去央告贾府。凤姐就命人包了一包参须来凑数。虽然这参须对贾瑞的病是杯水车薪，但在其他地方应用，却还是很有效的。比如，在疾病危急期过后，身体仍虚而不足，可用参须配伍其他补中益气之品缓缓调养；再比如，对于妇女儿童，人参力量过大，恐一下子受不了，也可以参须代替人参煎服。这就是贵重的野山参包装盒里每根参须都会包装固定好的原因。

其他情况，凡仲景或其他古方中用人参的，现在大多已以党参代替了。许多中成药中使用人参的，倘若保留人参，则在药名中注明人参或党参，以示区别。如生脉饮中，主要用人参、麦冬、五味子。产品名称便有党参生脉饮与人参生脉饮之别。人参与党参药力不同，当然价格也有所区别。

许多本草书中提到人参的作用时，似乎有互相矛盾之处，比如提到人参既可补气又可泻火。古人将其理解为是生熟的不同，或者不同配伍所导致的。如《本草备要》就说人参"大补元气，泻火。补剂用熟，泻火用生"；人参"得升麻补上焦，泻肺火；得茯苓补下焦，泻肾火；得麦冬泻火而生脉；得黄芪、甘草乃甘温退大热"。后世把这种看似矛盾的作用称为双相调节。现代研究已证实，小剂量人参对中枢神经系统具有兴奋作用，大量使用时反而有抑制作用；人参对多种动物的心脏均有先兴奋，后抑制，少量兴奋、大量抑制的作用；对于血管，亦有小剂量收缩，大剂量扩张，或先收缩后扩张的作用。看来，对机体状态及人参用量的把控，是问题的关键。

许多人喜欢用人参养生，以人参为馈赠的佳品。甚至在东北地区还有喝独参汤补身体的习惯。当然，那种独参只不过是栽培的鲜参罢了。其参体圆圆胖胖，跟萝卜差不多粗细，药力与药用参无法相提并论。以人参为养生品对于大多数人来说是没问题的。但对于身体强壮，阳气不虚或者阴虚火旺者，则是大忌。民间有"人参杀人无过，附子救人无功"的谚语，说明有着好名声的人参，使用错了也会致人死亡。

我还感兴趣的，是邻邦朝鲜生产的人参制品。那里以人参为主开发出了系列化妆品和护肤品，据说效果真的好得不得了。虽然没用过，可在镜头前看到的朝鲜美女，确实个个肤如凝脂，而且肯定不是韩国整容出来的产品。

党参

党参是桔梗科植物党参、素花党参（西党参）或川党参的干燥根，以道地药材的产地来命名，产于上党。听到上党这个名称，我心中联想到的词居然是"长平之战"。那场战争发生于秦赵之间，两位战将青史留名，一位是留下"纸上谈兵"成语的赵括；一位是令人瞠目结舌，以坑杀40万赵卒而闻名遐迩的白起。在山西省高平市及附近还存在着许多古代尸骨坑，坑中出土了大量层层叠压的尸骨及土刀币、铜镞、铜带钩等物，印证着当年的惨剧。其实，上党的党只不过是口语里的所在而已。《释名》曰："党，所也，在山上其所最高，故曰上党也。"换成今天的话来说，就是指最高的地方。古代所说的上党地区主要指今天的长治市，它是由群山包围起来的一块高地。其东部是太行山脉，与今河北、河南二省交界；西面是太岳山脉，与临汾交界；北面为五云山、八赋岭等山地，与晋中接壤；南面是丹朱岭和金泉山，与晋城毗邻。上党地区地高势险，自古为战略要地，长平之战的主战场就在那里。

那里出产的参，便称为党参，也是中医常用的传统补益药，古代以山西上党地区出产的党参为上品，其具有补中益气、健脾益肺之功效。虽然党参与人参不同种属，但是，临床上常用它来代替稀有且昂贵的人参。故此，凡古方中用人参者，现代多用党参代之。如《本草正义》

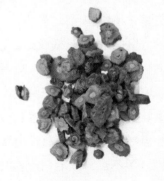

图 5-63　党参

中就说"党参力能补脾养胃，润肺生津，健运中气，本与人参不甚相远。其尤可贵者，则健脾运而不燥，滋胃阴而不湿，润肺而不犯寒凉，养血而不偏滋腻，鼓舞清阳，振动中气而无刚燥之弊……故凡古今成方之所用人参，无不可以潞党参当之"。虽然力有不逮，但仍然可以治疗因体质虚弱、气血不足造成的面色萎黄，神疲倦怠，四肢乏力，食少便溏，慢性腹泻，咳嗽气促，易于感冒等病症。比如，《本经逢原》中说"上党人参，虽无甘温峻补之功，却有甘平清肺之力，亦不似沙参之性寒专泄肺气也"。在《得配本草》中就有以上党参配制的上党参膏，以真正的道地药材制作，可以用来"清肺金，补元气，开声音，助筋力。党参一斤（软甜者，切片），沙参半斤（切片），桂圆肉四两。水煎浓汁，滴水成珠，用磁器盛贮。每用一酒杯，空心滚水冲服，冲入煎药亦可"。

别嫌今日人参价高，古代的时候人们就已经说人参太贵吃不起，所以用党参来代替了。"近来人参大贵，无力者惟仗此扶助脾胃，与西芪、甜冬术并用，以为补益。四君、补中益气等汤，皆以代人参，往往见效"（《药笼小品》）。其实，还没等多久，由于价格升高，党参的伪品也出来了。《松峰说疫》说："忆四十年前，此物盛行，价亦不昂，一两不过价银二钱。厥后，有防党、把党者出，止二钱一斤，而药肆利于其价之贱，随专一售此，而真党参总格而不行，久之且并不知真者为何物，而直以把党、防党为党参矣。"怎么来鉴别人参的真假呢？在《冯氏锦囊秘录》中说"昔有二人同行，一人含人参，一人不含，俱走三五里，其不含者，大喘，含者，气息如故。可以验人参定喘之功矣"。临床方法学专家认为这是最早的临床对照实验。但对于中药研究者来说，则是鉴别真伪人参的方法。当然，党参之辨别也可如法炮制。张锡纯认为，山西党参，种植者多，野生者甚少，"凡野生者其横纹亦如辽人参，种植者则无横纹，或芦头下有横纹仅数道，且种者皮润肉肥，野者皮粗肉松，横断之中心有纹作菊花形。其芦头以粗大者为贵，名曰狮头党参，为其历年久远，屡次自芦头发生，故作此形。其参生于五台山者名台党参，色白而微黄；生于潞州太行紫团山者名潞党参，亦名紫团参，色微赤而细。以二参较之，台党参力稍大，潞党参则性平不热，以治气虚有热者甚宜"。优质的党参叫狮头党参，是因其根头部有多个疣头突起的茎痕及芽，状如狮子头才得名的。台党参、潞党参均是比较有名的品种，张氏还在书中记载了一则使用台党参救治温病末期的真实病例："邑中高某年四十许，于季春得温病。屡经医者调治，大热已退，精神益惫，医者诿为不治。病家亦以为气息奄奄，待时而已。乃迟旬日而病状如故，始转念或可挽回。迎愚诊视，其两目清白无火，竟昏愦不省人事，舌干如磋，却无舌苔，问之亦不能言，抚其周身皆凉，其五六呼吸之顷，必长出气一口，其脉左右皆微弱，至数稍迟，知其胸中大气因服开破降下药太过而下陷也。盖大气不达于脑中则神昏，大气不潮于舌本则舌干。神昏舌干，故问之不能言也；其周身皆凉者，大气陷后不能宣布营卫也；其五六呼吸之顷必长出气者，大气陷后胸中必觉短气，故太息以舒其气也。遂用野台参一两、柴胡二钱，煎汤灌之。一剂见轻，两剂全愈"。

黄芪

　　黄芪是豆科植物蒙古黄芪或膜荚黄芪的干燥根，最早见于《神农本草经》，原作"黄耆"，属药之上品，味甘微温。"一名戴糁，生山谷，治痈疽久败创，排脓止痛，大风，痢疾，五痔，鼠瘘，补虚，小儿百病"，是我临证中非常喜用之药，一年之中，为病家所开黄芪加起来可达100多公斤。

　　黄芪有生、炙之分，炙是用蜜炒。蜜炒后的黄芪温中健脾的力量稍强些，故内伤气虚的可用。但我偏爱生芪，取的就是未加蜜的黄芪的冲劲儿，可以实卫气，敛虚汗，荣筋骨，消痈疡。有时候，病人脉沉而无力，正气虚极，我往往用大剂量生黄芪，量从60克起，可加至120克，甚至更多。

　　几年前，一位国内知名历史学者因工作劳累，连续几个月出国出差，没有得到充分休息，高热月余不能退。回国后一查，居然在肝部

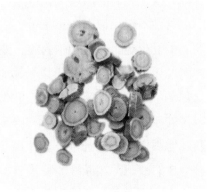

图5-64　黄芪

发现了一个拳头大小的脓肿。于是,学者住进了一所综合性医院进行治疗。经过各种治疗,高热仍然不退。因为时在岁尾,其主治医生决定,待春节假期过后如果肝部脓肿仍然不缩小便为其进行手术。学者以微信语音向我求助,听其语音,声微气怯,断断续续,显然是气虚已极。了解病情后,我立即赶到其所在医院进行探望,果见病人面色萎黄,形销骨立。问其当日体温,虽然已使用各种抗生素及干扰素,还在38℃以上。于是考虑为气虚兼有毒热,方中生黄芪直接用到120克。由于黄芪用量太大,药店只肯给一半儿的量,只能到另一药店配全另一半儿的药量。令病人没想到的是,吃完中药两天之后,热居然完全下去了,测量体温都在37℃以下,精神体力明显恢复。7剂药服完,春节假期也过,主治医生准备为病人进行手术的时候,B超检查显示脓肿居然明显缩小了。病人遂办理了出院手续,继续在家服用中药。一月之后复查,脓肿完全消失。那位西医同行无比感慨:"人的自愈力真是强大!"学者更感慨:"祖国医学真是伟大!"

有位垂体瘤病人,原来是位苗条的妙龄女郎。但由于手术后人体所有的激素均不能自己产生,需借助药物,身体发胖到原来的两倍。自述每日虽活着,但如行尸走肉一般。面色苍白,连一粒雀斑都没有,这也是正气虚极的表现。该病人治疗一年多,大约服用了40公斤黄芪及其他药物后,现在只需两天服用1/4片优甲乐,3个月服用一次黄体酮,除此之外不再服用其他激素。去协和医院检查,指标一切正常。山西的老中医李可也喜用黄芪。他曾治疗一例台湾籍的肺纤维化病人,便使用了大剂量的黄芪。我在肺纤维化病人的治疗中,也用黄芪作为主药,效果可圈可点。

黄芪不仅可以益气固表止汗,还能生肌托脓,用于外科。有位军人朋友,酷爱远足。一次爬山遇险,情急之下用手抓住树枝,才免于掉下山崖。当时左手被刺破,他也不以为意,去医院消毒包扎了事。不料,伤口一月之后仍不愈合。后来在301医院做了B超检查才发现,原来是有根木片刺入了左手的深处,医生约他3天后手术开创取异物。在这3天的时间里,我劝他服用了中药汤剂,黄芪用量为30克。3天后,当医生在手术室里打开包扎的纱布,却惊愕地发现根本用不着再手术了,木片已在伤口外露头,用镊子轻轻一夹,便随手而出了。难怪《本草汇言》说"阳气虚而不敛者,黄芪可以生肌肉，又阴疮不能起发，阳气虚而不愈者，黄芪可以生肌肉"。果不虚言。

有一则故事，说名医每日服神仙粥，年过八旬仍精神矍铄。那神仙粥便是以黄芪、粳米熬制而成。黄芪性微温，味甘，煮粥绝无不适口之虞，特别适合做养生食材。

母亲当年患肾病，久治无效，父亲便以小锅煮黄芪，配合黑豆、红枣，令母亲代茶饮。坚持了 10 年，无一日间断，直到母亲病愈。母亲每每提起，都感念黄芪的草木之恩。

白术

在浙江杭州的临安，有个叫於潜的地方，位于著名的国家级自然保护区西天目山南麓，地处浙西山区，盛产一种叫"术"的中药。我常常在老中医开的手写处方里看到"於术"或"于术"的字样，实行电子处方后，道地药材的统一改写成了"白术"或"炒白术"。

白术是一种菊科多年生草本植物的块茎，在《神农本草经》中就叫"术"，属上品，"味苦温，生山谷。治风寒湿痹、死肌、痉、疸，止汗，除热，消食，作煎饵，久服轻身延年"。其功效补脾、益胃、燥湿、和中、安胎，主治脾胃气弱、不思饮食、倦怠少气、虚胀、泄泻、痰饮、水肿、黄疸、湿痹、小便不利、头晕、自汗、胎气不安。

白术最常见的组方配伍是四君子汤。参、苓、术、草是最常见，也是效果最好的补气药物组合，出自宋代的标准化官方处方集《太平惠民和剂局方》，主治脾胃气虚证，面色萎黄，语声低微，气短乏力，食少便溏，舌淡苔白，脉虚数。临床常用于治疗慢性胃炎、消化性溃疡等属脾胃气虚者。四君子的基础

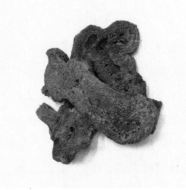

图 5-65 白术

上再加上半夏、陈皮，就成为六君子汤，具有益气健脾、燥湿化痰的功效，适宜脾胃气虚兼痰湿证症见食少便溏、胸脘痞闷、呕逆等。如果四君子汤中只加陈皮，则称为异功散，其实使用时还加上生姜和大枣，出自《小儿药证直诀》，是适合小儿使用的，可以治疗小儿消化不良属于脾胃虚弱、中焦气滞者，主要表现为饮食减少，大便溏薄，胸脘痞闷不舒，或呕吐泄泻。四君子配合木香、砂仁，则称为香砂六君子汤，适合脾胃虚寒者。除此之外，著名的归脾汤中也有四君子汤的影子，四君子汤加上黄芪、龙眼肉、酸枣仁、木香、当归、远志等益气补血安神的药物，治疗因思虑过度，劳伤心脾而造成的怔忡健忘、惊悸盗汗、发热体倦、食少不眠，或妇女脾虚气弱造成的崩中漏下。

近来临床中颇有 40 岁上下的女性病人，月经失调，月事一来就淋漓不尽，持续 10 多日，由于大量失血，还伴有缺铁性贫血。比如某老师，因子宫内膜增厚，月经过多 1 年余，持续不净而头晕来就诊。她的贫血症状非常严重，夜间还有盗汗、失眠等症状。当时我给她开中药止血治疗，虽然出血很快就止了，但次月月事一来，又是量大得不得了，需要再次止血。虽说亡羊补牢，犹未晚也，但未雨绸缪更为重要。于是，采用归脾汤为主，令其服了整整 3 个月，终于基本将其月经调理正常。

白术的另外一组比较知名的配伍是与桂枝、茯苓、甘草组成苓桂术甘汤，这是出自《伤寒论》的名方。伤寒名家刘渡舟教授最擅长使用此方，用来治疗水气病。所谓的水气病，就是由于中阳不足所造成的痰饮。痰饮之为病，主要表现为胸胁支满，目眩心悸，短气而咳，舌苔白滑，脉弦滑或沉紧，即西医所谓的慢性支气管炎、支气管哮喘、心源性水肿、慢性肾小球肾炎、梅尼埃病、神经官能症等属水饮停于中焦者。刘老讲过，他用苓桂术甘汤时，常常也跟用小柴胡汤一样，"但见一症便是，不必悉具"。那个所谓的"但见一症"，就是"后背寒如掌大"。

我曾治疗某位 91 岁的老人。因为 60 多岁的女儿曾被针灸、中药治好了许多病，因此也把年过九旬，患有心功能不全的老妈送来诊治，委实把人吓了一跳。我有心拒绝，无奈那母女俩坚持不肯走。老人家虽然年事已高，但思维非常清楚，言语流畅，行走自如。她的主要不适是双足水肿，胸闷憋气，夜间不能平卧，脑钠尿肽指标超过正常值 1 倍。正要写处方时，老人说后背如同驮块冰，非常不舒服。这句话正中要害，令我豁然开朗，于是我毫不犹豫地为她开了苓桂术甘汤加味，并且为老人进行了针灸。在写这篇文字的时候，老人已经近百岁，每隔数月她女儿就会带她过来看诊一次。老人除了耳朵有些背之外，其他的症状都得到了很好的控制。

玉屏风散是有白术的另一个名方，方子组成也非常简单，黄芪、白术和防风，出自元代医家危亦林所著的《世医得效方》，可敛汗固表，也是体质虚弱者预防感冒等疾病的良方。一些研究报告指出，已经被制中成药的玉屏风颗粒还有治疗反复呼吸道感染、过敏性鼻炎、小儿肾病综合征、复发性口腔溃疡的作用。我在临床中遇到小儿反复感冒，就会施以此方，往往会收到比较好的治疗效果。除此之外，反复发作的荨麻疹，也就是中医所说的瘾疹，由风邪引起者，服用此方效果亦不错。

不过，不要以为白术只能补虚。白术其实还可以治疗便秘。不过，能治疗的不是所谓的胃火便秘或者肠燥便秘，而是由于脾胃虚弱，食少不化引起的脘腹痞满，便秘不通。白术与枳实同用是张元素的方子，用两份白术配合 1 份枳实，才可以起到健脾消食、行气化湿、理气通便的作用。由于枳术丸原方是丸剂，医院里只能开煎剂，所以我给病人开了白术 30 克、枳实 10 克，病人服后脘腹的痞满有所减轻，但大便仍通而不畅。后来，跟师兄交流此病例，他建议索性再加大白术的用量。两味药的药量全部加倍（即白术 60 克、枳实 20 克）后，病人的症状居然很快消失了，每天早上均可顺利完成"任务"。

甘草

甘草是豆科植物甘草、胀果甘草或光果甘草的干燥根，《本草纲目》中称甘草"调和众药有功，故有国老之号"。查汉语中"国老"的寓意有四：其一为退休致仕的官员；其二为执掌教化的官员；其三是国之重臣，春秋时的孔子、三国时孙策的岳父、武皇时的狄仁杰等都被称为国老；最后一个意思就是中药的甘草。唐代柳宗元《从崔中丞过卢少府郊居》便有诗云：

蒴药闲庭延国老，开樽虚室值贤人。

以国老对仗贤人，此处的国老指的便是甘草。《中药大辞典》中甘草的主要功用为和中缓急、润肺、解毒、调和诸药。其中的"和"字，与国老的称谓大有关联。中国文化中，"和"字的含义可谓广博，既有温和柔顺之意，译成外语是为 gentle 或 mild；又有协调融洽的意思，译成外语为 harmonious 或者

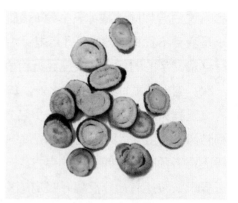

图 5-66　甘草

coordinated。所谓的和中缓急，就是温和柔顺，因为作用不剧烈，比较柔顺缓和，所以可以治疗痉挛性的疼痛、抽搐等症。《礼记·乐记》云"其声和以柔"，是说各种乐音融在一起，形成优美动听的和声，即为协调融洽之意。广而推之，《孟子·公孙丑下》有"天时不如地利，地利不如人和"之说。人心和顺，融洽团结，才能无往而不利。京剧《龙凤呈祥》中孙策与周瑜的泰山老丈人乔国老便是个谈判协调的高手，一段西皮流水的"劝千岁杀字休出口"，将刀光剑影敛去无踪，把一场血光之灾转化为了龙凤呈祥的双赢喜庆，奠定了孙刘两家联合抗曹的基础。这便是国老从中斡旋协调的作用。将甘草冠以此誉，即说甘草便如乔国老一样，可以于诸般酸苦甘辛咸、寒热温凉各不相同的药物之中，左支右绌，周旋圆转，使得各味脾气禀性不同的药物收敛锋芒，各司其职，完成医家赋予的使命。正如《药鉴》所言："小柴胡有柴芩之寒，有参夏之温，其中用甘草者，则有调和之意。中不满而用甘为之补，中满者而用甘为之泻，此升降浮沉之妙也"。

其实，甘草远不止这种作用。《神农本草经》将甘草列为上品："治五脏六腑寒热邪气，坚筋骨，长肌肉，倍力，金疮肿，解毒"。《本草经解》进一步解释："禀地和平之土味，入足太阴脾经。气降味升，阳也。肺主气，脾统血。肺为五脏之长，脾为万物之母。味甘可以解寒，气平可以清热"。所以，甘草可以除五脏六腑中的寒热邪气。而且，由于甘草可禀土气入脾经，所以可以使人脾气健运，肌肉丰健，力气倍增。

因此，甘草在疾病的治疗中绝不只是配角。在《伤寒论》与《金匮要略》中，以甘草为主角的汤方比比皆是。炙甘草汤一名复脉汤，用来治疗"少

阳伤寒，脉结代，心动悸者"。其中甘草居于首功，不啻为"培植中州，养育四旁，交媾精神之妙药，调济气血之灵丹"。甘草泻心汤"治太阳伤寒中风，下后心下痞硬，干呕心烦，谷不化，腹中雷鸣下利者"，病因是误下之后，中气虚寒。以甘草配合生姜、大枣补中气之虚寒，芩、连清上焦之烦热，半夏降逆止呕。甘草干姜汤"治伤寒汗后，烦躁吐逆，手足厥冷者"，甘草补土、干姜温中，以回升厥逆之阳也。四逆汤"治太阴伤寒，脉沉腹胀，自利不渴者"，方中甘、姜、附温补水土，以回阳气，缺一不可。甘草麻黄汤"治里水，一身面目黄肿，小便不利者"，其中以甘草补土，麻黄开皮毛而泄水湿消肿。甘草汤中单用甘草，"治少阴病，二三日，咽痛者"。

不过，从方中可以看出，不同的炮制方法甘草的作用也各有不同。甘草炙用，治脾胃虚弱、食少、腹痛便溏、劳倦发热、肺痿咳嗽、心悸、惊痫；生用，治咽喉肿痛、消化性溃疡、痈疽疮疡，解药毒及食物中毒。其实，临床中还有一味甘草梢，用来治疗心病移热于小肠而致的"茎中痛"，也就是小便时尿道涩痛。

说到炙甘草的"炙"字，我的同学赵琰教授夫妇对此进行了深入研究，认为古人的炙与煎只不过是把甘草烤干而已，并不同今天的以蜜来炮制甘草。所以，古方中的炙甘草，不过是干甘草而已，并不是有滋腻碍胃之功的蜜甘草。

生甘草有很好的解毒功能，自古就是解毒的妙药，如中砒毒、铅毒、农药毒等，均可使用甘草。昔日住筒子楼时，曾有邻家刘博士的孩子，因自幼患哮喘一直在服用京城某名医的汤药。忽一日孩子在楼道里大哭起来。孩子双手拘挛如鸡爪，不能自控，他母亲在旁边急得语无伦次，说可能是中药中毒了。周围邻居都是中医的研究生，闻声出门察看并纷纷献计，让孩子母亲立即煮绿豆甘草水给孩子饮用。果然饮后不久孩子的症状便缓解了。

《本草新编》对甘草解毒的作用颇有新解，认为甘草解毒分上、中、下三法："吐之奈何？用甘草一两，加瓜蒂三枚，水煎服。凡有毒，一吐而愈。和之奈何？用甘草一两五钱，加柴胡三钱、白芍三钱、白芥子三钱、当归三钱、陈皮一钱，水煎服，毒自然和解矣。泻之奈何？用甘草二两，加大黄三钱、当归五钱、桃仁十四粒、红花一钱，水煎服，毒尽从大便出矣"。

甘草不仅在中国有产，外国人吃甘草更普遍。据说，在荷兰，甘草味儿的橡皮糖被认为是国民级的糖果，每年人均消费 4.5 磅，不仅有甜味的，还有咸味或其他味道、其他形状的。欧洲人喜欢吃这种带有些怪味道的糖果，而且相信它的药物价值，嗓子疼，有痰了，来一颗；感冒了，来一颗；肚子痛了，来一颗；没事儿闲待着，也来一颗。哈哈，没病防病啊！

肉苁蓉

肉苁蓉是列当科植物肉苁蓉的干燥带鳞叶的肉质茎，本身属于一种多年生的寄生植物，入药有补肾阳、益精血、润肠通便的作用。我在美国时听说了一个关于肉苁蓉的故事，讲故事的人是谁，记不得了，只记得听故事的时候被气得血脉偾张。但没料到十多年后故事的结局却令人意想不到得美好。

在中国，抽烟的人都知道云烟。云烟中有个非常受烟民欢迎的系列——苁蓉。1997 年，昆明卷烟厂合并了原来的呼和浩特卷烟厂，开始在烟丝中加入中药肉苁蓉。该系列目前已经发展成为年销量 12 万箱左右的区域性强势品牌，市场占有率达 62.29%。肉苁蓉是非常有名的壮阳中药，生长于内蒙古和新疆的沙漠中，被称为沙漠仙草。为了采挖肉苁蓉卖给烟厂换取眼前利益，当地牧民"竭泽而渔"。很快野生的肉苁蓉就濒临灭绝。而且，由于苁蓉采时需深挖，对当地的生态破坏也相当严重。因为一个商业产品，从而使得一个中药资源濒临灭绝，怎么能不让当时坐在哈佛燕京学社讲堂里听讲座的众人唏嘘不已，气愤难言！待到回国后，我了解到了故事的结尾。北京大学的屠鹏飞教授通过近 30 年的努力让"仙草"肉苁蓉再放异彩。他点草成金，使新疆沙漠中产的管花肉苁蓉得以收入《中国药典》，由草变成药。他

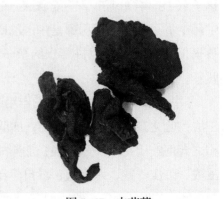

图 5-67　肉苁蓉

组织科研团队，攻克苁蓉这种沙漠寄生植物难以高产稳产的世界难题；他实施科技惠民，全面提升肉苁蓉生态产业发展水平，彻底解决肉苁蓉资源难题，并构建苁蓉的全产业链，推进了肉苁蓉产业可持续发展。当然，他也被人冠以美名，被称为"肉苁蓉之父"。现在，不仅阿拉善及新疆的大漠地区肉苁蓉生态产业发展壮大，蓬勃发展，而且西北地区近百万亩沙漠也得到了绿化。这些都是屠教授的功劳。

肉苁蓉是一种寄生植物，内蒙古的阿拉善苁蓉寄生在梭梭草上，而新疆的管花肉苁蓉寄生在柽柳上。民间传说，肉苁蓉是上天赐给草原的礼物，是由野马的精液射在地上而生成的。成吉思汗的部落吃了后，精力大增，从而才能战胜敌人，所向披靡。陶隐居云："是马精落地所生，后有此种则蔓延者也"。其实，这只是个传说罢了。陶弘景比成吉思汗要早几百年呢。大约是因为肉苁蓉的外形与男性的生殖器相像，人们才有它能壮阳之类的作用的联想。《神农本草经百种录》中说"此以形质为治也，苁蓉像人之阴，而滋润黏腻，故能治前阴诸疾，而补精气"。《神农本草经》的肉苁蓉"味甘微温，生山谷。治五劳七伤，补中，除茎中热痛，养五脏，强阴，益精气，多子，妇人癥瘕"。《日华子本草》特别强调了其对生殖系统的作用："治男绝阳不兴，女绝阴不产，润五脏，长肌肉，暖腰膝，男子泄精，尿血，遗沥，带下阴痛"。

我个人在临床上，对于生育困难的夫妇，均喜使用肉苁蓉，因为其既能壮阳补肾，增强性功能，又较少有上火之虞。肉苁蓉还有另外一个功能——润肠通便。《本草经疏》说："白酒煮烂顿食，治老人便燥闭结。"目前有个商品药叫芪蓉润肠口服液。顾名思义，主药当是黄芪和肉苁蓉，主要用来治疗老人气虚、大肠燥结引起的大便秘结。父亲生前长期卧病在床，每遇大便困难我都会令他喝上两支，一般都能很快奏效。

据说，在阿拉善盟有个长寿乡，那里的人平均年龄 89 岁。长寿的原因之一是当地人都喜欢喝苁蓉茶。因为按照《药性论》的说法，肉苁蓉可"益髓，悦颜色，延年"，真真儿是个典型的美容养颜的仙草。

菟丝子

菟丝是寄生植物，属旋花科，是所有的果农、花农眼中的"祸害"。因为菟丝寄生在果树上，会以藤茎缠绕果树主干和枝条，被缠的枝条会产生缢痕。菟丝的藤茎在缢痕处形成吸盘，吸取树体的营养物质，迅速生长，并不断分枝攀缠果株，彼此交织覆盖整个树冠，形似"狮子头"，抢占阳光。受害植株往往生长不良，严重者甚至全株死亡。不过，反过来讲，这东西的生命力真是旺盛！

《淮南子·说山训》说："千年之松，下有茯苓，上有菟丝。"可能只有松树才有如此的霸气，不畏惧菟丝这样的女萝缠绕，兀自挺立。古人有诗赞曰：

一树乔乔迥出林，菟丝千尺际清阴。

怒枝伸缩苍龙臂，翠顶盘醒老鹤心。

古藓皱皮藏冻蜕，细风入叶转幽琴。

婆娑独秀青山里，定有茯苓无处寻。

菟丝入药是用其子，药师辨其真伪，一是看其加沸水浸泡后，表面有无黏性；二是将其煮至种皮破裂，看是否露出黄白色卷旋状、形如吐丝的胚。有次药房菟丝子断货，我去催问，药师回答说："此次的药品煮后根本没吐丝，所以就退货了。"刚闻此言我还没弄明白，觉得又不是蜘蛛精，吐什么丝啊！后来才知道，这药原不是菟丝子，其实是"吐丝子"，真品要煮后有丝状物才能过关呢！《本草从新》说："菟丝子入煎剂，微炒，研破，若入丸，须另研细末。古人因难于磨细，酒浸一宿，煮令吐丝，捣成饼，烘干再研，则末易细。然酒浸稍久，往往味变酸臭，全失冲和馨香之味，每多无效。今市中菟

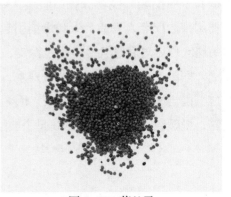

图 5-68　菟丝子

丝饼，俱将麦面打入，气味全乖，断不可用。"看来药物的炮制是否得法与临床疗效直接相关呢！

《神农本草经》说菟丝子为上品，"续绝伤，补不足，益气力，肥健，去面䵟。久服明目，轻身延年"。《本经逢原》详加解释："菟丝子，祛风明目，肝肾气分也。其性味辛温质黏，与杜仲之壮筋暖腰膝无异……其功专于益精髓、坚筋骨、止遗泄，主茎寒精出、溺有余沥，去膝胫酸软，老人肝肾气虚、腰痛膝冷，合补骨脂、杜仲用之。诸经膜皆属于肝也。气虚瞳子无神者，以麦门冬佐之，蜜丸服，效。"换句通俗的话，正是菟丝子顽强的生命力，才使得它有很好的补肾功能，可以壮腰脊、强筋骨、补肾壮阳，治疗广告里说的腰酸、背痛、腿抽筋、遗精、滑泄，顺带还能明目。

古人还唯恐人不信，讲了两种情况的治疗效果。一种情况是遇到心肾不交的病人，得了跟《红楼梦》中贾瑞一样的病，"日夜梦，精频泄"。方法就是单用菟丝子 3 两，10 碗水煮剩 3 碗水，一日服 3 次。但没说要一共服用多少天。疗效倒是说了："即止，且永不再遗"。难道是吃一次就好了？这令人有些将信将疑。因为临床中我也常用菟丝子，无论男女都用。男子治疗肾虚所造成的阳痿不起、精子质量低下，以及遗精早泄，效果是不错，但没有一次就好的。女子则用来滋肾养卵，对于卵子质量不佳，或患多囊卵巢综合征，卵子不易成熟者，配伍覆盆子一起使用，效果也不错。曾有病人尝试人工试管婴儿技术多次失败，原因是卵子质量差，不能形成胚囊。治疗后，A 级卵子数量明显增加。病人对医学术语不甚明白，但很开心地告知："以前的卵都是扁泡状的，但这次的卵是正圆形的！"

另一种情况是病人"如夜梦不安，两目昏暗，双足乏力"，用菟丝子配伍人参、熟地、白术、山茱萸等。此时，菟丝子因不是单用，药量则减为1~2 两，效果是"用建奇功"。这种评价方式还算客观。因为"菟丝子正补心、肝、肾之圣药，况又不杂之别味，则力尤专，所以能直入三经以收全效也"。

《神农本草经》说菟丝子可去面上的黑斑，是因为凡种子类药物油性比较大，"面为阳明之脉，而菟丝甘辛而温，能由阳明经上入于面，以施其滑泽之功"（《本草思辨录》）的缘故，可以起到美容养颜的效果。

不过，古人提醒："孕妇、血崩、阳强、便结、肾脏有火、阴虚火动，六者禁用……以其性偏助阳也"(《得配本草》)。总结来说就是阳热或阴虚体质的人不能用。

现在药房中的菟丝子不再是药饼或药面，而是直接使用小小的种子，所以煎药时最好把菟丝子用布单独包起来，否则煮过的菟丝子一吐起丝来会阻塞药锅的出汤口，而且清洗起药锅来也比较麻烦。

杜仲

小时候，我住在医院的宿舍大院里，那里面聚集着五湖四海从医学院校里毕业或从部队转业过来的人。我们的生活和王朔笔下的大院文化相仿。那时候放了学哪有什么课外班呀，大家便只是疯玩儿。那时候的玩具之一便是一种特别的树叶。把叶子扯断了，还有丝线连着。不仅是叶子、树枝、树皮也是这样。我常常献宝似的给小伙伴儿变魔术。

后来才知道，这种树叫杜仲，是一种名贵的中药。《博物志》云："杜仲，皮中有丝，折之则见"。枝叶里的那种丝是一种胶状物，有绝缘作用，居然可以用来制作海底电缆的外皮。所以，杜仲也被称为胶木。用于中药的，是杜仲的皮。《神农本草经》说它"治腰脊痛，补中，益精气，坚筋骨，强志，除阴下痒湿，小便余沥。久服轻身耐老"。几乎所有的功用都落在补肾上。腰为肾之府，肾虚有可能引发腰痛；肾主骨生髓，肾气充盈才有可能强筋骨、壮腰脊；肾藏志，意志坚强与否与肾气是否充足也密切相关；肾开窍于前后二阴，与前阴的瘙痒、小便的通畅与否也有密切的关系。

把杜仲皮从树上剥下后洗干净，刷去粗皮，厚薄分开，切成宽条，晾干直接使用，则是生杜仲。其外表面是淡棕色的，较为平滑；内表面很光滑，质脆。其断面有银白丝状物相连，细密、有伸缩性、味淡，有较好的降血压的作用。在炮制时

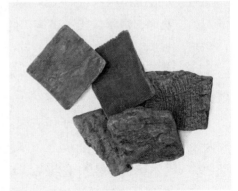

图 5-69　杜仲炭

更多情况下，在临床中入煎剂使用的杜仲是盐杜仲。为了加强其补肾、壮腰脊的作用，在炮制时往往用盐水淋喷生药并拌匀，待盐水被吸尽再用文火炒至黄褐色，这时候药物的表面颜色偏深，出现焦斑，里面所含的银白色胶状物就被破坏，有效成分更易于煎出。如果炒得过火，焦炭状物增多，则为杜仲炭，兼有止血的功效，对跌打损伤引起的腰腿疼痛效果更好。

古代的医案中记载有单以杜仲黄酒煎服治疗脚痛的故事。在临床中，遇到年纪较大、诊断明确的腰腿疼痛病人，能够喝两口酒的，我便为他们配制杜仲酒。以杜仲为君，配以桑寄生、川续断、枸杞子等，将药物一同加入中度的白酒或黄酒中浸泡数日，令其每晚饭时小酌一杯。没想到，许多病人反映不仅腰腿疼痛有所减轻，原来不愿意提及的小便余沥、阳痿不起的私隐症状都有所改善。这都与杜仲补肾壮阳的作用有关。

杜仲一药不仅能起男性之阳，也能固妊娠之胎。《景岳全书》中说杜仲"因其气温，故暖子宫；因其性固，故安胎气"。二胎政策开放以来，多有高龄孕产妇前来保胎，我以《校注妇人良方》中杜仲丸（杜仲、续断、大枣）为基底方，圆了许多妈妈的二宝梦。有位宝妈，已有一个刚上小学的男孩儿，政策刚开放便怀上了二胎。早孕期间感冒咳嗽，不敢服用药物，所以前来针灸。诊脉后发现，虽然她拿着妊娠阳性的化验单据，但却丝毫诊不出孕脉的迹象。为她控制好咳嗽后，我建议她立刻到妇科医生那里就诊。结果，她离开针灸诊室到产科门诊检查时发现，胚胎已停止发育。只好做了流产手术。一年多后，宝妈年已四十，再次成功怀孕。由于上次的教训，宝妈心中时刻忐忑不安，稍有身体不适便马上来诊。此次怀孕期间，宝妈几次出现孕期出血的流产先兆，都全仗着服用配好的杜仲丸安全渡过难关。最后顺产一女儿，凑成了一个"好"字。可以说，这是杜仲所成就的儿女双全的美好家庭。

可能因为杜仲的口感不错，许多医者同行或者厂家都将杜仲与五味子或山楂等药配成杜仲茶，用来清除体内垃圾，加强人体细胞物质代谢，防止肌肉骨骼老化，平衡人体血压，分解体内胆固醇，降低体内脂肪。据说，还有减肥的作用。

首乌

　　何首乌是著名的中药，是蓼科植物首乌的根。鲁迅先生在他的《从百草园到三味书屋》里提到过，倘若挖到人形的何首乌，吃了便可以当神仙。于是，只要是念过这篇课文的中国人，便都知道何首乌。《本草纲目》上说首乌能"养血益肝、固精益肾、健筋骨、乌须发，为滋补良药，不寒不燥，功在地黄、天门冬诸药之上"。而且，从其名字上看，其能使须发变黑的功效最为诱人。不少集贸市场上往往挂着牌子——"首乌打粉"，现场研磨首乌粉供人们购买食用，很受女性青睐。

　　有个病人专门从大同来看病，说因脱头发妹妹特意买了许多首乌磨成粉让她服用，但服用之后她却腹泻不止，只好停药。

　　其实首乌分生、熟两种，直接切片使用的即为生首乌，而熟首乌则是炮制过的。《本草思辨录》中说："首乌之用，生熟迥殊，其已久疟消肿毒，皆是用生者。又消肿毒用赤不用白，补肝肾则以黑"。何首乌炮熟的过程是先将生药以米泔水浸三四日，瓷片刮去皮，用淘净黑豆二升，以砂锅木甑铺豆及首乌，重重铺盖，蒸至豆熟取出，去豆曝干，换豆再蒸，如此 9 次，曝干。有时炮制过程中还加黄酒。制熟的首乌乌黑发亮，有补肝肾的功能。生首乌含有的蒽醌类化合物是一种与大黄所含成分相似的缓泻剂，服用后可导致腹泻；熟首乌又称制首乌，经过上述的九蒸九晒，导致泄泻的成分都被除去了。《本经逢原》说："何首乌，生则性兼发散，主寒热疟，及痈疽背疮皆用之。今人治津血枯燥及大肠风秘，用鲜者数钱，煎服即通，以其滋水之性最速，不及封藏，即随之而下泄也，与苁蓉之润燥通大便无异，而无助火之虞。"《本草求真》则说："何首乌，诸书皆言滋水补肾，黑发轻身，备极赞赏，与

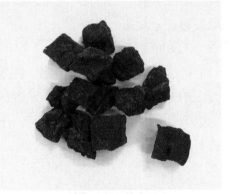

图 5-70　首乌

地黄功力相似。"许多文献都认为制首乌能补肝肾、益精血、乌须发、强筋骨，用于血虚萎黄、眩晕耳鸣、须发早白、腰膝酸软、肢体麻木、崩漏带下、久疟体虚等。著名的抗衰老方剂首乌丸、七宝美髯丹就是以制何首乌为主药制成。现代研究表明，首乌可改善中老年人的衰老征象，如白发、齿落、老年斑等；能促进人体免疫力的提高；抑制让人衰老的"脂褐素"在身体器官内的沉积。首乌还能扩张冠状动脉血管，降血脂，促进红细胞的生成，所以对冠心病、高脂血症、老年贫血、大脑衰退、早老症等都有预防效果。

因此，并不是写着"首乌"二字就可以乌发，临床上只有制首乌才有补益精血，使白发变黑的作用。而且，在医生的指导下使用才是最科学与安全的。近年来，因为首乌使用不当或炮制不当引起肝肾损伤的报道屡见不鲜。

由此来看，那位病人购买并食用的一定是生首乌或者是没有炮制好的制首乌。

说到新鲜采挖的何首乌，近来可是有不少爆料。许多骗子把普通的根茎接起来，拼成人形，编个故事卖高价。我认识的一位老人家就这样上了当。还记得那天，一位好久都没有联系的叔叔突然打电话给我，说他回老家的时候在山上买了个稀罕的大宝贝，要我找人给他鉴定一下。我问是什么宝贝。叔叔说，是个人形的何首乌，四肢俱全，而且个头硕大，对方要价 10 万，他砍价砍到了 4000 元，终于买下来了。这不是典型的诈骗教材嘛！我急问："钱给了吗？"那头的叔叔很得意："给了！要不他怎么能把宝贝给我！我一会儿发照片给你看！"我说："您快追上他，问问哪里挖的，能退尽量退还给他。"电话挂掉没一会儿，叔叔的电话又打了回来："那人早没影儿了，看来，真是上当受骗了……"

当归

李时珍在《本草纲目》中载了一句俗语："相赠以芍药，相招以文无"。文无，便是当归，是伞形科植物当归的干燥根。那年母校校庆，宣传贴上仅有4个字，以两味常用的中药名称来召唤校友们常回母校看看。字不多，却颇戳中泪点："熟地当归"。

唐朝有个名不见经传的思夫妇人，写了一首诗，被认为是当归名称的由来：

蓬鬟荆钗世所稀，布裙犹是嫁时衣。

胡麻好种无人种，正是归时不见归。（《本草乘雅半偈》）

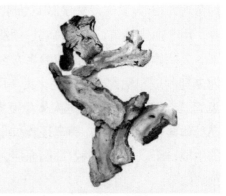

图5-71　当归

当归此药"始出陇西川谷及四阳黑水，今川蜀、陕西诸郡皆有"（《本草崇原》）。多产在秦岭一带，以甘肃的岷县最好，因此道地药材称"岷当归"。岷当归"秦州者，头圆尾多，色紫气香，肥润多脂，名马尾归，此种最佳"。所以，许多老先生写处方，便只书"归尾"或"马尾"。原来，当归入药是用其根，根头部称"归头"，主根称"归身"，支根及支根梢部称"归尾"。全当归既能补血又可活血，统称和血；当归身补血；当归尾破血。当归是血家要药，也是妇科圣药四物汤（当归、地黄、芍药、川芎）的主要组成之一。

《神农本草经》将当归列为中品，说它性甘温，"治咳逆上气，温疟寒热洗洗在皮肤中，妇人漏下，绝子，诸恶疮疡金疮，煮饮之"。妇科及外科之用尚在内科之后，但我遍查诸配伍用方，却未曾得见这方面的应用。《神农本草经百种录》中说："当归为血家必用之药，而《本经》无一字及于补血养血者，何也？盖气无形可骤生，血有形难速长"。《本草乘雅半偈》中解释说：当归"味苦气温，臭香色紫，当入心，为心之使药，心之血分气分药也。祇判入血，便失当归本来面目矣。何也？血无气呴，则不能营运经隧，灌溉周身，彼此依循，互为关键。经云：脏真通于心，心藏血脉之气也，如咳逆上气，此即气不于归"。说明古人不独认为其归血，也认为其能归气。正如《药鉴》所说，当归"入和血药则血和，入敛血药则血敛，入凉血药则血凉，入行血药则血行，入败血药则血败，入生血药则血生，各有所归也，故名当归"。药名以此来解释，更为贴切。

诚如《药鉴》所说，当归既可独当一面作将帅，也可配合其他药物使用，是个万金油似的角色。如在四物汤中，当归与川芎、生地、芍药同用，可以养血滋阴，使气行血走，调益荣卫，补而不腻；在当归丸（《圣济总录》）中，当归与川芎、干漆同用，养血荣枯、活血通经；当归六黄汤（《兰室秘藏》）中与生地、熟地、黄柏、黄芩、黄连、黄芪同用，既滋补不足之阴，又清血中虚热；当归补血汤（《内外伤辨惑论》）中，当归与黄芪1：6同用，用来治疗急性失血之后的脉洪而虚大；当归芍药散（《金匮要略》）中，与川芎、白术、白芍、生地等同用，滋阴补肾，治疗妊娠腹痛；当归生姜羊肉汤中，与生姜、羊肉同用，养血散寒，治疗寒积腹痛；当归贝母苦参丸中，不仅可以治疗孕妇小便难，还能养血润燥去湿，治疗皮肤病变。虽然当归本性甘温，但"从桂附则热，从硝黄则寒"，端的是要靠好的配伍才能起到良好的治疗作用。

临床上用当归，我多选酒润后的当归。《雷公炮炙论》认为酒浸过的当归补血活血、调经止痛、润燥滑肠的作用更强。笔者曾治疗过一位"五十肩"的病人。其病久治不愈，痛重时夜不能寐，听人说针灸治疗效果好，便要求针灸止痛。其人女性，年近六旬，干瘦性急，年轻时喜爱编织，退休后虽家境优渥也一直劳作不止。诊其舌脉后，我认为病人血虚寒凝，兼有肝肾不足，建议针灸配合汤药，令其一周后复诊。不料复诊时病人很惊奇地问我："你给我用了什么通便的药了吗？其实我一直没好意思告诉你，我的大便秘结十余年了，干结成球，排便非常困难。但没想到服药后这一周，除了疼痛缓解，大便也正常了。"查看其方，并无大黄、枳实之属，唯一与大便有关的药物，只可能是当归。因为当归油润，可深入血分，润燥通肠。

天冬

相信许多人跟我一样，是养过文竹盆景的。文竹是具有极高观赏价值的植物，体态轻盈，姿态潇洒，文雅娴静，可放置在客厅、书房，增添书香气息。我不仅养过文竹，也养过武竹。所谓的武竹，就是我们中药所说的天冬，和文竹一样，都是天门冬属的植物，其叶子跟文竹颇像，开小花，结红果，无论叶还是果，四季常绿，挺养眼的。上次养的那盆，一年后，居然出了半盆纺锤样的块根，这就是可入药的天冬了。

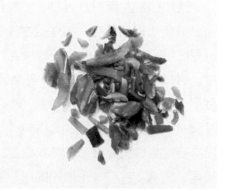

图 5-72　天冬

《中药大辞典》说天冬可以养阴生津、润肺清心，用于治疗肺燥干咳、虚劳咳嗽、津伤口渴、心烦失眠、内热消渴、肠燥便秘、白喉。据说，现代临床中还试用天冬防治肿瘤、扩张宫颈口等。这些功效都是非常好理解的。明代杜文燮对此药颇有心得，认为天冬"同参芪煎服，定虚喘促神方；和姜蜜熬膏，破顽痰癖劫剂；与百合同用，能除肺痿；与片芩同用，能除肺痈"，还提供了治疗肺阴不足慢性咳嗽的良方：天冬、生地以酒煮汁熬胶，加入蜂蜜或柿霜。《本草经解》中也提出："天冬同麦冬、五味煎膏，治消渴；同生地、人参，滋养阴血；同生地、麦冬，煎逍遥散下，治妇人骨蒸；同生地、麦冬、白芍、鳖甲、牛膝、杜仲、续断、童便，治吐血。"

不好理解的是《神农本草经》中所说的天冬的功效："治诸暴风湿偏痹，强骨髓，杀三虫，去伏尸"。前两句，"治暴风湿偏痹，强骨髓"，民国名医张锡纯也是久思终未领悟透彻。后来他采取了毛主席的方法："要想知道梨子的滋味，必须要亲口尝尝"。于是亲自嚼服天门冬，结果发现"毫无渣滓，尽化津液，且觉兼有人参气味，盖其津浓液滑之中，原含有生生之气，其气挟其浓滑之津液以流行于周身，而痹之偏于半身者可除，周身之骨得其濡养而骨髓可健"。后来，他的体会被一湖北崔姓者所采信，用来治疗咳嗽，"遂改服天冬二钱，日两次，今已三年，觉神清气爽，气力倍增，远行不倦，皮肤发润，面上瘢痕全消"。不仅咳嗽全消，而且体力、皮肤均有意想不到的改善。说明天冬还有美容的功效。《本草新编》中还提到了天冬与生地同用可以乌须发，原理是补肾泻火。

所谓的"三虫"应当是体内一切寄生虫或者外来毒邪，如病菌、病毒的总称。但考虑到天冬常在古代被用来治疗痨瘵，即肺结核病，古人不识结核杆菌，认为是痨虫，也当是包括在三虫之内的。陈士铎在认识天冬"杀三虫"、治肺结核时，表现出了非常冷静客观的科学态度："或问天门冬治痨瘵之病甚佳，而吾子谓止可暂服，岂治痨疾者，可一二剂愈乎？嗟乎！"的确，中医药对结核病的治疗不如西医的抗结核疗法迅捷有效。

"伏尸"与"三虫"一样，应当指的是疾病的潜伏期或免疫力被压制时的情况。《诸病源候论·伏尸候》记载："伏尸者，谓其病隐伏在人五脏内，积年不除。未发之时，身体平调，都如无患；若发动，则心腹刺痛，胀满喘急。"一些过敏性疾病或传染性疾病的潜伏期，古人都认为是伏尸作祟。《本草经解》认为"三虫伏尸，皆湿热所化。（天冬）味苦可以祛湿，气平可以清热，湿热下逐，三虫伏尸皆去也"。

天冬与麦冬通常是对药，并称为"二冬"。不过，黄元御认为"天冬润泽寒凉，清金化水之力，十倍麦冬"。看来，单论清肺热，天冬当是"大哥"，麦冬当为"小弟"了。

麦冬

当"小弟"的麦冬是百合科的植物，叶子细长，长得跟小麦差不多，"秋冬根叶转茂，丛生如韭，青似莎草"（《本草乘雅半偈》）。《本草崇原》说："古时野生，宛如麦粒，故名麦冬。"《中药学大辞典》中讲其功效为养阴生津、润肺清心，可用于治疗肺燥干咳、虚痨咳嗽、津伤口渴、心烦失眠、内热消渴、肠燥便秘、白喉等病。从现代的药学书来看，天冬、麦冬哥儿俩功能主治确有不少相类似之处。

不过，在《神农本草经》中，麦冬与天冬的差距可不小。麦冬"主心腹结气，伤中，伤饱，胃络脉绝，羸瘦短气"。诸家注解都认为麦冬是胃家之药，如《本草思辨录》就直言"麦冬形象，合之本经主治，自

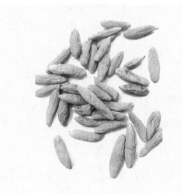

图 5-73　麦冬

是胃家正药。徐氏云麦冬甘平滋润，为纯补胃阴之药"。为什么后世认为麦冬是肺家之药呢？《神农本草经百种录》说："后人以为肺药者，盖土能生金，肺气全恃胃阴以生。胃气润，肺自资其益也。"

代表方剂莫过于仲景的麦门冬汤。《金匮要略·肺痿肺痈咳嗽上气病脉证治》中说："火逆上气，咽喉不利，止逆下气者，麦门冬汤主之。"方中使用了半夏、人参、甘草、粳米、大枣等药，但麦门冬的用量是半夏的7倍，为君药，用来润燥痰，利咽喉，故以麦门冬命名。而且，其中麦冬的用量是该方的关键所在。"故欲肺气之旺，必用麦冬之重"（《本草新编》）。同样的，麦门冬汤在《肘后方》中"治肺痿咳唾涎沫不止，咽喉燥而渴"。《玉函经》的麦门冬汤治"病后劳复，发热者"。说明麦门冬汤对于慢病久病，阴津损耗的病症，如结核病、慢性咽炎、恶性肿瘤放疗期、糖尿病、干眼症等，均可施用。有现实意义的是，麦冬对于急性瘟疫、热病后期的康复也有作用。

南京名中医黄煌教授总结麦门冬汤使用的要点有三：一是表现出虚性代谢亢进，也就是有阴虚火旺的症状，如形体消瘦、五心烦热、舌红苔少、脉细数等；二是表现为咳嗽气喘等气逆症状，咳嗽为痉挛性、阵发性、连续性，痰少或难咯出，咳至满面通红或呕吐方止；三是有咽喉干燥、疼痛、嘶哑，或吞咽不利等症状。

仲景的炙甘草汤中也使用了麦冬，治疗"伤寒脉结代，心动悸"。不过，该方主角是炙甘草，方用甘草四两（炙，味甘平）、生姜三两（切，味辛温）、桂枝三两（去皮，味辛热）、人参二两（味甘渴）、生地黄一斤（味甘寒）、阿胶二两（味温甘）、麦门冬半升（去心，味甘平）、麻子仁半升（味甘平）、大枣十二枚（掰，味甘温），麦冬是配角。麦门冬汤中麦冬用量是7升，而炙甘草汤中麦冬只用了半升，来起到清心安神的作用。其余如薯蓣丸及竹叶石膏汤中也用了麦冬，均用来清肺润燥。

使用麦冬的另一个名方，是来自《医学启源》的生脉散。其在临床，尤其是急救中的用途更广。方中人参、麦冬、五味子3味，人参甘温，益元气、补肺气、生津液，为君；麦门冬甘寒，养阴清热、润肺生津，为臣；五味子酸温，敛肺止汗、生津止渴，为佐。三者一补一润一敛，共奏益气养阴、生津止渴、敛阴止汗之效，使气复津生，汗止阴存，气充脉复，故名"生脉"。《医方集解》说："人有将死脉绝者，服此能复生之，其功甚大。"其不仅可以应用于气阴两虚而致的中暑、小儿夏季热、功能性低热及其他发热性疾病，还可用于心力衰竭、休克等危急病症。王清任还认为，该方"人参生肺津，麦冬清肺火，五味敛肺气，合之甘酸化阴，以清润肺金，是清燥救肺汤之先声"。而清燥救肺汤更是治疗温燥伤肺重症的常用方，凡肺炎、支气管哮喘、急慢性支气管炎、支气管扩张、肺癌等属燥热犯肺，气阴两伤，出现身热、干咳无痰、气逆而喘、舌红少苔、脉虚大而数等症状的，均可以使用该方。

与天冬的寒不同，麦冬气平，禀秋平之金气。《神农本草经》说"久服轻身，不老不饥"，能滋肺胃之阴，兼能清心安神。所以，只要不是平素阳虚痰盛的人，靠说话为生且咽喉不好的，建议平时喝茶时放入些麦冬，颇可解烦渴，补虚劳，使心清而肺润，心脉调和，气血畅遂。换句话说，麦冬"小弟"性平和，所以人缘更好，更受欢迎。

石斛

石斛是兰科植物环草石斛、马鞭石斛、黄草石斛、铁皮石斛或金钗石斛的新鲜或干燥茎。可能有相当多的人不认识"斛（音壶）"字。其实这是个古代计量的单位，十斗为一斛，十升为一斗。按照《中国经济通史》的说法，汉时一斗约为现代的 2000 毫升。看古装电视剧，皇帝赏赐人珠宝，就会说"珍珠十斛"。可能许多人会说：得了，我连一斗是多少都不知道，怎么可能知道斛？我曾接到病友的电话："大夫，你开的那个'石斗'是多少克啊？"其实，石斛真的还有个别名叫"枫斗"。

一位学植物学朋友告诉我，石斛是兰科植物中最大的一个属，平常生活中常见极了。就寄生在老树

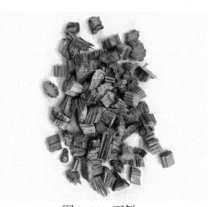

图 5-74　石斛

上，老树苍苔，有时却能看到美丽的花朵，那就是石斛的花。每次去讲究些的餐馆吃饭，配菜上来的一朵朵装饰性的紫白色的小花就是石斛兰。

可是，问题来了，药房里的各种石斛，名虽同，价格可相差太多。普通的石斛与铁皮石斛、霍山石斛、金钗石斛、耳环石斛等又有何不同呢？

一般来说，鲜石斛清热生津力强，温热病邪入营血，高热烦热者当用；干石斛滋阴清补为长，热病后期，阴亏虚热者适宜。普通的石斛又称草石斛，大约几分钱1克；而比较贵重些的石斛，如铁皮石斛，则是几十元1克。相差何止百倍！草石斛与铁皮石斛的药力相差亦多。

《本草蒙筌》说："其种有二，细认略殊。生溪石上者名石斛，折之似有肉中实；生栎木上者名木斛，折之如麦秆中虚。"所谓的草石斛是麦秆状的，泡在水中便漂起来；而铁皮石斛则呈卷曲状，茎中饱满，泡后卷曲成球的草药便挺直如杆，嚼后满口生津，非常劲道。《神农本草经》将其列为上品："味甘平，生山谷。治伤中，除痹，下气，补五脏虚劳、羸瘦，强阴，久服厚肠胃，轻身延年"。《本草新编》中增加了"石斛却惊定志，益精强阴，尤能健脚膝之力，善起痹病，降阴虚之火，大有殊功"，并说"今世吴下之医，颇喜用之，而天下人尚不悉知其功用也"。此话不假，我去浙江出差时发现雁荡山脚下到处可见售卖新鲜石斛的招牌，可见当地人以种植石斛为致富产业。

我个人在临床中使用石斛大约分两种情形。一种是高热之后，阴分被伤，但也不甚重，只有口干口渴、舌苔薄干等表现的，给予草石斛，分量是10克；另一种是肝肾不足、精血亏虚，出现视物不清、腰膝酸痛的，给予铁皮石斛。由于其价格实在太高，10克给不起，往往只用1克，但整张处方的药价便陡增数倍。这也是医者的无奈！

曾有位女病人，年届六旬，素有抑郁症，来诊时双眼眶青紫，如被人拳击。她极力否认被殴，说不知为何如此，出门之后所有人都拿异样眼光看她。她并不觉疼痛，只是眼睛看东西不太舒服。照了镜子之后，才自觉可怕。到医院检查却并未查出任何异常。诊其脉细滑而数，舌亦无异常。没办法，我只有从肝肾论治，为她疏方六味地黄合小柴胡汤，重点是加了一味铁皮石斛。服药一月之后，病人并无太多感觉，只是情绪时时反复，以各种小毛病来诊。由于药价问题，我数次问病人是否停用石斛。病人说服药之后并无异样，但停药，尤其是停石斛后便有各种不适，要求持续服药。于是，断断续续，她服了约有半年的汤药。由于抑郁症的表现时时有所不同，我被她折腾得手忙脚乱。忽一日，仔细看她，面色虽不似旁人的白里透红，但眼周的青色不知什么时候消失不见了。看来，石斛入药补肝肾真的需要时间，所谓无形之气可以速补，而有形的肝肾之精不能速生啊！

作为一种贵重的药食同源之品，铁皮石斛在江浙之地多用于煲汤、泡茶，适用于压力过大、工作过劳、熬夜加班、长期饮酒、吸烟、生活不规律导致的胃肠羸弱、便秘、口干、咽痛等症状，对于糖尿病、高血压等老年病人群也有一定的辅助治疗作用。

石斛的花语是欢迎、祝福、纯洁、吉祥、幸福，有许多国家把它作为"父亲节之花"。在父亲节送石斛，不仅表示坚毅、勇敢的花语祝福，更对父亲们的健康大有裨益。

百合

百合的意象很好，是谓百年好合。中药百合是百合科植物百合、细叶百合、麝香百合及同属多种植物的鳞茎。鳞叶紧紧地包在一起，象征着家庭和睦、团结美好，因此，百合花花语就是高贵、洁白无瑕、万事顺利、心想事成。百合亦食亦药，野生百合略苦，带有一定的毒性，家种的百合味道清甜，有滋养作用。在菜市场就可以买到来自甘肃、湖南、江苏、河南或江西等地不同品种的百合。

老百姓买百合，十有八九是用来润肺止咳的。《得配本草》中说百合"甘、苦、平，入手太阴及手少阴经，润肺宁心、清热止嗽"。临床中，百合配川贝有降肺气止咳的作用，配款冬花有祛痰止咳的作用。

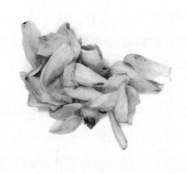

图 5-75　百合

著名的百合治咳的方剂是百合固金汤，方名看起来跟"固若金汤"很相似，但其实与那个著名的成语一毛钱关系也没有。中医的五行学说认为肺属金，"百合色白，其形象肺，故能独入金家，为保肺宁神、清金润燥之品"。方中以百合配伍熟地、生地、当归、白芍、甘草、桔梗、玄参、贝母、麦冬等滋阴补肝肾之品，来治疗因肺肾阴亏、虚火上炎而引起的咳嗽气喘、痰中带血、咽喉燥痛、头晕目眩、午后潮热、舌红少苔、脉细数等症。临床上我常以此方加减，治疗过感冒后久咳不止、支气管扩张、肺癌康复期的不少病患。

现代研究可以证实的是，百合除具有镇咳祛痰、镇静、滋阴润肺功效外，还能强壮身体，有抗癌作用。因为百合中所含的秋水仙碱能抑制癌细胞的增殖。我手头有几例肺癌术后或放化疗后接受中医药治疗的病例，在治疗期间，除了定期为他们针灸外，我还让他们每日服用以百合等药制成的阿胶膏滋剂，既可以起到润肺止咳、对抗放化疗对人体的损害的作用；又可以清心安神，让他们能以正常的心态、较为饱满的情绪来应对疾病带来的困扰。虽然他们中有的已然故去，但相对而言，他们获得了比较高的生活质量。

张仲景用百合治疗了一系列复杂难言的精神疾病，他在《金匮要略》中还为这一系列病症起了个名字：百合病。他说："百合病者，百脉一宗，悉致其病也。意欲食复不能食，常默默，欲卧不能卧，欲行不能行，饮食或有美时，或有不用闻食臭时，如寒无寒，如热无热，口苦，小便赤，诸药不能治，得药则剧吐利，如有神灵者，身形如和，其脉微数。"总之一句话，得了这种病的人看上去像正常人，但实际上"脑筋坏掉了"。古人没有"精神病"这个概念，就说"如有神灵者"。胡希恕老先生认为这就是精神失常，但其有几个不变的证候，就是口苦、小便赤、脉微数，是虚热致病。仲景用了一系列百合方，如百合地黄汤，治疗"百合病，不经吐、下、发汗，病形如初者"，以生地黄汁凉血活血；百合知母汤，治疗"百合病，发汗后"，因百合病本身即是虚热为病，再经发汗，虚热更盛，故用知母清热除烦；滑石代赭汤，治疗"百合病，下之后者"，泻下后津液重伤，以滑石涩小便，代赭石收敛胃中津液；百合鸡子汤，治疗"百合病，吐之后者"，鸡子黄用生的，入百合汤中搅匀，稍煎之后有补血强壮的作用；百合洗方，治疗"百合病，一月不解变成渴者"，这是渴而不重，外洗之后喝些不加盐的面条汤就可以了；而渴的重症则需要用栝楼牡蛎散方，以天花粉和牡蛎来滋阴除烦热；百合滑石散，治"百合病，变发热者"，以滑石解热利尿。

虽然我没有在临床上治疗过典型的百合病，但时时可以看到一些抑郁症或焦虑症的病人，症状像极了百合病。首先是全身疼痛，今天来诊时说是头痛，下次可能就是腰痛，再下次就是咽痛。如果用药稍热些，病人就反映说口鼻干燥，状如喷火；如果加上稍寒些的药，病人就反映腹痛、腹泻。给这些人开方子，如同站在一架极灵敏的天平上，稍有风吹草动指针便左右摇摆不定。于是，无奈之下，我便重用百合30克，渐渐地，病人的反应就平和得多了。

《神农本草经》中其实也没太提到百合对肺及神志病的治疗作用，只说它"治邪气腹胀、心痛，利大小便，补中益气"。我比较喜欢它最后一种功用，因此在这里推荐几款百合的药膳：

百合莲子粥：将准备好的百合和莲子洗净放入锅中，加入洗净的糯米，再加入红糖和清水，熬煮成粥。

百合银耳汤：将泡好的银耳洗净撕成小块，再将准备好的百合洗净，一起放入锅中，加入枸杞、大枣、冰糖和水，熬煮至黏稠。银耳炖烂口感会更好。

百合炖鸡汤：将准备好的鸡块和百合洗净放入锅中，再加入生姜、枸杞、大枣和水，炖煮两个小时左右，加入洗净切好的山药再煮5分钟即可。

最简单的又最好吃的，莫过于蜜汁百合，鲜百合洗净、蒸熟，加入蜂蜜即可食用。

五味子

中药有四气五味，寒热温凉、酸甘苦辛咸，但五味子一味药却五味俱全。《新修本草》说"五味皮肉甘酸，核中辛苦，都有咸味"。五味子酸咸入肝补肾，辛苦入心补肺，甘入中宫益脾胃。《神农本草经》将其列为上品，言其"益气，咳逆上气，劳伤羸瘦，补不足，强阴，益男子精"，具有益气滋肾、敛肺止咳、止精止泻、益智安神、滋补强身之功。本品有南北之分，北五味子指的是木兰科植物五味子，而南五味子指的则是华中五味子。

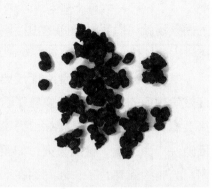

图 5-76 五味子

五味子的炮制方法有酒蒸、蜜蒸、醋蒸等，五味子每 50 千克用黄酒 10 千克，或用蜂蜜 15 千克，或用米醋 7.5 千克。所以，虽然五味子五味俱全，但入汤药后呈现出的还是以酸涩味偏重。为病人开具的汤药加入此药后，病人都反映"比过去的药酸多了"。可见，五味子的功效还是以收敛为主，敛肺止咳、滋补涩精、止泻止汗。

仲景的小青龙汤，治疗"太阳伤寒，心下有水气，干呕，发热而咳"。现代临床的许多内有伏饮的慢性咳喘性疾病便用细辛、半夏发越阳气，清除伏邪，但佐以五味子使其不致发越太过。桂苓五味甘草汤治疗咳嗽气逆、上冲，也是用五味子的酸收涩固之性。我治疗过一位过敏性咳嗽病人，使用了麻黄汤类方。复诊时病人说咳嗽虽好转但夜间心悸，难以入睡，我恍悟，这可能是麻黄碱的兴奋作用。后来在临证时，如用麻黄等辛温之药，必佐以五味子，好像五味子起到了安全带的作用，以防止麻、桂、姜、辛、半夏这些猛将冲杀过度。《本草求原》中非常推崇五味子，"凡风寒咳嗽、伤暑咳嗽、伤燥咳嗽、劳伤咳嗽、肾水虚嗽、肾火虚嗽、久嗽喘促，脉浮虚，按之弱如葱叶者，天水不交也，皆用之"。不过，事情也要因人而异，尤在泾就提醒过："五味子治嗽，新病唯热伤肺者宜之。若风寒所客，则敛而不去矣。久病气耗者，非五味子不能收之。然热痰不除，则留固弥坚矣"。所以，《本草求原》中的话应该这么说：结合临床情况，合理配伍，则任何情况均可使用五味子。

生脉散方来源于《医学启源》，治疗夏日中暑之后，热伤气阴，肢体倦怠，气短懒言，汗多口渴等症。生脉散中，除人参、麦冬之外，也用五味子，不是因为五味子有消暑功能，而是因为其有敛肺气不使气散、气脱之效。"凡人当夏热之时，真气必散，故易中暑。生脉，用人参以益气，气足则暑不能犯;用麦冬以清肺,肺清则暑不能侵;又佐之北五味,以收敛其耗散之金,则肺气更旺,何惧外暑之热。是五味子助人参、麦冬以生肺气,而非辅人参、麦冬以消暑邪也"(《本草新编》)。李东垣说五味子可"生津止渴,治泻痢,补元气不足,收耗散之气,瞳子散大",也是取其收敛之意。

西医学中常用五味子来治疗急慢性肝炎,其可使谷丙转氨酶转阴。动物实验也证实五味子对药物引起的肝脏损害有治疗作用。根据文献报道,使用五味子来治疗急性肝炎的平均服药时间为 23.6~25.2 天,但谷丙转氨酶恢复正常后过早停药可引起反弹现象,因此疗程长短需因病而异。原则上谷丙转氨酶恢复正常后仍宜服药 2~4 周,以巩固疗效。

五味子有很好的补肾固精功能,从古至今都是养生的良药。如《证类本草》中记载了《千金月令》中的养生方法:"五月宜服五味汤。取五味子一大合,以木杵臼细捣之,置小瓷瓶中,以百沸汤投之,入少蜜,即密封头,置火边良久,汤成堪饮"。还记载有实际使用效果:《抱朴子》:移门子服五味子十六年,面色如玉女,入水不沾,入火不灼"。看来,五味子制品真的可以用于老年人,以延缓衰老;用于年轻人,以提高体力,消除疲劳,提高工作效率。

覆盆子

覆盆子是蔷薇科悬钩子属植物华东覆盆子的干燥果实。学习了中药覆盆子很多年,除了见到药柜里灰扑扑、跟干柴似的小毛球外,一直无缘见到真实的覆盆子。许多文学作品里都说这东西挺好吃,是一种浆果。直到去美国留学的时候,在远离祖国的波士顿郊外,我才在麦克林医院的山脚下发现了一大蓬

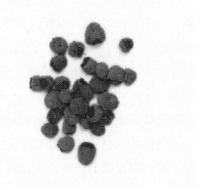

图 5-77 覆盆子

带刺的灌木丛，其间点缀着一个个红宝石样的果实，有点儿像桑椹似的，有着一个个小鼓包，摘下来却发现像个小圆桶或小碗儿。查了资料发现这就是覆盆子，真的宛如一个个倒着放的小盆子。美国人叫它树莓。不过，它的果实并不是所有的人都能消受的。我曾经不顾刺扎，摘了许多带回实验室和同事们分享，他们只尝了一颗，便都蹙眉摇头，嫌太酸而留给我独自享用了。后来，我去拜访一位当年毕业于中医研究院现在美国开业的师兄，他端出一盆自制的暗红色的果糕待客。那点心尝起来酸酸甜甜，跟国内卖的山楂糕差不多。师兄介绍说："这是我自己做的覆盆子糕，有滋补肾精的作用。你们多吃一些。每次我们家办派对，这都是最受老美们欢迎的甜点呢！"

在《本草纲目》中，覆盆子性味就是甘酸，平而无毒，有补肝益肾、固精缩尿、明目的作用，可以治疗阳痿早泄、遗精滑精、宫冷不孕、带下清稀、尿频遗溺、目昏暗、须发早白等。一个比较有名的方子就是五子衍宗丸，是覆盆子和其他四子（枸杞子、五味子、菟丝子、车前子）同用，可以治疗肾虚精亏所致的阳痿不育、遗精早泄、腰痛、尿后余沥等症。

国家放开二胎政策后，门诊来看生育问题的病人日益增多，有男性的问题，也有女性的问题。经过中药、针灸的调理，不少病友都如愿以偿。最近一位可称为奇迹的病例是一位 47 岁的女性。她一直想要个孩子，都没能如愿。采用人工试管婴儿技术也是屡试屡败，胚胎根本种植不上。因此，她来门诊时我也并无把握。而且由于她年龄偏大，更是增加了治疗的难度。好在那位女士有过无数失败经历之后，心态已渐平和。因此，在与病人充分沟通后，抱着死马当活马医的心理，我给她下药施针。采用覆盆子、菟丝子等中药汤剂为她养卵，保证卵子质量；同时，也在移植胚胎之前针灸改善子宫的容受性，增加胚胎种植成功的可能。后来，那位女士通过微信给我报喜，移植了两个胚胎，其中一个终于成活了。怀孕 5 个半月之后，那位女士以 48 岁高龄早产下一子，体重仅 1.7 公斤。在新生儿科医师和家属的精心照顾下，孩子健康苗壮成长，已经能跑会跳了！

最新的研究表明，覆盆子的果实和叶都有增加记忆力的作用，也就是意味着它有健脑的作用，无论老人与孩子，常用都是极好的。

第
六
章
动
物
类
中
药

蝉蜕

蝉蜕是蝉科昆虫黑蚱羽化后蜕的壳。在所有动物类药中，我接触最多，也最不害怕的是这味药。

儿时不知那是药，夏季大雨之后常常跟在男孩子们后面捉知了，我们当地人也叫"马唧了"。他们挖到的是尚未蜕壳的知了，我便以在矮树丛中捡知了蜕下的壳为乐。后来看到北京的老艺人把蝉蜕称为毛猴，用来制成各种形状的工艺品，有黄包车夫、手艺匠人等，无不惟妙惟肖。

《本草纲目》中说蝉"主疗皆一切风热证，古人用身，后人用蜕，大抵治脏腑经络，当用蝉身；治皮肤疮疡风热，当用蝉蜕"。据说现在山东的一些农村地区，人们夏季还常捉知了，这成为乡野之趣，不过蝉肉不再入药而是食用了。蝉蜕可内服也可外用，内服以抗惊厥、解热、透疹，常用在外感风热、咳嗽音哑、麻疹透发不畅、风疹瘙痒、惊痫、目赤、翳障等病人身上。蝉蜕消风散热，又轻清凉散，可升可降，常与前面提到的川牛膝同用，以斡旋周身气机。

不过，古人对蝉蜕的功用解释挺有趣。比如，汪昂的《本草备要》

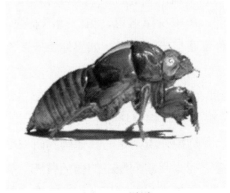

图 6-1　蝉蜕

239

说："蝉乃土木余气所化，饮风露而不食，其气清虚而味甘寒，故清虚热。其体轻浮，故发痘疹。其性善蜕，故退目翳，催生下胞。其蜕为壳，故治皮肤疮疡瘾疹。"这是中医学取类比象的具体应用。不过，最有意思的是蝉蜕能止小儿夜啼，原因则是蝉"昼鸣夜息"。

小儿夜啼，民间的办法就是贴个招贴。小时候，我真的在家乡的小巷子里看见过这样的招贴，字迹歪歪扭扭：

天皇皇，地皇皇，我家有个夜哭郎。

过往君子念三遍，一觉睡到大天亮。

哈哈，倘使那家人知道野地里的马唧了壳煎水便可令孩子安睡，何至于出此下策呢。不过，现在想来，孩子夜里啼哭不止，除了照看不周导致其昼夜颠倒之外，倒还有可能是过敏造成身痒不适而啼哭不已。

近年来，过敏性疾病，如过敏性鼻炎、哮喘、荨麻疹等日益增多，其来之前毫无征兆，一来便气势汹汹。或连打几十上百个喷嚏；或流一天的鼻涕；或突然呼吸困难，喉中有声；或皮肤红肿瘙痒，突起突消，令人抓挠不已。这一切都与风邪有关，也是蝉蜕的适应范围。临床上我多以蝉蜕配合地龙、僵蚕等动物类药，来解除因异体动物蛋白引起的过敏症状。曾治疗一东城名校的小学生，孩子原先功课不错，近来成绩却明显下降，孩子母亲为此事气病了，前来就诊。就诊时，病人不停絮叨此事，说老师告状，孩子上课不专心、注意力不集中，白天上课打瞌睡，晚上睡觉不安生，气得她胸痛，云云。听得我不胜其烦，于是提醒家长，孩子的注意力不集中、睡眠不安可能也是病态。家长如梦初醒，于是立刻带孩子前来。仔细检查之后发现，孩子四肢及胸背部遍布抓痕。再一问，果然有过敏史。每至夜间，孩子身痒难忍，当然睡不安稳，第二天上学也没精神。我对家长说：你不要只责备孩子，如果你每天夜晚周身瘙痒，睡不好觉，第二天能正常工作吗？母亲平时只关心孩子成绩，却对孩子身上的病症毫无察觉，听了我的话也觉惭愧，心疼不已。果然，经过治疗后，孩子身痒减轻，睡眠安稳，成绩也慢慢提了上去。

蝉蜕外用则是与其他药物研末配合成酊剂，治疗一切湿疹、皮炎、瘙痒之症。我常把配好的药免费送给病人使用，凡湿疹、疮疡、足癣，甚至蚊虫叮咬引起的瘙痒，均有疗效，颇受病人欢迎。有一次，一位林业大学硕士毕业的朋友因玫瑰糠疹求医，用过药后问我该药是否以某种虫子的尸体配制。因为他读研期间长期以林中各种害虫做实验，对某种气味熟悉已极。我本以为配方十分保密，但他一闻之下便道破天机，真是遇到高人了。

穿山甲

本来我不打算写"穿山甲"一节的，因为这涉及动物保护问题。但有些问题如果不说明白可能会对想要保护的动物造成更大的伤害。

中药穿山甲指的是鲮鲤科动物穿山甲的鳞甲。

穿山甲的特点就是善挖掘，什么样的地方都能穿透。电视剧《西游记》中有一集，唐僧师徒逃离蜘蛛洞，路过黄花观，被蜈蚣精的金光困住，幸亏孙悟空灵机一动展开七十二变，变作穿山甲钻入地下才得以逃脱。吴承恩在书中描述穿山甲道：

四只铁爪，钻山碎石如挝粉；满身鳞甲，破岭穿岩似切葱。两眼光明，好便似双星幌亮；一嘴尖利，胜强如钢钻金锥。药中有性穿山甲，俗语呼为鲮鲤鳞。

正是因为穿山甲有钻山破岭的能耐，中国人才以穿山甲鳞片为药，取其搜剔钻透之性来治疗一些闭阻不通或顽固性疾病。虽然这只是中医药学取类比象的思维，但验之临床卓然有效。《本草纲目》中便引用了这样的民间谚语来形容其疗效："穿山甲、王不留，妇人食了乳长流"。下奶通乳，是其主要的用途之一。至今，在中国的许多地方，当妇人产后乳汁不下，就会在下奶的鱼汤或猪蹄汤中加入炮制过的穿山甲片或炒得开花的王不留行籽通经下奶，既可去净恶露，又可使奶水丰盈。在奶粉价格日涨的今天，能让孩子吃上口既营养又可增强免疫力的母乳，其功劳可是大大的。

除了下奶，其实我在临床主要也是用其来通经，治疗各种原因引起的经闭。可能是现代社会压力太甚的原因，许多年轻女性出现月经闭止不通的情况。古人把月经称为月信，是指其来有规律。经水有信，当行不行，是闭塞之故。除了根据闭塞的原因或补虚，或祛瘀之外，还应加上炮穿山甲来钻透通经。我曾治一女演员因过度节食兼拍戏作息不规律而导致月经闭止，动辄数月不行。经中药调理后，其子宫内膜厚度及激素水平均恢复正常，但月事还是不下。于是我在方中加了炮山甲 3 克，增强通经破血之力，血方下行。

十多年前我也治疗过年轻男性陈某，其囊性痤疮反复发作多年，面部黧黑，疙瘩成片，触之结硬。寻常治疗肺风粉刺之药在他医处不知吃过多少，总是如汤泼在沙漠上，水印还没来得及看见，便不见踪影了。我记起《药性论》及《日华子本草》上说穿山甲可以治恶疮，破脓血，便用了穿山甲、皂刺、白芷等药，兼以针刺之法。久之方效，其面上渐渐平复。张锡纯在《医学衷中参西录》中评价穿山甲："味淡性平，气腥而窜，其走窜之性无微不至，故能宣通脏腑、贯彻经络、透达关窍，凡血凝血聚为病，皆能开之。以治疗痛，放胆用之，立见功效""并能治癥瘕积聚、周身麻痹、二便秘塞、心腹疼痛"。有此一议，我在治疗实体瘤，如甲状腺癌、子宫肌瘤时，偶也放胆一用，效果也可圈可点。

不过，2020 年 6 月，国家将穿山甲列为国家一级保护野生动物。世界上仅存的 7 种穿山甲均被列入《濒危野生动植物种国际贸易公约》附录 Ⅱ。因此，现今临床已经不用，而以替代品代之。

对于许多人来说，穿山甲只是餐桌上的珍馐美味。其实人类已经有了足够多驯化好的动植物食物，却还要去品尝野生的美味。而且，为了这个过于贪婪的目标，不少人因猎杀和走私穿山甲走上了犯罪的道路。穿山甲是益兽，它一次能消灭 500 克白蚁。在 250 亩的森林里，只要有一只穿山甲，白蚁这个危害极大的种群便可得到控制。穿山甲食用白蚁的方法，古人记载有两种：一种是陶弘景《本草经集注》记载的，它"能陆能水，日中出岸，张开鳞甲如死状，诱蚁入甲，即闭而入水，开甲蚁皆浮出，围接而食之"。这个记载我很熟悉，但一直想不起来是说哪种动物。不过，这种捕食方法确实在自然界中存在。伟大的博物学家李时珍通过自己的观察纠正了这种观点。他观察到，穿山甲是用舌头舔食白蚁的。这个镜头在《人与自然》中非常常见，非洲的食蚁兽就是这样捕食的。世间万物本不为人类所生，倘或非用不可，必怀着敬畏之心！这是医圣孙思邈在《备急千金要方·大医精诚》中再三教导的。不敢有忘！

童子尿

小时候见过邻居老中医家近百岁的老奶奶边给未满月的重孙子把尿边就着尿液洗眼睛，觉得十分新奇。后来学了医才知道童子尿也是中药，对老人有明目的功效，而且许多古典医书都有童便入药的记载。童子尿可以"滋阴降火、润肺散瘀、明目利肠、催生落胞，治肺痿失音，疗吐衄损伤"（《本草易读》），对咳嗽、肺痨、妇科疾病、跌打损伤和眼部疾病都有一定疗效。浙江东阳人春天有吃童子尿煮鸡蛋的习俗。每到开春，农村里都会煮"童子蛋"。据说有大补的作用，吃了夏天不会中暑，春天不会犯困没力气。一般东阳人从小就吃这种蛋，每到这个时候幼儿园里就都是排队等着接童子尿的人，可谓是"东阳尿贵"。但是，这种做法遭到了许多科学人士的批评，他们认为这些荒谬举动是群体心理机制使然。正如法国著名社会心理学家勒庞所说的，人像动物一样有着模仿的天性，才使时尚的力量如此强大。不仅是吃童子尿煮鸡蛋，还有"非典"流行初期抢购白醋、板蓝根，以及社会大众一度对气功的痴迷，都是典型的群体非理性心理表现。专家所说可能有一定道理，但不能因此否认童便的药效作用。《本草易读》中载了使用童便或者自己尿液的两个验方："如温热咽痛，频含之；骨蒸发热，同蜜煎服，后当服自己小便，二十日愈……折伤血瘀，同上"。连痊愈时间都能准确表述，看来并非虚言。南京中医药大学的王旭东教授讲过一则他亲历的病例。一位病人因上消化道出血不停呕血，各种止血药、针灸都没效。后来，王教授让人找来一杯童子尿给病人服下，出血居然就止住了。

金汁

《本草纲目》中有许多遭人诟病的奇特用药，令人恶心，比如金汁（人类的粪便）、寡妇床头土，还有头垢、烟锅子油等，现在都被当作封建糟粕而弃之不提。同时，也为许多诋毁中医的人提供了靶子。

但是，我查找资料时看到兽医学的一些方子，有些与金汁的用法如出一辙。在治疗牛、马等牲畜腹泻时，用健康牲畜的粪便泡水给它们灌下即愈。于是我便思考其原理，此时用中药的四气五味理论皆说服不了人，而用肠道菌群的概念却很容易让人明白。在人及动物的体内，尤其是肠道中，寄生着大量的细菌。很多人曾尝试过节食减肥的方法，却每每在减去 3~4 斤后体重便不再下降，而恢复正常饮食后体重立刻反弹回来。其实，在节食的过程中，你所减去的，只是那些细菌的重量，其数量是巨大的，大约为 10^{14} 个。一旦饮食恢复，那些细菌们得到营养，便又立刻开始滋生，人的体重便乖乖地又回来了。

在肠道的菌群中，有"好细菌"，如双歧杆菌、乳酸杆菌等，它们能合成多种生物体生长发育必需的维生素，如 B 族维生素、维生素 K 等；还能利用蛋白质残渣合成必需氨基酸，如苯丙氨酸、缬氨酸和苏氨酸等；并能参与糖类和蛋白质代谢，同时还能促进铁、镁、锌等矿物元素的吸收。这些好的菌群对人体有益无害，而且是必需的。它们有规律地定居于身体的特定部位，成为身体的组成部分。在长期的进化过程中，通过个体的适应和自然选择，正常菌群不同种类之间，正常菌群与宿主之间，正常菌群、宿主与环境之间，始终处于动态平衡状态中，形成一个互相依存、相互制约的整体。

中医认为，万物皆有阴阳，存在着互相克制与对立的两方，因此体内存在"好细菌"的同时，也同样存在着"坏细菌"。坏的细菌也被称为过路细菌，它不是生物体家养的，而是外来的，与机体不睦时便有可能导致疾病。从某种程度上来说，我们的身体便是这一正一邪两大群细菌们的战场，孰胜孰负关乎着生物体的健康。

对于新生的小牛小马们来说，由于脾胃稚嫩，肠胃不适，腹泻不止，服用了含有健康牛马肠道菌的水，重建了肠道的菌落，就有可能会恢复健康。

动物服用含有粪便的水人们可能还比较容易接受，但如果让人主动服用自己的排泄物，恐怕困难得多。

从新闻中，可以看到个别人为了追求长生饮用自己的尿液，说是可以祛除百病；也可以看到浙江东阳一带兴吃童子尿煮鸡蛋，以消暑祛疾。但是，主动去服用粪便制成的药物，还是令许多人不能接受。

2011 年，《泉州晚报》上曾登载一条新闻，说泉州的花桥宫在 1973 年用男童粪便制作了最后一批金汁，时隔 38 年后开挖了出来。花桥宫制作金汁久有历史，还在 2007 年申报了国家非物质文化遗产。其具体的制作过程可能会令人恶心，不再转述。但是，据报载，在地下埋藏了多年的金汁挖出来后却纯净如水，无一点臭味。当地的一位大专家，也是我的一位忘年交老友，福建省针灸学会副会长、泉州中医院张永树教授还特意向民众解释了金汁的用途，肯定了其药物作用，认为其药性寒凉，可用于治疗高热不退。

我自己从未用过此药，但是，对其原理颇能接受。

曾经有一次，我朋友 4 岁的女儿在北京最好最贵的儿童医院住院治疗了两周，不仅仍然高热不退，而且又出现腹泻不止。等院方向她下达孩子的病危通知书的时候，朋友立刻向我电话求救。其时我第二天便要动身前往奥地利做访问学者，听闻消息，二话不说就赶到了孩子病房。听电话的时候我心里便清楚，这极有可能是医院为了退热使用过量抗生素而造成的霉菌性肠炎。换言之，因为使用了各种不同的杀灭细菌的药物，孩子体内好的坏的细菌一并被杀死了。孩子肠道内没有了细菌的抑制，真菌便大肆繁殖，造成腹泻。去了医院才发现朋友家里为孩子的治疗闹成一片。孩子的姥姥、姥爷要求按照医院的安排，再换用一种更新、更贵的药物，以杀灭霉菌，退热消炎；而孩子的父母则不同意再用西药，想用中医试试。患儿瘦得只剩下一把骨头，皮肤都近乎透明。双方的争执还是年轻人占了上风。于是，孩子的姥姥、姥爷退出病房，留下我单独按照中医的方法为她看指纹、诊舌苔。我采用中医挑治的方法先调治孩子脾胃，等腹泻止后再服用中药，同时再辅以益生菌重建肠道菌群。家长同意了我的方案。我依言操作之后，便告别回家，次日飞往欧洲。当然，一切过程如我所料。孩子先是烧立时退了，然后泻止；又渐渐地，能吃些东西；后来痊愈出院。现在那孩子已经成了一名中学生，虽然仍旧不胖，但健康得很。

我很赞同一位同行对金汁的解释，他说："不要因为金汁的原料是粪便就觉得恶心，金汁的制造方法实际和酸奶、养乐多之类没什么本质差别。"

粪便中自带的菌群起到了酵母的作用，而粪便中的食物残渣和纤维则是培养基。金汁的原汁必须用深井水或山泉水，为的就是减少其他杂菌污染，整坛原汁完全密封，深埋细土，隔绝氧气，陈酿 10 年以上。这样处理过后，粪便中原有的需氧或兼性需氧的有害细菌，如大肠埃希菌等消亡殆尽。厌氧和兼性厌氧的有益菌，如双歧杆菌和乳酸菌成为绝对优势细菌。而粪便气味的来源（如吲哚）也在漫长的封藏过程中消耗殆尽。极微量的吲哚在高度稀释时是呈现香味的，而且是常用香料之一。这个道理同人们觉得榴梿臭是一样的，其实，榴梿只不过是太香了而已。也就是说，经过数十年陈酿的优质金汁，其上清液是含有双歧乳酸菌等有益菌的、无色无味或气味清新、有淡淡甘爽口感的液体。

牛黄

2019 年底爆发的新冠肺炎疫情中，安宫牛黄丸是中医治疗危重型新冠肺炎的代表方。这让大家再次注意到这一传统且有传奇色彩的药，也让其主要成分牛黄受到了关注。

牛黄是脊索动物门哺乳纲牛科动物牛胆囊的结石，又叫西黄、犀黄等。在胆囊中产生的称"胆黄"或"蛋黄"，在胆管中产生的称"管黄"，在肝管中产生的称"肝黄"。其他动物的胆结石也有一定的治疗作用，如马、羊的结石叫马宝、羊宝，猴的结石称猴枣，不过治疗效果都比牛黄弱得多。

不知道大家是否读过《哈利·波特》系列小说。在西方的魔法传说中，羊粪石，也就是羊宝的主要作用就是解各种毒。哈利的朋友罗恩因喝了被食死徒下了毒的葡萄酒，危在旦夕。哈利急中生智，想起羊粪石的作用，将其放入罗恩口中，从而救了罗恩一命。在东方文化中，牛黄的主要作用也包括解毒，如《中国药典》中就认为牛黄可清心、豁痰、开窍、凉肝、息风、解毒，用于治疗热病神昏、中风痰迷、惊痫抽搐、癫痫发狂、咽喉肿痛、口舌生疮、痈肿疔疮。至今我还清楚记得牛黄解毒片的独特味道，那是种即使被糖衣包裹也掩不住的辛串甜香味。上学的时候，凡是咽喉疼痛，长了疮疖，又或是大便干燥了，校医室就会给开上几粒牛黄解毒片（以牛黄配伍草河车、金银花、黄芩、大黄等药）。吃了，大便通畅了，病也就好了。不过，这只是牛黄作用的牛刀小试而已。在国际上价格超过黄金的牛黄，用途绝不止于此。如与麝香、乳香、没药等合用制成的犀黄丸有清热解毒、活血散结的作用，轻则可以用来治痈疽、瘰疬，即蜂窝织炎、淋巴结核等；重则对乳腺结节甚至乳腺癌等都有作用。

我门诊有一病人，年纪轻轻就当上某知名国际公司高管。由于经常飞往全球各地，工作繁忙，时差颠倒，年纪轻轻就患上高血糖、高血脂等病。更为麻烦的是，由于高血糖没有得到及时控制，他的皮肤感染非常严重，不仅在脑后发际长满疖肿，而且肛周脓肿反复发作形成了窦道，使用抗生素等治疗一年多也未愈。无奈之下，求助于中医，我令其服用西黄丸配合针灸治疗。此西黄丸是犀黄丸的商品名，使用的是用胆汁合成的人工牛黄。治疗半年后，才将其病情基本控制，窦道也得以愈合。

《神农本草经》认为牛黄"味苦平，生平泽。治惊痫、寒热、热盛狂痓，除邪逐鬼"。现代研究认为，牛黄有抑制中枢神经系统，镇静、镇痛、解热、抗惊厥等作用，可治疗因高热而导致的神志昏迷、癫狂、小儿惊风、抽搐等症。代表的方剂是至宝锭（丸），来源于《太平惠民和剂局方》，也是为治疗瘟疫而设的，主要有犀角、牛黄、玳瑁清热凉血解毒，琥珀、朱砂重镇安神，雄黄解毒豁痰，麝香、安息香、冰片辟秽化浊、开窍醒神，一干全是珍稀药物，现在可用于流行性乙脑、脑炎、中风、癫痫、肝昏迷等重症的治疗中。

以牛黄命名的安宫牛黄丸，更是明星般的存在。其组成为牛黄、犀角（犀角是濒危动物犀牛的角，现在均以水牛角浓缩粉替代）、麝香（现多以人工麝香替代）、珍珠、朱砂、雄黄、黄连、黄芩、栀子、郁金、冰片等。同仁堂所产的为包金衣的蜜丸，除去金衣显黄橙色或红褐色，气芳香浓郁，味微苦。可治疗温病邪入心包引起的高热惊厥、神昏谵语、中风昏迷、脑炎、脑膜炎、败血症重症见神志昏迷者。研究表明，这是目前唯一能够通过血－脑屏障对脑病起治疗作用的中成药。父亲生前患过多次脑梗，我便在家中常备此药，凡见到血压突高或有其他中风先兆时，便服上半丸，过几小时再服半丸，往往能转危为安。某次陪同父亲住院时，与父亲同住一室的病友给我讲了他父亲服用安宫牛黄丸的奇事。那是 70 年代初，他家里原也珍藏一粒安宫牛黄丸。那年他父亲自己在家，突然发病，从炕上摔下来，腿脚无力爬不上炕，意识到自己是中风了。于是摸索着挪到柜边找到那丸药，哆嗦着打开蜡壳含到口中，慢慢咽了。约莫一个时辰过去之后，他父亲渐渐觉得腿脚有劲儿了，竟然自己爬上了炕。等家人们下班回家，老爷子居然自己能下炕走动了。

安宫牛黄丸的神效不仅如此，20世纪伦敦地铁事故，香港名主持刘海伦被诊断为脑死亡，宣武医院的徐谦教授应邀前往会诊，西医出身的她果断使用了中医的传统名药安宫牛黄丸。后来，"起死回生"的医生和"死里逃生"的病人一起出现在中央电视台的某个节目中，也引起了相当大的轰动。有位朋友的表妹患脑瘤，手术后双目失明，我也是远程建议她服用安宫牛黄丸试试，结果20天后她的左眼居然出现了光感。后来经过几年的针灸、中药治疗，病人居然能亲笔给"医生姐姐"写来一封情真意切的感谢信。这封字迹工整的信，我一直珍藏着。

鉴于牛黄的珍贵程度，其一般不入汤剂，而是入丸散，用量0.15~0.35克，外用也可，直接用于患处。

鸡内金

因为小时候养过鸡，也杀过鸡，所以我对鸡内金一点儿也不陌生。那是鸡的砂囊内壁，是金黄色的，又有很好的助消化作用，因而叫鸡内金。

养鸡的时候，买来的鸡饲料里经常会掺些小石子儿什么的，开始我还觉得商家黑心，后来才知道，这些石子儿是特意加进去的，为的是帮助鸡消化食物。原来，鸡等禽类的胃分为腺胃和肌胃，腺胃壁薄，壁细胞分泌胃酸及各种消化酶，用以浸泡、消化食物；肌胃有发达的肌肉壁，内壁覆盖有一层硬的角质

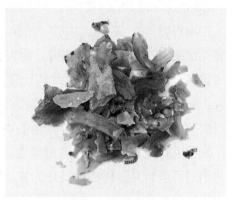

图6-2　鸡内金

膜，内腔含有一些小砂粒，作用类似牙齿，用以磨碎食物。我们常吃的美味零食鸡肫肝、鸭肫肝就是肌胃，而其内壁上的那层硬膜，就是鸡内金。

《得配本草》称鸡内金为"肫内黄皮"，"甘，平，入大肠、膀胱，健脾开胃，祛肠风，治泻痢，消水谷，除酒积"。现代研究证实，鸡内金中含有胃泌素、角蛋白、微量胃蛋白酶、淀粉酶及多种维生素等，口服鸡内金粉后胃液的分泌量、酸度、消化力均增加，胃的运动期延长，蠕动波增加。因此，助消化是鸡内金的首要功能。对于食积，尤其是酒积的病人，应首先选用此药。

小时候，家里杀了鸡，妈妈就会细心地把鸡内金剥下，收好晒干。如果家里的哪个孩子吃饭不香，夜里睡觉还流口水，妈妈就说有了积食。于是，把鸡内金炒干碾碎，掺到面粉里，烙成薄薄的小饼，没有一点儿腥苦的味道，孩子们快快乐乐地就把药给吃了。《要药分剂》解释道："小儿疳积病，乃肝脾二经受伤，以致积热为患。鸡肫皮能入肝而除肝热，入脾而消脾积，故后世以此治疳病也"。后来读《医学衷中参西录》，发觉张锡纯的法子更妙："治脾胃湿寒，饮食减少，长作泄泻，完谷不化：白术四两，干姜二两，鸡内金二两，熟枣肉半斤。上药四味，白术、鸡内金各自轧细焙熟，再将干姜轧细，共和枣肉，同捣如泥，作小饼，木炭火上炙干。空心时当点心，细嚼咽之"。由于加了甜的枣泥，口感可能会更好。

在临床上用鸡内金时，我也偏爱入丸散剂，而不入汤药。用它来治疗结石，完全是比类取象的思维。"鸡内金，鸡之脾胃也，中有瓷石、铜、铁皆能消化，其善化瘀积可知"。因为看到过鸡吞吃砂石帮助消磨食物，便觉得它也可以帮助消磨掉结石。反正临床效果还不错。不过实话讲，由于是配伍用药，真的难以说明具体是哪味药在起作用。古方的单方中有用鸡内金"治小便淋沥，痛不可忍"（《医林集要》）的，这能说明它真的是有治泌尿系感染或结石的作用。入药方法："阴干，烧存性。作一服，白汤下"。

有人说：鸡内金既然能够帮助消化，那么多吃些鸡鸭的肫是否也能帮助消化呢？其实不然，可以治病的酶或其他好东西都集中在那层硬硬的薄膜上了，那些好吃的肫只是肌肉而已，而且是非常致密的肌肉，不能多吃。吃多了，不光是腮帮子发酸，也不好消化。

麝香

麝香是非常著名的香料，是四大名香（麝香、沉香、檀香、龙涎香）之冠。古人不仅以麝香入药，日常还使用麝香来熏衣物及室内，宋代释智愚所写的《颂古》就描写了用麝香来熏衣物的习俗：

声如鸣玉静边闻，谁信幽人不见君。

花到海棠将寂寞，绣衣犹把麝香熏。

而现代人喜欢使用的香水，也多以麝香的香味为基调，搭配其他香料配制出各种香气。在热播的宫斗剧《甄嬛传》中，麝香居然被当成害人的工具，致使孕妇流产而且终生不孕，使得许多人对麝香心生畏惧。

那么麝香是什么呢？麝香是麝科动物林麝、马麝或原麝雄体香囊中的干燥分泌物，又称寸香、元寸、当门子、臭子、香脐子，是一种雄性分泌出来用来吸引雌性的物质，也是非常珍贵的药材。其实所谓最正宗的当门子，并不如我们想象的芳香宜人，而是气香浓烈特异，味微辣、微苦，带咸，所以才有别称"臭子"。麝香只有稀释后，才会有动人的香气，久久不散。段成式《酉阳杂俎》就说过："水麝脐中，唯水沥一滴于斗水中，用洒衣，衣至败其香不歇"。正如有些人嫌弃的榴梿，是因为它太香了，香味过于浓烈，所以才显出臭味。有朋友曾把榴梿放在有异味的冰箱中，后来冰箱中的异味不仅消失了，而且有一股水果的清香萦绕其中，久久不散。

麝香仁　麝香入药可以开窍醒神、活血通经、消肿止痛，可用于治疗热病神昏、中风痰厥、气郁暴厥、中恶昏迷、经闭、癥瘕、难产死胎、心腹暴痛、痈肿瘰疬、咽喉肿痛、跌扑伤痛、痹痛麻木。传统的名贵中成药安宫牛黄丸、至宝丸、犀黄丸、苏合香丸、麝香虎骨膏等均含有麝香，可救人于危急重症之中。现代研发而成的治疗冠心病中成药麝香保心丸也是由人参、麝香、冰片、肉桂、蟾酥、苏合香脂及牛黄等珍贵药材组成的。该药能显著缓解冠心病心绞痛的症状，改善心肌缺血，有保护血管内皮功能和促进血管新生的作用。

古代获得麝香的方法有两种，一种是在自然界麝鹿活动的地方拾取，"麝夏月食蛇、虫多，至寒香满，入春患急痛，自以脚剔出之，着屎溺中复之，皆有常处。人有遇得，乃至一斗五升也"。这种获取方式得来的上等香名"遗香"，价值昂贵，"一者名遗香，是麝子脐闭满，其麝自于石上，用蹄尖弹脐，落处一里草木不生，并焦黄。人若收得此香，价与明珠同也"。但此法得来太不容易，堪比中彩票。于是，有更直接的方法，简单而残忍，即猎杀。杀死雄麝后，立即切取香囊进行干燥，腺囊干燥后分泌液变硬，呈棕色，是一种很脆的固态物质，呈粒状并有少量结晶，那就是麝香。宋代梅尧臣《麝香》诗中叹道：

游伏柏林下，食柏遂生香。

空知噬脐患，岂有周身防。

赤豹以尾死，猛虎以睛丧。

倘或益于用，捐躯死其常。

《证类本草》中记载："麝绝爱其脐，每为人所逐，势急即投岩，举爪剔裂其香，就縶而死，犹拱四足保其脐。"麝被猎人追逐时，宁可投岩而死，死之前还不忘记把香囊剔除；被猎人捆住杀死，还拱着四蹄保护肚脐处的香囊。读后令人不由战栗，心生怜悯。确实，因为象牙质地坚硬，珍贵无比，大象就惨遭猎杀。据说，许多大象因此不再长象牙。因为鱼翅味美价昂，鲨鱼就被活生生地割去鱼鳍，再抛回大海。因为虎骨、麝香都是名贵药材，可救人性命，虎和麝断送在猎人的枪口、刀叉或陷阱中。人类因为自己的需求，向自然无尽地索取，使许多动物濒临灭绝，这种竭泽而渔的行为，终将会受到自然的反噬。

古时麝香的一个重要产地是益州，今四川盆地。宋代释道颜的另一首《颂古》诗就说：

绵州附子汉州姜，最好沉黎出麝香。

鲁子师僧才一嗅，鼻头裂破眼睛黄。

沉黎就是指的沉黎驿，在今四川汉源县清溪镇北。当然，《本草崇原》说益州所产多伪。无论真伪，都说明宋时四川地区还有大量的麝鹿活动。而今天，麝鹿的活动范围只剩下尼泊尔及我国西部高原等小部分地区了。

麝香的主要芳香成分为麝香酮，含少量的降麝香酮。现代研究表明，麝香对中枢神经系统的作用为少量兴奋，大量抑制；有升压作用，可增加呼吸次数，用来急救心血管危象的病人；对金黄色葡萄球菌和大肠埃希菌有一定的抑制作用；有非常好的透皮吸收作用，可以制作成外用的膏药，引药透皮；比较引人注目的是，麝香对妊娠的子宫有明显的兴奋作用，这是古人认为麝香可以治疗难产，下死胎的作用机制，也是电视剧中编造故事的原始梗结所在。

不过，本品的安全使用方法与剂量为"内服：入丸、散，0.03~0.1克，不入汤剂。外用：适量，研末掺、调敷或入膏药中敷贴"，"虚脱证禁服。本品堕胎，孕妇禁内服外用"（《中国药典》2020版）。在恰当使用的前提下，不会有电视剧里演的那些可怕的副作用。

还会有人杯弓蛇影地问：我们现在用的香水里是不是也含有麝香？是不是也不能用了？答案是否定的。因为现在的香水里使用的都是人工合成的麝香。现在人工合成麝香的技术已非常成熟，人工麝香已经大量应用在香料及中成药上了，请大家尽管放心。

不过，在即将写完这篇小文的时候，我还是禁不住要把这首小词翻出来：

金炉犹暖麝煤残。惜香更把宝钗翻。重闻处，余熏在，这一番，气味胜从前。背人偷盖小蓬山。更将沈水暗同然。且图得，氤氲久，为情深，嫌怕断头烟。

这是大诗人苏轼怀念其亡妻所做的，那心境与"明月夜，短松冈"一般无二。麝煤指的是掺入麝香的墨，用这种墨写出的字散发幽香，久久不散。诗中笔墨的馨香、妻子发钗的余香、屋里沉水的暗香氤氲出诗人的一片深情。

地龙

中国人对龙有根深蒂固的崇拜心理，东汉许慎《说文解字》说："龙，鳞虫之长，能幽能明，能细能巨，能短能长，春分而登天，秋分而潜渊。"中药里有味药叫地龙，听起来特别"高大上"，但实际上它就是长年生活在地下的蚯蚓。"蚯蚓生湿土中，凡平泽膏壤地中皆有之，孟夏始出，仲冬蛰藏，雨则先出，晴则夜鸣，其娄如丘，其行也引而后伸，故名蚯蚓。能穿地穴，故又名地龙"（《本草崇原》）。1881 年，创立进化论学说的达尔文曾专门为蚯蚓写了一本书——《腐殖土的形成、蚯蚓的作用及对蚯蚓习性的观察》。达尔文在书中表示，在 10 年的时间内，蚯蚓能够使表层土壤厚度增加 2~3.8 厘米，并能够使空气进入土壤，保持土壤良好的排水性能，促进植物根系生长，提升土壤细菌的硝化能力。有机物通过蚯蚓的消化道被分解排泄到土壤中，能够增强土壤肥力。中国人尊称其为"地下之龙"，大概是对其改良土壤及药效功用的肯定。

蚯蚓对所有人来说都不陌生，生活在乡下的人可能天天都看得到，城里人往往在夏天大雨过后才能在马路边上看到它。尽管它可能有着这样或那样的好处，但对大多数人来说，看见蚯蚓并不是什么愉快的体验。它入药煎服后的口味也真的令人难以恭维。捕捉后的蚯蚓不能直接使用，需要经过精心炮制。炮制地龙的方法很多，主要有药制、醋制、熬制、酒制、油制、蛤粉炒制、盐制等，目的是使其质地松泡酥脆、去毒性、矫正臭味以便于煎制服用。

由于蚯蚓的外形似虫，因此，《神农本草经》中讲其作用为"治蛇瘕，去三虫、伏尸、鬼注、蛊毒，杀长虫"。《诸病源候论·癥瘕诸病》说："人有食蛇不消，因腹内生蛇瘕也。亦有蛇之精液误入饮食内，亦令病之。其状常若饥而食则不下，喉噎塞，食至胸内即吐出，其病在腹，摸揣亦有蛇状，谓蛇瘕也。"相信蛇入体内是不能生存的，只可能是寄生虫类，如蛔虫、绦虫等。三虫泛指一切寄生虫类，而伏尸是指导致过敏的抗体。"鬼注"，实为"鬼疰"，是古人对传染性及感染性疾病的一种认识。东汉刘熙《释名·释疾病》云："注病，一人死，一人复得，气相灌注也。"《诸病源候论·鬼注候》说："注之言住也，言其连滞停住也。人有先无他病，忽被鬼排击，当时或

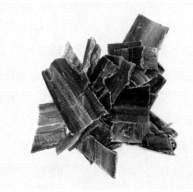

图 6-3 地龙

心腹刺痛，或闷绝倒地，如中恶之类，其得瘥之后，余气不歇，停住积久，有时发动，连滞停住，乃至于死。死后注易旁人，故谓之鬼注。"《现代医学辞典》解释说，鬼注指流窜无定随处可生的多发性深部脓疡。这也是古人理解不了的细菌感染。还有蛊毒，我查了许多资料，只有这样一句解释还比较靠谱，即唐代孔颖达疏："以毒药药人，令人不自知者，今律谓之蛊毒"。或许可以理解为地龙有一定的杀菌、杀虫、解毒、抗过敏作用。

反过来，我们来看看西医学对地龙的研究。第一，地龙有很好的溶栓和抗凝作用。使用地龙提取物后，实验对象体内的凝血活酶作用时间明显延长，纤溶酶原激活物活性增强，可以治疗中风或中风先兆。第二，地龙有一定的降血压作用。这两者跟《神农本草经》中所提到的地龙作用几乎没有太大的关系，而且也没有证据表明地龙有杀虫、杀菌的功效。但是，地龙的平喘作用是确定的，动物实验发现，地龙的提取物使过敏性哮喘潜伏期明显延长，可能是地龙的某种组分可阻滞组胺受体，对抗组胺使气管痉挛及增加毛细血管通透性。只有这条跟"伏尸"有一点儿关系。临床中地龙治疗的疾病之间有非常重要的关系。因为，在临床中，我个人用地龙来治疗的疾病，一是中风及脑卒中后遗症，二是过敏性的鼻炎、哮喘、咳嗽。

《医林改错》中有个名方——补阳还五汤，使用黄芪、当归尾、赤芍、地龙、川芎、红花、桃仁等来治疗因虚致瘀的各种疾病，如中风之气虚血瘀证，主要表现为半身不遂、口眼㖞斜、语言蹇涩、口角流涎、小便频数或遗尿失禁，舌暗淡，苔白，脉缓无力。地龙为佐药，取其通经活络，力专善走，周行全身，以行药力的作用。从西医学角度看，其中起作用的主要成分就是蚓激酶，具有抗血栓作用，对冠心病心绞痛、脑梗死、糖尿病、肾病综合征、肺源性心脏病及下肢深静脉血栓等疾病都有一定的疗效。所以，不仅是中风病，其他疾病只要符合气虚血瘀的特点，均可使用补阳还五汤。

也有一些过敏性鼻炎、哮喘类病人可以用地龙来治疗。前面说过，蚯蚓本身有很大的腥味，即使经过精心炮制，让许多敏感的病人也会感觉出来。曾有位女性病人，对花粉、草籽及霉菌、尘螨等均过敏，主要表现为呼吸道的问题。每日鼻涕长流，自觉胸闷憋气，需要经常使用气雾剂来控制病情。于是我为她配制了含有地龙的处方，进行脱敏、补气、定喘等治疗。半年后，病人终于摆脱了气雾剂，症状明显减轻了。当我告诉她以后不用再喝汤药，只需症状加重时进行针灸治疗时，病人如释重负地说："太好了！现在终于可以说实话了，太难喝了！尤其是你给我开的那个虫子（地龙），腥极了！"

现在，听说南京有家公司正在大规模地开发利用地龙产品。希望他们能生产出既有效又便于使用的蚯蚓素来，让"地里的龙"能发挥出更大的作用。

僵蚕

虽然养过蚕宝宝，也喜欢丝制的衣物，但是我看见僵蚕还是抑制不住生理上的不适。僵蚕是蚕蛾科昆虫家蚕的幼虫感染白僵菌而僵死的干燥全虫，呈圆柱形，多弯曲而皱缩，色白，不复有蚕宝宝活着时的柔软与弹性。根据炮制方法的不同，僵蚕分为白僵蚕、麸炒白僵蚕、炒白僵蚕、姜制白僵蚕、酒僵蚕等。不过，《本草崇原》认为自然死亡（其实是感染白僵菌）的僵蚕不需要炮制："僵蚕具坚金之体，故能祛风攻毒。若以火炒，则金体消败，何能奏功"。

《神农本草经》记载僵蚕的作用："治小儿惊痫夜啼，去三虫，灭黑肝，令人面色好，男子阴疡病"。看来，僵蚕的作用有几类。一是抗惊厥，治疗小儿惊厥、破伤风、癫痫等。有个很有名的方子——五虎追风散，出于《晋男史传恩家传方》，主要用药是蝉蜕30克、天南星6克、天麻6克、全蝎7~9个、僵蚕7~9个、朱砂1.5克（研细，另冲）。方中使用了全蝎、僵蚕、蝉蜕3味息

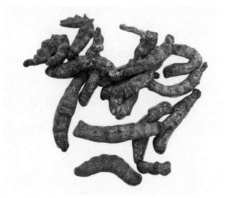

图 6-4 僵蚕

风止痉的虫类药物，再加天南星、天麻两味祛风化痰之品，5味猛药联用，共奏祛风化痰、止痉安神之功。原方用来治疗破伤风早期，症见牙关紧闭、角弓反张等。近年来由于剖宫产率上升以及哺养不当等因素，临床上有不少小儿多动症、抽动秽语综合征的患儿，虽然不是急惊风，但也属于慢脾风的范畴。我在临证时一方面会从调理脾胃入手，以后天补先天，以绝生痰之源；另一方面也会用蝉蜕、僵蚕等虫类药物来息风止痉。每年会有山东、内蒙古等地的不少患儿过来，我一般会为其针灸1~3周，其他时间则令其坚持服用中药。现已有不少患儿基本恢复正常，这与僵蚕所具有的抗惊厥、催眠作用是分不开的。提到催眠，僵蚕和蝉蜕一样，也可以治疗小儿夜啼。有个经典的方子是将僵蚕3份、生甘草2份、蝉衣1份共研成极细粉末，用于方治小儿夜啼，轻者一两日，重者四五日，夜啼即止。具体的用法是根据小儿体重，每次使用1~3克，用淡竹叶、双钩、菊花各3克，灯心草（朱砂拌）1克，煎汤，睡前半小时送服。

《神农本草经》中僵蚕的另一作用是抗菌杀虫。不过，我感觉，这个作用是基于中医理论以虫杀虫的臆测，跟地龙杀虫作用一样不太靠谱。而且，现代研究发现，僵蚕虽然对金黄色葡萄球菌、大肠埃希菌、铜绿假单细胞菌等有抑制作用，但效果尚不明显，因此，对"男子阴疡病"的疗效尚未见到文献证据。

僵蚕还有美容作用。一则僵蚕可以祛风，治疗面瘫引起的口眼歪斜。牵正散中便使用僵蚕3份、生甘草2份、蝉衣1份，共研成极细粉末，治疗面瘫或由此继发的面肌痉挛。二则白僵蚕含有氨基酸和活性丝光素，有营养皮肤和美容作用，可促进皮肤细胞新生，调节皮脂，改善皮肤微循环，消除色素沉着，使皮肤保持弹性。《本草纲目》称："蜜和擦面，灭黑黯好颜色，或加白牵牛"。

僵蚕与蝉蜕是一对对药，在使用上也颇有相似之处。《本草乘雅半偈》中引用《淮南子》的话进行解释："蝉饮不食，蚕食不饮，饮滋经气，食益经隧，咸从任督，四布经络，变化相同，功能亦一也"。

蛇蜕

《说文》解释说："蜕，蝉、蛇所解皮也。"也就是说，蛇蜕是蛇在成长过程中脱下的皮。蛇在不断长大的过程中，跟人换衣服一样，到了一定的时间会脱下旧的皮，遗留在木石旧屋断垣之处。蜕下来的蛇皮呈圆筒形，多被压扁而皱缩，完整者形似蛇，长度则根据蛇的大小而有所不同。在明代杂文集《五杂俎》卷九中载有"于淮、济间得一龙蜕，长数十尺"。现代有人解释说，那是古生物留下的化石。可是，如果你也看过《哈利·波特与密室》的话，看到密室里那如小山一样的蛇蜕，说不定也会相信自然界中真的有数十尺长的蛇，跟《聊斋·蛇人》故事里的小青一样。

中药使用的蛇蜕是游蛇科动物黑眉锦蛇、锦蛇、乌梢蛇、赤链蛇等多种蛇蜕下的皮膜，南方等地适合蛇类生存的地方均可发现蛇蜕。蛇可能有毒，但蛇蜕却无毒，有祛风、定惊、退翳、解毒的作用。"气味咸甘，平，无毒，主小儿惊痫瘈疭、癫疾、寒热、肠痔、虫毒蛇痫"。临床上可以治疗的疾病包括小儿惊痫、喉风口疮、木舌重舌、目翳内障、疔疮、痈肿、瘰疬、腮腺炎、痔漏、疥癣等。

我个人使用蛇蜕的经验主要是治疗皮肤病。因为蛇蜕本身也是皮，依中医象形之理，治疗一些顽固性的皮肤病便用此药。最常用的便是借鉴李可老中医的乌蛇荣皮汤，方中以四物汤养血，血行则风自灭。但李可方中使用的是乌蛇肉，与我的理念相悖，且药物价格过于昂贵。因此，我都改蛇肉为蛇蜕，行疏风散毒之效。曾治疗一老年神经性皮炎病人，其全身瘙痒，抓痕遍布，几无一寸好肉，整夜不能入睡。她坐在诊室内，边叙述病情，边解衣挠患处，皮屑与血沫纷然落在诊桌与地上，连跟诊的学生都觉周身如芒刺，几乎要

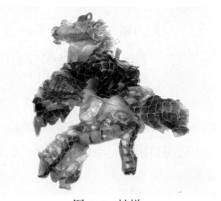

图6-5 蛇蜕

夺门逃出。针灸配合药物治疗后一月后，其身上才可见整片完整皮肤，有时可以持续睡三两小时，算是稍微见功，病人已觉如在天堂，感恩不已。

以蛇肉入药，历代本草中都有记载，但大家更熟悉的莫过于中学课本上柳宗元的《捕蛇者说》："永州之野产异蛇，黑质而白章，触草木尽死；以啮人，无御之者。然得而腊之以为饵，可以已大风、挛踠、瘘疠，去死肌，杀三虫。其始太医以王命聚之，岁赋其二。募有能捕之者，当其租入。永之人争奔走焉"。永州所产之蛇为是尖吻腹，也叫百步蛇、五步蛇、七步蛇、蕲蛇等，是东南亚地区相当著名的蛇种。为捕蛇纳贡，捕蛇人"吾祖死于是，吾父死于是，今吾嗣为之十二年，几死者数矣"。因此，无论从保护野生动物角度还是避免病毒感染的角度，我都明确反对食用或使用野生动物，当然也不会接受食用或药用蛇肉。但对于在药中使用蛇蜕，我还是能接受的。

听说季德胜蛇药片延伸研制出一种中草药外用凝胶，适用于许多皮肤病人群，外用止痒，其主要成分就是蛇蜕。对于那位著名的江南蛇王的事迹，我曾特别查过资料。季德胜蛇药令人非常信服，我会建议病人配合外用一试。

阿胶

白露时节，昼夜温差大，雾气开始凝结成露水。正如《礼记》中所云："凉风至，白露降，寒蝉鸣"。《月令七十二候集解》对"白露"诠释道："水土湿气凝而为露，秋属金，金色白，白者露之色，而气始寒也"。时在初秋，阴气渐重，太阴之气以收为主，要考虑对人体的滋养。

经曰：形之不足，温之以气；精之不足，补之以味。而滋养之道，首推膏滋之剂。膏方适用于形之不足者，表现为形体瘦削、四肢乏力、手脚冰冷，男子精冷，女子宫寒、痛经，可以鹿角胶、龟甲胶、附子、肉桂等辛温之品养阳气；也适用于精之不足者，表现为发枯稀少、华发早生、腰膝酸软、阳事不振、月经量少，可以阿胶、当归、生熟地、益母草等滋润以添精血；至于长年咳喘，经年头晕，长期遗精等一系列慢性虚耗性的疾病，以膏方补之，均有益无害。中医用药处方，内服药中，有汤剂之迅猛，有丸剂之婉约，也有膏剂之温厚补人。

近年膏方之始源于沪宁。因为沪宁等地民众地处东南，经济发达，衣食无忧的同时有能力养生。20世纪30年代，民国名医秦伯未在沪上使用膏方，他说："余习见中下之家，羡于膏方之效，又嫌其价格之昂贵，辄自服黄芪、党参，次焉者常饵黑枣、核桃，未能获益，抑且增患其弊。"膏方并非单纯之补剂，乃包含救偏却病之义。故膏方之选药，需视体质而施以平补、温补、清补、涩补之法；亦需视之病根，而施以生津、益气、固精、养血之法。膏方所用之药，以阿胶最为著名，一是其可以做赋形之剂，二是可以起到滋养之用。

《神农本草经》中将阿胶列为上品，"治心腹内崩、劳极洒洒如疟状、腰腹痛、四肢酸疼、女子下血，安胎"。阿胶以东阿县所出为最佳，是以市面上所售的东阿阿胶价格也与日俱增。史书记载，东阿井在山东兖州府阳谷县东北30公里，即古之东阿县也，现属山东省聊城市。《水经注》上说"东阿井大如轮，深六七丈，水性下趋，质清且重，岁常煮胶以贡"。古法煮胶必取黑驴皮，去毛刮净，急流水中浸七日，入瓷锅内，渐增东阿井水，煮三日三夜则皮化，滤清再煮稠，贮盆中。上好的阿胶质地轻脆，半透明状，味淡而甘，亦须陈久方堪入药。越好越陈的胶，越透明，质地也越脆。我曾得过一块极品的阿胶，轻轻放入瓷罐中，只听"噗"的一声轻响，整块胶便粉碎了。放入黄酒，须臾则化。与普通药房买的胶，上蒸锅半天都化不了相比，真是天壤之别。不过，古代东阿井为官府所禁，真的东阿阿胶就极难得了。而市场上随处可见的阿胶，真假鉴别必须当心。一是要看井水是否为东阿之水，这是第一等难寻的材料；二是要看是否为黑驴之皮。据资料说，黑驴的存栏量远不足以支撑起市面上这么多阿胶的产量。自古药坊里就有以马皮、猪皮、牛皮等来代替黑驴皮熬胶的作假方法。牛皮所熬的胶叫黄明胶，功效也有，自是不及驴皮胶远矣。

如果直接将阿胶入煎剂熬煮，胶质物熔化后，质地黏稠，煎煮温度稍高就很容易粘在锅底上，造成糊锅。所以，阿胶通常烊化，即将胶类药物放入水中或少许黄酒中蒸化，再倒入已煎好的药液中和匀。临床上还有种用法是用蛤粉或蒲黄等将阿胶炒成珠使用，称为阿胶珠，可直接入汤剂煎煮。既降低了阿胶的滋腻之性，便于粉碎吸收；也增强了其养阴润肺作用，矫正了其不良气味。蒲黄炒基本同蛤粉炒，止血安络的作用更强。我临床上治疗过不少肺癌、支气管扩张的病例，主要症状为慢性咳嗽、痰中带血，使用的便是百合固金汤加上阿胶珠，令病人每月服用 10 日。其中一例病人肺癌术后 10 年，生活质量仍然不错。仲景方中凡用阿胶者有十多首，其中阿胶之用关键在于可"入足厥阴肝经，养阴荣木，补血滋肝，止胞胎之阻疼，收经脉之陷漏，最清厥阴之风燥，善调乙木之疏泄"（《长沙药解》）。

以阿胶来制作膏方，大抵有两种情况。一种是制作流浸膏，加入各种汤药，有极强的针对性，只适合个体使用；一种是制作成阿胶糕，加入冰糖、蜂蜜、大枣、核桃、黑芝麻之属，吃起来既有零食之可口，又有药性可祛病，适合那些介于有病无病之间又惧怕针药的人。电视剧里所宣传的桃花姬便属于第二种。

不过，使用膏方有几种禁忌情况，正如秦伯未先生所说的："发散不用膏，攻下不用膏，通利不用膏，涌吐不用膏"。阿胶"其性滋润凝滞，最败脾胃而滑大肠，阳衰土湿、饮食不消、胀满溏滑之家甚不相宜。必不得已，当辅以姜、桂、二苓之类"。因此，当有表实邪需要发散解表，有实积宿便需要通下攻里，有水液停滞需要利尿通淋，有痰食积聚需要涌吐的时候，膏方是不适宜的。如果要服食，则需要在服食之前先服几剂汤药，去邪开路，仿佛要先"扫屋子"，再搬家具，亦即先去邪再补虚。如果是在服食之中感染了风寒等邪气，或起居不慎、情志不节、饮食失度造成实邪聚积，则需要停服膏方，另服汤药调理之后再续服。

其实，还有一点更重要，就是医生在为病人开膏方之前就应该对病人的体质特点有所了解，根据病人常发的病症加以预防。比如，对于痰湿体质的病人，方中应有陈皮、半夏、茯苓、白术之类化痰去湿；对于阴虚动风之人，方中应有菊花、钩藤、地黄、天麻等防止病人服后血压波动；对于情志不畅、肝气郁结的，方中应用柴胡、香附、黄芩、川芎等。

用来制作膏滋之剂的药品并不只有阿胶，只是阿胶本身有补血活血、提高免疫力之功用。倘若病人还有阳虚不足之症，鹿角胶、龟甲胶之类亦为适用之品。如果还兼有其他疾患，则宜加其他药品，以补虚泻实，调补阴阳。

以前读沪上名医的医案，还发现其膏方中常有霞天胶一药，不明所以。看药案，应该也属血肉有情之品，与驴皮所熬制的阿胶有类似之功。

后来细查才知道霞天胶是以牛肉制成的。以黄牛肉瘦而无油者 20 公斤，切片去筋膜，入砂锅煮烂，反复过滤，去渣澄清后，以清汁再微火煮至琥珀色，兑入黄酒，收成胶。这种制药之法似曾相识，西餐厅制作清汤时多用此法，又好像与朱丹溪的"倒仓法"颇有类似之处。再寻根查找，果然出自丹溪，但其制作方法及用处却颇有不同之处。

丹溪所记载的"倒仓法"传自西域。因中原人本是农耕民族，视牛为家之至宝，并无吃牛肉的习惯。丹溪以此法为攻里之剂，借以涌吐，以除陈垢积滞，称此法为"足太阴、手足阳明药也"，并附方霞天膏："即照前法，每肉（指黄牛肉）十二斤，可熬膏一斤，磁罐盛之。夏月水浸，可留三日，寒天久留生霉，用重汤煮入煎剂，调服入丸剂。每三分，加曲一分，煮糊，或同蜜炼"。对于"霞天"之名，书中有如此解释："黄牛秉坤之德，为脾之畜，脾主肌肉，以之煎炼成液，去浊取清，制以为胶，能搜剔肠胃中留结，则转运健而痰浊消，清气升而神色泽，如赤水之气，上蒸为霞，故名之曰'霞天'，系补养后天之上药"。

龟甲

说起来，在食物匮乏的古代，中国人对食物的使用可谓到了极致。拿龟来说，龟肉可食；其甲壳，尤其是腹甲，可以药用，有"龟板"之名；其背甲近年来也经常被作为药用，但古人更多的是用来占卜。国家博物馆里专门有甲骨文的展览，与中药大有关系。那些历经千年流传下来的古文字，除了镌刻在骨头上，便是刻在龟的背甲上。甲骨文是中国的一种古老的文字，又称契文、

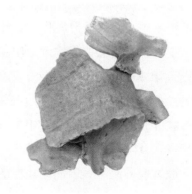

图 6-6　龟甲

甲骨卜辞、殷墟文字或龟甲兽骨文，主要指中国商朝晚期王室用于占卜记事而在龟甲或兽骨上楔刻的文字，是中国已知最早的成体系的文字载体。

《神农本草经》认为龟甲味咸甘，平，是动物药中的上品，有"治漏下赤白，破癥瘕痎疟、五痔阴蚀、湿痹四肢重弱、小儿囟不合"的功效，无毒可久服。但《名医别录》认为其有毒。说明不同时期、不同地域的不同医家对药物的认识各有不同。《本草新编》中解释说："倘若用自死者煎膏，未有不毒者也。龟年尤长，何能自死，非受蛇伤，必为毒中。用之入药，得免无损，幸矣。安望其补益哉"。但又有无毒之说，若是杀死活龟入药，则自然无毒，或者"用全身而加入参、术之中，则其毒自解。唯死龟板取之煎膏，必须用灼过者，名曰败龟，则毒随火化可用"。

从《神农本草经》的主治可以看出，龟甲主要用来治疗妇科疾病。"漏下赤白"可能是指妇科的一些炎症，如阴道炎等。可以相佐证的是"破癥瘕"。所谓的癥瘕，放在今天的临床，指的就是腹内的一些包块，结合上一句，可能就是盆腔的炎症或实性包块，如盆腔炎、附件炎、子宫肌瘤、卵巢囊肿或其他的盆腔肿瘤。"痎疟"，《医宗金鉴·杂病心法要诀》中解释说"痎疟经年久不愈，疟母成块结癖症"，即久患疟而造成的肝脾肿大。也就是说龟甲有消炎破结的功能。这与《中国药典》以及《中药学》教材中所说的"滋阴、潜阳、补肾、健骨"等有非常大的差距。

支持这一论点的是临床名家张锡纯，他在《医学衷中参西录》中特别设有"鳖甲、龟板不可用于虚弱之证"一节，指出"又龟板《神农本草经》亦主癥瘕，兼开湿痹。后世佛手散用之，以催生下胎。尝试验此药，若用生者，原能滋阴潜阳，引热下行，且能利小便（是开湿痹之效）"。说明真正肝肾不足，正气极虚弱时，反而不宜使用龟甲等药。

那么，为什么书中均说龟甲是滋补之剂呢？那是因为临床上常常用的不是龟甲本身。将龟杀死后，剔除筋肉，取其腹甲，洗净，晒干或晾干，称为血板；将所取的腹甲煮后洗净腐肉，称为汤板。炮制的时候，往往加醋，才能将坚硬的腹甲或背甲炙酥，便于使用。用药时，可入汤剂，也可熬膏或入丸散，外用则烧灰研末。最常用的是龟甲熬成的胶，称为龟甲胶。龟甲胶才有养阴补肾、潜阳止血的作用。在《本草新编》中，陈士铎披露了一则妙方，可以益寿延年："铎受异人之传，并将制法奇方附后，方名千岁灵膏。千岁灵龟一个，纸包，用火煨死。然后以桑木用水煮熟，约一昼，连身甲捣碎。入人参一斤，白术二斤，熟地二斤，桑叶二斤，山茱萸、薏仁、茯苓、巴戟天各一斤，五味子四两，柏子仁六两，杜仲半斤，各为末，同龟捣烂，加蜜为丸。每日白滚水服五钱，服后，精神还少，须发重乌，寿至百岁外，犹身如少年也"。

不过，孙思邈在《备急千金要方》序言里说："自古名贤治病，多用生命以济危急，虽曰贱畜贵人，至于爱命，人畜一也。损彼益己，物情同患，况于人乎？夫杀生求生，去生更远，吾今此方，所以不用生命为药者，良由此也。"因此，杀害野生动物，尤其是如千年灵龟这样的生灵，本人是不推荐的。

鳖甲

相信不少人还记得创造田径奇迹的马家军，记得因马家军而名声大噪的"中华鳖精"。后来，这一保健品被电视台曝光，原来这个欺骗了全国人民十几年，号称"鳖精"的产品，全厂竟然只使用了一只鳖。所谓的神药，只不过是瓶糖水而已。事件一出，不仅弄得马教练声名狼藉，也使得这一保健品渐渐销声匿迹了。

"鳖精"骗人，但鳖本身却是货真价实的好东西。中华鳖又称甲鱼、团鱼、水鱼、王八等，喜欢栖息在底质为泥的江河、湖泊、池塘、水库等淡水水域，是水陆两栖的卵生爬行动物，肉质鲜美，营养价值极高。入药的，是鳖的甲壳，本草书中论述其古代的炮制之法："修治，取绿色九肋，重七两者为上，用六一泥，固瓶子底，待干，置甲于中，欲治癥块，及寒心，用头醋三升，入瓶内，大火煎尽，去裙留骨，炙干用。欲治劳热，以童便一斗二升，煎尽，

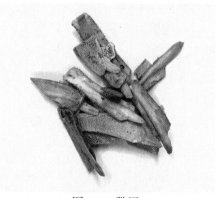

图6-7 鳖甲

去裙留骨，焙干，石臼中捣成粉，以鸡皮裹之，取东流水三斗，以盆盛水，阁于盆上，一宿取用，力有万倍也"。现在炮制已较简单，水蒸后用硬刷除去皮肉，洗净，晒干。为更好地煎出有效物质，往往采用醋淬鳖甲，先用砂烫至表面淡黄色，每100千克鳖甲用醋20千克淬制。

《神农本草经》说鳖甲"治心腹癥瘕坚积、寒热，去痞、息肉，除蚀痔恶肉"。《本草纲目》也说它可"除老疟疟母、阴毒腹痛、劳复、食复、斑痘烦喘、小儿惊痫、妇人经脉不通、难产、产后阴脱、丈夫阴疮石淋，敛溃痈"。现代教材中说鳖甲可以养阴清热、平肝息风、软坚散结，用来治劳热骨蒸、阴虚风动、劳疟疟母、癥瘕痃癖、经闭经漏、小儿惊痫。也就是说，能够治疗肝脾肿大、肝硬化、癌症等。《金匮要略》中有鳖甲煎丸，可治疟母之症，即肝脾肿大。现代研究表明，该药有抗肝纤维化、抗癌等作用。

《温病条辨》中的青蒿鳖甲汤至今仍用于治疗原因不明的发热、各种传染病恢复期低热、慢性肾盂肾炎等阴分内热、低热不退者。2020年春节，我在网上接诊了一位低热病人。她因工作连日辛苦，夜间睡卧不安，发低热一周有余。体温在37.2~37.8℃，每到傍晚及夜间就升高，晨起便降到37℃以下，发热时略有些咳嗽去医院检查没发现任何异常。我为她开具了青蒿鳖甲汤，并加入少许苍术、陈皮以及生黄芪、太子参等。结果药后持续3天未再发热，病人很是高兴。病人的低热实为虚热，所以才用滋阴补气，兼去虚热的药物治疗。对于青蒿与鳖甲的关系，吴瑭自释："此方有先入后出之妙，青蒿不能直入阴分，有鳖甲领之入也；鳖甲不能独出阳分，有青蒿领之出也。"

有关鳖甲的禁忌及注意事项，《医学衷中参西录》中提到："向曾单用鳖甲末三钱，水送服，以治久疟不愈，服后病者觉怔忡异常，移时始愈，由斯知肝虚弱者，鳖甲诚为禁用之品也"。可供参考。

第七章 金石类中药

石膏

石膏的化学名称是硫酸钙，其"生石中，大块作层，细文短密，宛若束针，洁白如膏，松软易碎，烧之白烂如粉也。一种硬者生地中，枚块作棱，直理坚白，击之段段横解，墙壁光亮，烧之易散，不作粉也"（《本草乘雅半偈》）。唐代诗人薛逢写有一首《石膏枕》，颇形象地描述了其外观与特点：

表里通明不假雕，冷于春雪白于瑶。

朝来送在凉床上，只怕风吹日炙销。

石膏在《神农本草经》中被列为中品，无毒"辛，微寒。生山谷，治中风寒热、心下逆气、惊喘、口干舌焦、不能息、腹中坚痛，除邪鬼，产乳金疮"。民国时期京城四大名医之一的孔伯华因善用石膏，在民间有"石膏孔"的称誉。他在《时斋医话》中对石膏用处讲述很详："诸石膏之疗能，其体重能泻胃火，其气轻能解表肌（解表清热），生津液，除烦渴，退热疗斑，宣散外感温邪之实热，使从毛孔透出。其性之凉并不寒于其他凉药，但其解热之效远较

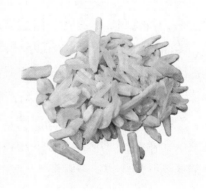

图7-1 生石膏

265

其他凉药而过之。治伤寒之头痛如裂壮热如火，尤为特效，并能缓脾益气。邪热去，脾得缓而元气回。催通乳汁，阳燥润，孔道滋而涌泉出。又能用于外科，治疗疮之溃烂化腐生肌，用于口腔而治口舌糜烂。胃热肺热之发斑发疹更属要药"。记得年轻时我曾读过一则讽刺小文，是沪上某医的墓志铭，因年久记不得出处及详细。大意是某医生前喜用石膏，因误用石膏杀人无数，最后自己也死于石膏。是说因果报应不爽，庸医自食其果。其实，历史上石膏恐怕是争议最多的药了，即使是名医名家对石膏的认识恐也未必完全准确。

其一，是石膏的生熟问题。

石膏的使用分生熟，煅过之后为熟石膏。因害怕石膏的寒凉之性，后世就将石膏煅过使用。如《本草纲目》中就说石膏"古法惟打碎如豆大，绢包入汤煮之，近人因其寒火煅过用，或糖拌炒过，则不妨脾胃"。但学过化学的都知道，石膏生熟之用何止天差地别！生石膏是天然的二水石膏（$CaSO_4 \cdot 2H_2O$），经过煅烧、磨细可得 β 型半水石膏（$2CaSO_4 \cdot H_2O$），即建筑石膏；若煅烧温度为 190℃ 可得模型石膏，其细度和白度均比建筑石膏高，可以用来制作各种模型，包括现代骨伤科所用的石膏绷带；若将生石膏在 400~500℃ 或高于 800℃ 下煅烧，即得地板石膏。医学上，熟石膏可用来收敛疮面，张锡纯指出"《本经》谓石膏治金疮，是外用以止其血也。愚尝用煅石膏细末敷金疮出血者，甚效"。

仲景方中所用的均为生石膏，用其"辛凉之性，最清心肺而除烦躁，泻郁热而止燥渴"（《长沙药解》）。最有名的莫过于《伤寒论》中的白虎汤，方中用石膏一斤、知母六两、甘草二两、粳米六两。用来"治太阳伤寒，表解后，表有寒，里有热，渴欲饮水，脉浮滑而厥者"。是指太阳表解之后，转而为阳明气分证，出现大热、大渴、大汗、脉洪大的四大症状。方中重用石膏清热而除烦，伍以知母泻火而润燥，佐以甘草、粳米补中化气、生津而解渴也。其他如大青龙汤，治太阳中风不汗出而烦躁者；麻杏甘石汤，治太阳伤寒汗下后汗出而喘，无大热者；竹叶石膏汤，治大病瘥后，气逆欲吐者。《金匮要略》中有小青龙加石膏汤，小青龙发汗以泻水饮，石膏清热而除烦躁也；越婢汤，治风水恶风，续自汗出者；木防己汤，治膈间支饮，其人喘满者；厚朴麻黄汤，治咳而脉浮者；文蛤汤，治吐后渴欲得水而贪饮者；竹皮大丸，治乳妇烦乱呕逆者。

生石膏咸而兼涩，其性凉而微寒，是清凉退热、解肌透表的专药。但是用药不对症，或时机不合适，或应用生石膏而误用煅石膏者，也会变证迭出。张锡纯说过："有服熟石膏数钱脉变结代，浸至言语不遂，肢体痿废者；有服熟石膏数钱其证变结胸，满闷异常，永不开通者；有服熟石膏数钱其周身肌肉似分界限，且又突起者。盖自有石膏煅用不伤胃之语，医者轻信其说以误人性命者实不胜计矣"。想想以石膏做模型或绷带的经历，如果将熟石膏吞入腹中会变成什么样子，真令人不寒而栗。

其二，是石膏是否先煎的问题。

目前，临床开方都注明石膏先煎。但《伤寒论》原文论及白虎汤只说"上四味，以水一斗，煮米熟，汤成，去滓，温服一升，日三服"；麻杏甘石汤中则说"煮麻黄，减二升，去上沫，内诸药"，压根儿没有先煎的标注。

《本草乘雅半偈》作者卢之颐早就关注到了这个问题，"于是拜查诸公本草，旁以谨参各类医书，自神农氏《本经》至濒湖《纲目》皆无先煎之嘱。唯汪昂《本草备要》云其'味淡难出若入煎剂须先煮数十沸'，《备要》之序言其文'爱采诸家之长'而虽为引前人之文，却无出处标注，先煎早于汪昂者自不可考"。

因此，有人提出，"石膏味淡且质密，诚难煎出。然味淡则应倍用，质密理当细研。却舍本求末，反于久煎中寻。殊不知质密者若非细研为末，久煎亦不能出；味淡者久煎则失其味"。看来，先煎、久煎于石膏而言殊非良策。我个人比较推荐《本草乘雅半偈》中所载的细研同煎，"修治，石臼中捣研成粉，罗过，生甘草水飞两遍，澄清去水，晒干再研"。张锡纯也说"故凡用生石膏者，宜买其整块明亮者，自监视轧细（凡石质之药不轧细，则煎不透）方的"。

其三，是石膏的用量问题。

以白虎汤为例，使用知母六两（味苦寒）、石膏一斤（碎，味甘寒）、甘草二两（甘温）、粳米六合（味甘平），则石膏的用量约为 160 克，知母的量约为 30 克；麻杏石甘汤中麻黄四两（去节，味甘温）、杏仁五十个（去皮尖，味甘温）、甘草二两（炙，味甘平）、石膏半斤（碎，绵裹，味甘寒），则石膏用量是 80 克；大青龙汤中，石膏用量不好估计，约鸡子大，汉时鸡蛋较小，以 10 个鸡蛋 500 克计，一个鸡蛋重约 50 克，有人认为一个鸡蛋重 30 克，鸡蛋大小的石膏则重 150~180 克。

明清时期的《温病条辨》中，"辛凉重剂白虎汤方生石膏一两研、知母五钱、生甘草三钱、白粳米一合"，石膏用量约为 37 克，甘草约 10 克。但在瘟疫重症的治疗中，石膏用量因人而异，最多可用到八两，甚至更多。纪晓岚在《阅微草堂笔记》中记载一个真实的病例："乾隆癸丑年春夏间，京中多疫，以张景岳法治之，十死八九。以吴又可法治之，亦不甚验。有桐城一医，以重剂石膏治冯鸿胪星实之姬人，见者骇异，然呼吸将绝，应手辄痊。踵其法者，活人无算。有一剂用至八两，一人服至四斤者"。那位桐城医生，就是著有《疫疹一得》一书的余霖（字师愚），书中所载清瘟败毒饮是气血两清、清热解毒、凉血泻火的良方。现代临床认为该方有解热、抗血小板聚集、降低血液黏度、抗炎、镇痛、镇静、抗菌、抗病毒、保肝、解毒、强心、利尿等作用，可用于临床救急。其中石膏的使用"每至数斤数十斤之多，是其常也"。余氏使用石膏单例最高的记录是"期年之间，用至一百七八十斤之多，而后大愈"。

民国名医张锡纯也善用石膏，在故乡有"石膏先生"之名，他曾说过："愚临证四十余年，重用生石膏治愈之证当以数千计。有一证用数斤者，有一证而用至十余斤者，其人病愈之后饮食有加，毫无寒胃之弊"。

孔伯华认为应用石膏应根据病人病情轻重、年龄大小、性别等定剂量，少时三五钱 (9~15 克)，多至半斤 (240 克) 甚至数斤，煎煮代水饮用。

但石膏属大寒之品，"甚寒脾胃，中脘阳虚者勿服"（《长沙药解》）。《医学启源》说："《主治秘诀》云能寒胃，令人不食，非腹有极热者，不可轻用。"孔伯华氏也说："惟气血虚证在所当禁"。张仲景在设方时也考虑到了这个问题，如在白虎汤中加粳米以护胃气，其余方剂中也多处表现出这一思路。《内经》有言："有故无殒，是无殒也"。可见，只要用之对症，石膏量大，并无不妥。

其四，石膏是否通乳。

因为《神农本草经》中有石膏主"产乳金创"之句，后人便附会认为石膏可通乳。如《本草经解》"产乳者，产后乳不通也。阳明之脉，从缺盆下乳，辛寒能润，阳明润则乳通也"。连《长沙药解》也说石膏通乳汁，"疗热狂，治火嗽，止烦喘，消燥渴，收热汗，消热痰，住鼻衄，除牙痛，调口疮，理咽痛，通乳汁，平乳痈，解火灼，疗金疮"。孔伯华也认为石膏"催通乳汁，阳燥润，孔道滋而涌泉出"。

果真如此吗？

先论古文中乳的意思，《说文解字》说："人及鸟生子曰乳，兽曰产。"因此，张锡纯认为："盖言其性不甚寒凉，可用于产后也。乃后世注《神农本草经》者，不知产乳之'乳'字原作'生'字解，而竟谓石膏能治妇人无乳，支离殊甚。要知产后无外感之热，石膏原不可用"。但石膏性虽寒凉，较之黄连、知母等药更为安全，如果真有产后发热，完全可以考虑使用。还以竹皮大丸为例，"治妇人乳中虚、烦乱、呕逆，中有石膏。夫乳中者，生子之时也，其烦乱呕逆必有外感之实热也，此实通《神农本草经》石膏主产乳之义以立方也"。换言之，石膏可用于女性生产之时或产后发热、烦乱等症，才是《神农本草经》的原意。

仲景开了中医临床安全有效使用生石膏的先河，后世刘完素、李东垣、余霖、吴鞠通等名家均以石膏治疗许多顽疾重症，实为可歌可泣。张锡纯《医学衷中参西录》专门设了"石膏解"一篇，称赞石膏"凉而能散，有透表解肌之力。外感有实热者，放胆用之，直胜金丹"。1956 年，河北一带瘟疫流行，中国中医科学院的名医蒲辅周以白虎汤治疗 197 例流行性乙型脑炎病人，无一死亡；次年瘟疫再发，又以苍术白虎汤而效。石膏之功，确不可没。

但这所有的一切都要建立在中医辨证论治的基础上，确定病人有是证乃用其药，方能效如桴鼓，否则就如同《笑林》中所说的一则笑话，变成自作自受的倒霉蛋儿了：

吴氏者，初从文，三年不中；后习武，校场发矢，中鼓吏，逐之出；遂学医，有所成，自撰一良方，服之，卒。

芒硝

1998 年，芒硝与两个人一起闻名全中国。一个是卓有成就的大作家柯云路，写了一大批非文学类的作品，其中由作家出版社出版的中医学专著《发现黄帝内经》将一个非法行医的"神医"，弄得人尽皆知。那位神医，便是胡万林。

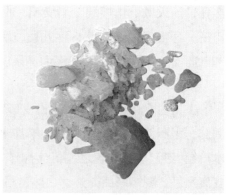

图 7-2　芒硝

这位奇人据说医术如神，可包治百病，肝炎、高血压、阳痿诸病手到病除。连西医学无能为力的癌症在"神医"手下据说也可达到90% 的治愈率。而神医治疗诸病的主要药物只是一味芒硝。

按照《神农本草经》的记载，芒硝的确是味神药，"主百病，除寒热邪气，逐六腑积聚，结痼恶癖，能化七十二种石。炼饵服之，轻身神仙"。《名医别录》中也说，"主五脏积聚，久热胃闭，除邪气，破留血、腹中痰实结搏，通经脉，利大小便及月水，破五淋，推陈致新"。芒硝的主要成分是$Na_2SO_4 \cdot 10H_2O$，其主要作用是泻下逐邪。芒硝内服后，其硫酸离子不易被肠黏膜吸收，存留肠内成为高渗溶液，使肠内水分增加，引起机械刺激，促进肠蠕动，排出流体粪便。这就是芒硝泻下作用的机制。如果误用或过用，则有可能引起脱水，甚至死亡。

在真正的中医治疗中，芒硝确实可以起沉疴，主要作用有泻热、润燥、软坚，用来治疗因实热积滞而导致的腹胀便秘、停痰积聚、口赤障翳、丹毒、痈肿等疾病。但芒硝的临床使用，除了外敷痈疡之类可以单用之外，大多需要配伍其他药物使用。配伍主要是为增其功效，缓其毒性，使其可以更好地适应病情，达到祛邪不伤正的目的。如在《伤寒论》中，便有著名的大承气汤，组方以大黄、枳实、厚朴、芒硝，泻阳明之燥热，治阳明病"腹满而喘，有潮热""手足濈然汗出者，此大便硬"。大承气汤证可见于现代临床上的急性单纯性肠梗阻、急性胆囊炎、呼吸窘迫综合征、挤压综合征、急性阑尾炎等重症属于阳明腑实者，主要表现为大便不通、腹痛拒按、舌苔黄燥起刺或黑燥而干厚。一位西医朋友在某大医院的 ICU 任职，相信中医，有时我会跟她交流一些中医治疗危急重症的心得。后来，她遇到自己的病人有类似上述表现时，每每能想到请中医会诊，凡病人泻下后，往往能转危为安。

大陷胸汤中也用大黄、芒硝、甘遂"治伤寒六七日，结胸热实，脉沉而紧，心下痛，按之石硬者"。大陷胸证可见于现代临床上的急性胰腺炎、急性肠梗阻、肝脓肿、渗出性胸膜炎、胆囊炎，甚至胰腺癌等危急重症。柴胡加芒硝汤是以大柴胡汤减去大黄加芒硝，来治疗误下之后的"胸胁满而呕，日晡所发潮热，已而微利"者。木防己去石膏加茯苓芒硝汤治饮在胸，喘满，心下痞坚，面黧黑，脉沉。大黄硝石汤治黄疸腹满，小便不利；硝矾散治女劳黑疸，日晡发热而反恶寒，足下热，膀胱急，少腹满，其腹如水状，身尽黄，额上黑，因作黑疸，大便黑，时溏等，均是以芒硝或硝石清腑热，治各种黄疸。曾有位朋友的父亲胰腺癌晚期，腹水严重，每次抽水后不久腹水便重长，西医已束手无策，不肯再接受入院手术。会诊时见病人周身暗黄，面部发黑，咳嗽气短，胸腹满闷，腹部按之痛，日夜不得稍安。此时，只得用木防己去石膏加茯苓芒硝汤，配伍大剂补虚之药（考虑到久病体虚），缓缓予之。药后3日，每日泻下水样便多次，症状稍缓，咳嗽已止，能躺下稍作休息，能进些流质食物。病人病情好转之时，朋友大为兴奋，连连问我如此治下去是否有望痊愈，我能只遗憾摇头。因病情过重，虽生活质量稍有改善，3月后病人还是过世了。

芒硝如若正确使用，确实是神药，可以救危急，起沉疴。但如若像"胡神医"那样使用，只能给中医抹黑，也顺带给"中医黑"们送去话柄与弹药。

顺便说一下，在本草古籍中，芒硝有不同的名称，如硝石、朴硝、玄（元）明粉等，其主要化学成分大致类似，加工的过程不同。一般认为朴硝杂质较多，芒硝质较纯，玄明粉质最纯。现在《中国药典》中规定，处方中开芒硝者，一律注明"付精制品，不再区分。如需用粗制品，则处方注明'皮硝'"。

龙骨

龙骨为古代哺乳动物如象、犀牛、三趾马等的骨骼化石，呈骨骼状或不规则块状，表面白色、灰白色或黄白色至淡棕色，多较平滑，有的具纵纹裂隙或棕色条纹与斑点，质硬，砸碎后断面不平坦，色白或黄白，有的中空，关节处膨大，断面有蜂窝状小孔，比较涩，吸湿力强，无臭，无味。《吴普本草》曰："龙骨生晋地，山谷阴，大水所过处，是龙死骨也，青白者善"。《本草衍义》中还记载有一个故事："西京颍阳县民家，忽崖坏，得龙骨一副，支体

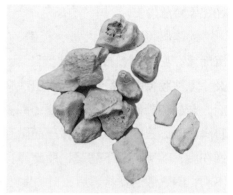

图7-3　龙骨

头角悉具，不知其蜕也，其毙也。若谓蜕毙，则是有形之物，而又生不可得见，死方可见。谓其化也，则其形独不能化。然《西域记》中所说甚详，但未敢据凭。万物所禀各异，造化不可尽知，莫可得而详矣"。现在我们都知道，那可能是恐龙化石，但古人认为龙骨是龙死之后或者龙蜕之后遗存下来的。说龙会死是非常矛盾的，因为龙是神物，神怎么可能死呢？所以，古人编出各种各样的理由，说龙不是死了，而是蜕化升天了。龙骨的使用与甲骨文的发现还有一段故事。大约在19世纪80年代，河南安阳小屯村的农民耕作时率先发现了一些刻画有独特符号的龟甲、兽骨。据说一位叫李成的农民把它当作了赚钱的药材卖给药店的老板，药店老板根据李时珍《本草纲目》中的记载，将它认定为有药用价值的"龙骨"而加以收购。见有利可图，当地农民便更加起劲儿地采挖，"龙骨"因此大量流入民间。直到一个名叫王懿荣的山东人出现，他与"龙骨"偶然相遇，独具慧眼从中发现了甲骨文，并成为把甲骨文考订为商代文字。

　　但是，可惜啊！在此之前，不知道有多少古代动物的化石和刻画有甲骨文的龟甲或牛骨变成了人们口中或有用或无用的汤药而化为乌有，使史前文明更进一步地让人感到扑朔迷离，令人扼腕。据资料显示，早年间广东地区四五十岁的男子都要以龙骨煎汤，说是可以补肾。从中医角度理解是什么意思呢？是因为龙骨有收涩作用，可以治疗遗精、早泄等男性性功能病变。资料记载，1955年，中国内销和出口的龙骨总量为60万公斤左右；1956年，甘肃天水药材公司在秦安地区仅一个月就收购了4万公斤龙骨。考虑到甘肃武威出土的东汉初期的汉简中便有使用龙骨的记载，中国人将

古动物化石当成龙骨来入药已有约 2000 年以上的历史。武威书简中龙骨所治疗的是出血性疾病——大便血、金创。正是对中药龙骨的过度采挖使用，使得这一不可再生的古生物资源接近竭绝。根据地方志记载，山西蒲坂在唐宋时期还盛产龙骨，到了清代就已经"绝不闻"。

《神农本草经》中认为龙骨"味甘平，生川谷。治心腹鬼注、精物老魅、咳逆、泄利脓血、女子漏下、癥瘕坚结、小儿热气惊痫"。前几个是指对精神疾患的作用，后几个则是龙骨的收涩作用。根据现代化学分析，龙骨的主要成分是磷酸钙、碳酸钙等，因此有很好的补钙效果。2007 年，在郑州召开的河南白垩纪恐龙化石群发掘研究成果新闻发布会透露，河南境内新发现了洛阳中原龙动物群和栾川以小型兽脚类恐龙为主的动物群。但令人遗憾的是，在科学家们到来之前，由于当地村民长期把恐龙化石当成药材龙骨熬汤给头晕及脚抽筋的小孩子喝或治疗骨折等伤病，致使大量的化石遭到破坏。其实，作为药材，村民们没有用错。但是，想到古生物学的研究，又让人多么痛心啊！

龙齿

龙齿为古代哺乳动物如象、犀牛、三趾马等的牙齿的化石，其质地更坚硬。因为牙齿化石难寻，因而其价格更贵些。《神农本草经》中说"龙齿，治小儿、大人惊痫癫疾狂走、心下结气、不能喘息、诸痉，杀精物"。

龙齿镇静安神的作用更强些，随着近年来精神类疾病的大量增加，龙齿的使用也日益增多。在中华医学会的网站上寻找钙离子通道与精神记忆力的相关文献，果然有不少论述。本人在临证之中遇到不少恐惧症和抑郁症，因而使用过不少龙骨或龙齿。最常用者，莫过于仲景的桂枝加龙骨牡蛎汤和柴胡加龙骨

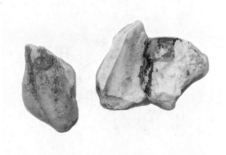

图 7-4　生龙齿

牡蛎汤。如果使用龙骨效果还不好的话，就会改用龙齿，疗效果然更为显著。伤寒名家胡希恕老先生在临床上针对神经衰弱、遗精早泄的病人，也常常使用桂枝加龙骨牡蛎汤或二加龙骨牡蛎汤（出自《小品方》）。他说："失精为病，大都气血失和而呈上实下虚之证。下虚则寒，故小腹弦急，阴头寒；上实则热，故头眩发落。脉极虚芤迟是泛论清谷、亡血、失精诸疾的大虚之候……故无需大温大补，只以桂枝汤调和营卫即可……今加龙骨、牡蛎等收敛药只能调和气血而不发散，此实是治失精的主方。"

不过，一想到药物的可能来源……天呐！本人在临床上使用过多次龙骨与龙齿，这是造成多大的浪费啊！写到此，不由得内心深深忏悔。据说，目前药材公司已经找到了龙齿的替代物，不再使用动物化石了。希望这是真的。

牡蛎

因为自小不是生活在海边，第一次听说牡蛎是在莫泊桑小说《我的叔叔于勒》中，隐约知道牡蛎是一种特别美味而且昂贵的食物。后来才知道，牡蛎肉的确是人间美味，是食物中含锌最多的，有"养血、补血、滋阴"之功效。《本草崇原》解释牡蛎得名："附石而生，硙礌相连如房，每一房内有肉一块，谓之蛎黄，清凉甘美，其腹南向，其口东向，纯雄无雌，故名曰牡，粗大而坚，故名曰蛎"。按现代营养学的说法，牡蛎肉（蛎黄）可

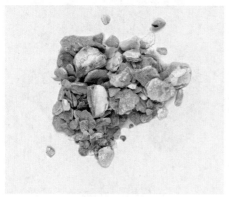

图 7-5　牡蛎

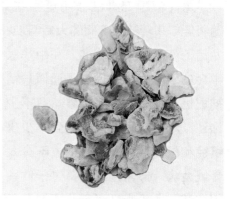

图 7-6　煅牡蛎

防止皮肤干燥，促进皮肤新陈代谢，分解黑色素，是难得的美容圣品。《神农本草经》中说牡蛎"味咸平，生池泽。止伤寒寒热、温疟洒洒、惊恚怒气，除拘缓鼠瘘、女子带下赤白，久服强骨节，杀邪鬼，延年"。但不知《神农本草经》说的是牡蛎肉还是牡蛎壳。因为，临床中用的无论生牡蛎还是煅牡蛎，指的都是牡蛎的壳。

　　牡蛎壳分为 3 层，最外层为薄而透明的角质层；中层最厚，是由碳酸钙组成的柱状结构，称棱柱层；内层为碳酸钙的片状结构，称珍珠层。其实说简单点儿，牡蛎壳主要就是由碳酸钙组成的。所谓的生牡蛎就是将牡蛎壳洗净晒干碾碎，而煅牡蛎则要采用明煅法，将药物按大小分档，使药物受热均匀，煅至内外一致而"存性"，一次性煅透。《中国药典》记载，中药的牡蛎生用，可以涩肠、补水、软坚，《本草备要》解释："咸以软坚化痰，消瘰疬结核、老血瘕疝；涩以收脱，治遗精崩带，止嗽敛汗（或同麻黄根、糯米为粉扑身，或加入煎剂），固大小肠"。不过，同麻黄根、糯米研粉同用的，应该是煅后的牡蛎。

　　仲景方中往往龙骨、牡蛎同用，如柴胡加龙骨牡蛎汤，主治伤寒往来寒热，胸胁苦满，烦躁惊狂不安，时有谵语，身重难以转侧，现用于癫痫、神经官能症、梅尼埃病以及高血压等见有胸满烦惊者。《伤寒论》第 107 条云："伤寒八九日，下之，胸满烦惊，小便不利，谵语，一身尽重，不可转侧者，柴胡加龙骨牡蛎汤主之。"伤寒学者黄煌认为这张方子可能是古代治疗恐惧症、抑郁症的常用方。我个人理解，方中以小柴胡汤疏解少阳，调理情志；使用龙骨、牡蛎、铅丹，可能是由于其中所含的钙、铅等有镇静安神作用。佐证是小儿缺钙常有心烦哭闹不止、枕秃等症，喝小儿龙牡壮骨冲剂后夜啼或缺钙症状均大有改善。

　　有关牡蛎还有另一个有趣的故事，《本草备要》中认为蛤蜊壳与牡蛎同功，因此在论述牡蛎作用的时候也讲了黛蛤散的来历。宋徽宗的宠妃得了嗽疾，脸都咳肿了，觉也睡不着。让宫中的李太医治疗，治了 3 天都不见效。按照宫中的规矩，再治不好她，李太医要被杀头了。李太医黔驴技穷，愁得直哭。这时候，忽然听见有人在高声叫卖咳嗽药，1 文钱 1 帖，说吃了当夜便可安睡。李太医抱着死马当活马医的态度买了几帖，因害怕药性猛烈，自己先吃了 1 帖，觉得没什么毒性，便将 3 帖药合为一帖给那位妃子吃了。结果，当天晚上，那位妃子居然止嗽安睡，脸肿也消了。故事到此并没有结束，那位亡国的艺术家徽宗闻讯大喜，赏了李太医万金。可是，冒功的李太医并不知道方药的组成是什么，只看到那药粉颜色碧绿。因为害怕因此而获罪，想办法找到了那个卖药的郎中，重金求得了方子组成，原来是蚌壳研粉，加入青黛，然后以淡荠水和麻油数滴调服。全方可以起到清肝利肺、降逆除烦之功，可用于肝肺实热所引起的头晕耳鸣、咳嗽吐衄、肺痿肺痈、咽膈不利、口渴心烦等症。说明蚌壳或牡蛎有咸寒软坚、祛痰止咳的作用，可以用治老痰顽痰。

前几年冬天，一位生活在乳山的朋友参与投资了一家牡蛎养殖场，常常寄些新鲜的牡蛎给我。我不敢生食，便照着食蟹的法子开水煮熟了蘸着姜、醋食用。后来朋友听说了一阵哂笑，说直接生吃才是最佳吃法。不过，考虑到不是海边的脾胃，煮熟吃自己才心安。

后记

　　《神农本草经》将中药分为上、中、下三品，每品中又按金石、草、木、人、兽、禽、虫、鱼、果、米谷、菜为顺序，详解诸药的性味、功效、产地、别称等。后世本草多以《神农本草经》为母本，进行阐述、发挥、讨论。而今日的《中药学》教材及《中国药典》则依照药物的功能分类，如解表类、清热类、补虚类、和解类等。

　　我学中医是从背《药性赋》开始的，在北京中医药大学中医学院学习6年中医后，又考到国医大师程莘农院士门下学习针灸。在临床诊病时，有些病症针石之后可随手而愈；有些用药之后调理见瘥；更有些针石治其外，中药调其中，内外相合，其效更速。针灸与汤药，譬如两条腿走路，快捷而稳当。每逢治疗得效，见到病家感激的笑脸，我内心的成就感与满足感不言而喻。临诊之余拽些小文，久而成书。在出版社工作的张同君老师退休后在中国医药科技出版社发挥余热，动员我写"黄博说"系列书籍。当初答应写书，也是一时冲动。其实我日常诊务工作已十分繁重，还要兼顾科研、教学，林林总总，总也静不下来完书交稿。

　　2020年初，岁在庚子，天降瘟疫之灾，人人避疫气而不能出门。家父抵不住天气突变，撒手而去。身为医者，眼看呼吸科与重症科同事奔赴武汉一线，初时心焦，继而自觉不能错过此难得时机，遂强令自己静心将以前陆续完成的小文整理补充，辑结成书。

　　我不是中药大家，这些文字也不是为编写教材，无非是将平时读书、临证之心得讲出来分享而已。因此，摒弃中药学的传统编序方法，仿古人意境，取些乡野气息，按厨房里的中药、庭院里的中药、田野里的中药、动物类中药、金石类中药的顺序，将平时使用较多且有心得的药物的使用过程、故事、体会、禁忌等撰写成文。有话则长，无话则短。重在抒发心意，交流心得。限于水平，其中错讹之处在所难免，希各位读者不吝批评指正。

药名功效索引

平肝息风药

安神药

重镇安神药
养心安神药

补虚药

补气药
养血药

收敛药

其他

药名拼音索引